Ellbogenchirurgie in der Praxis

Springer

*Berlin
Heidelberg
New York
Barcelona
Budapest
Hongkong
London
Mailand
Paris
Singapur
Tokio*

R.-P. Meyer · U. Kappeler (Hrsg.)

Ellbogenchirurgie in der Praxis

Mit 157 Abbildungen in 422 Teilabbildungen

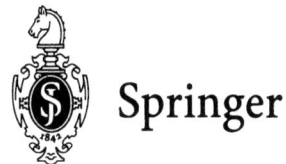
Springer

Herausgeber:

Dr. med. RAINER-PETER MEYER
Dr. med. URS KAPPELER
Orthopädisch-traumatologische Abteilung
Kantonsspital
CH-5404 Baden

ISBN-13: 978-3-642-72229-5   e-ISBN-13: 978-3-642-72228-8
DOI: 10.1007/978-3-642-72228-8

Die Deutsche Bibliothek - CIP-Einheitsaufnahme
Ellbogenchirurgie in der Praxis / Hrsg.: Rainer-Peter Meyer ; Urs Kappeler . - Berlin ; Heidelberg ; New York ; Barcelona ; Budapest ; Hongkong ; London ; Mailand ; Paris ; Singapur ; Tokio : Springer, 1998

Dieses Werk ist urheberrechtlich geschützt. Die dadurch begründeten Rechte, insbesondere die der Übersetzung, des Nachdrucks, des Vortrags, der Entnahme von Abbildungen und Tabellen, der Funksendung, der Mikroverfilmung oder der Vervielfältigung auf anderen Wegen und der Speicherung in Datenverarbeitungsanlagen, bleiben, auch bei nur auszugsweiser Verwertung, vorbehalten. Eine Vervielfältigung dieses Werkes oder von Teilen dieses Werkes ist auch im Einzelfall nur in den Grenzen der gesetzlichen Bestimmungen des Urheberrechtsgesetzes der Bundesrepublik Deutschland vom 9. September 1965 in der jeweils geltenden Fassung zulässig. Sie ist grundsätzlich vergütungspflichtig. Zuwiderhandlungen unterliegen den Strafbestimmungen des Urheberrechtsgesetzes.

© Springer-Verlag Berlin Heidelberg 1998
Softcover reprint of the hardcover 1st edition 1998

Die Wiedergabe von Gebrauchsnamen, Handelsnamen, Warenbezeichnungen usw. in diesem Werk berechtigt auch ohne besondere Kennzeichnung nicht zu der Annahme, daß solche Namen im Sinne der Warenzeichen- und Markenschutz-Gesetzgebung als frei zu betrachten wären und daher von jedermann benutzt werden dürften.

Produkthaftung: Für Angaben über Dosierungsanweisungen und Applikationsformen kann vom Verlag keine Gewähr übernommen werden. Derartige Angaben müssen vom jeweiligen Anwender im Einzelfall anhand anderer Literaturstellen auf ihre Richtigkeit überprüft werden.

Herstellung: PRO EDIT GmbH, Heidelberg
Einbandgestaltung: de 'blik Berlin
Satz: Hagedorn Kommunikation, Viernheim

SPIN: 10674364   24/3135-5 4 3 2 1 - Gedruckt auf säurefreiem Papier

Geleitwort

Die Subspezialisierung in der Medizin mit der Schaffung einer kontinuierlich wachsenden Zahl von Organspezialisten ist eine natürliche Folge des in den letzten 50 Jahren explosionsartig sich ausweitenden Wissens und Könnens der Schulmedizin. Universalgenies waren und gehören immer mehr zu den ausgesprochenen Raritäten der menschlichen Spezies, besonders wenn es – wie in den chirurgischen Disziplinen – nicht ausschließlich um eine Anhäufung theoretischen Wissens, sondern um dessen handwerkliche Umsetzung in die Praxis geht.

Die Erwartungshaltung einer medienüberfütterten Bevölkerung hat längst schon die von unseren Möglichkeiten her gesetzten „gesunden" Grenzen überschritten, womit auch das Bedürfnis der jüngeren Ärztegeneration, ihr Verantwortungsfeld weiter einzuengen, verständlich wird. Diesem Bedürfnis der Ärzteschaft entsprechen auch in steigendem Maß Publikationen, in denen Subspezialisten ein anatomisch eng begrenztes und klar definiertes Tätigkeitsfeld abhandeln.

R.-P. Meyer hat seit bald 20 Jahren in leitender Stellung als orthopädischer Chirurg und Traumatologe mit großem Verantwortungsgefühl seine Kranken betreut. Schon als Oberarzt unserer Schulthess-Klinik zeichnete er sich durch seine Bemühungen um eine gründliche Weiterbildung der ihm anvertrauten Assistenzärzte, sowie die Einbeziehung der zuweisenden Ärzte in eine systematische Fortbildung aus, wohl wissend, daß eine gute Diagnostik und rechtzeitige Indikationsstellung auch zu den wesentlichen Voraussetzungen unseres Therapieerfolgs gehören.

Solche praxisnahen Überlegungen bildeten denn auch die Anregung zur Fortsetzung der von R.-P. Meyer in Angriff genommenen Buchreihe, die einen eng umschriebenen Themenkreis anschaulich zur Darstellung bringt. Ich bin überzeugt, daß auch dieser Band, in dem ausgewiesene Fachleute aus ihrer persönlichen Erfahrung berichten, Lehren ziehen und dem geneigten Leser weiter reichen, eine dankbare Aufnahme findet.

N. Gschwend

Vorwort

Das Ellbogengelenk ist wohl eines der kapriziösesten Gelenke überhaupt. Für die große, spektakuläre Chirurgie eignen sich dieses Gelenk und vor allem seine periartikulären Strukturen mit den subtilen Gleitschichten schlecht. Das Ellbogengelenk verzeiht operationstechnische Fehler kaum, es fordert exakte, geplante Chirurgie und verlangt geradezu nach einem minimalinvasiven Vorgehen. Nicht ohne Grund stoßen zusehends Handchirurgen, die mit dieser Art von Chirurgie wohl vertraut sind, in die Ellbogenregion vor.

Ideal wäre ein vermehrt arthroskopisches oder arthroskopisch assistiertes Operieren am Ellbogengelenk. Große Fortschritte wurden dabei bereits gemacht, wie François Kelberine und seine französischen Kollegen in ihrem Beitrag eindrücklich dokumentieren, weitere Fortschritte sind zu erwarten. Doch die intraartikulären Platzverhältnisse im Ellbogengelenk sind zu beschränkt, um diese Art von Chirurgie einem breiten Kader nutzbar zu machen. Auch hier werden zunehmend Superspezialisten mit ihren Subspezialitäten dieses Feld belegen – zum Nutzen der Patienten.

Auch in der belastenden, weil im letzten nie perfekten, schweren Ellbogentraumatologie zeichnen sich neue Wege ab, weg von der „großen Chirurgie", hin zu einem weniger „eröffnenden" Vorgehen. Professor Pennig zeigt in seinem Beitrag auf, wie mit dem Einsatz des Bewegungsfixateurs die Therapie von Luxationsfrakturen sich vereinfachen und standardisieren läßt.

Bei den kindlichen Radiusköpfchenfrakturen haben wir nun über Jahrzehnte die offenen Verfahren versucht, sind dabei jedoch selten ohne kleineren oder größeren Frust geblieben. Oskar Illi weist anhand eines großen Krankengutes mit langem Follow up nach, daß der goldene Standard heute das minimalinvasive Vorgehen mit elastischen Titannägeln – fern der Frakturzone eingebracht – heißen soll.

Viele verschiedene Operationstechniken werden weltweit bei den so häufigen kindlichen suprakondylären Humerusfrakturen angewandt, d.h. daß wohl keine der Methoden eine eigentliche Überlegenheit aufweist und der Operateur sich meist für die ihm geläufigste Technik entscheidet. So stellen Karl Grob und Markus Kuster unsere am Haus praktizierte offene Technik vor, Fritz Hefti die an seiner Klinik angewandte Methode mit dem Fixateur externe.

Die klassische Traumatologie bei schweren und schwersten Ellbogentrümmerfrakturen vertritt André Gächter mit seinem Mitarbeiter Kratter von der renommierten St. Galler AO-Klinik. Beeindruckend offen zeigen sie uns auch die „Pit-falls" und die daraus resultierenden Mißerfolge in ihrem Krankengut. Es gibt keinen Operateur, der diese schwere Chirurgie zu praktizieren hat und nicht ähnliche Probleme mit Sekundäreingriffen aufweist, sonst ist er nicht ehrlich.

Was die häufigen Radiusköpfchenfrakturen beim Erwachsenen an verschiedenen gangbaren Therapiekonzepten zulassen, demonstrieren uns die Herren Schuind und Chylarecki. Umstritten bleibt die Behandlung der isolierten Radiusköpfchenfraktur allewohl. Interessant ist, wie Herr Chylarecki bei einer Nachkontrolldauer von z.T. über 11 Jahren subjektiv und objektiv ideale Resultate nach einfacher Radiusköpfchenresektion nachweisen kann.

An einem exotischen, weil „weit in die Winde zerstreuten" südafrikanischen Krankengut mit erschwerter postoperativer Nachsorge und Kontrollmöglichkeit zeigt Christoph Meyer die Grenzen des operationstechnisch noch Machbaren bei veralteten intraartikulären distalen kindlichen Humerusfrakturen auf. Mit Recht stellt sich hier die Frage: Was soll man operativ und mit welchem Nutzen noch wagen?

Bei den traumatischen und posttraumatischen Spezialfällen zeigen Karl Müller, Rolf Jakob und Markus Kuster Leckerbissen der Ellbogenchirurgie. Natürlich fehlt auch der Evergreen am Ellbogen, nämlich der distale Bizepssehnenausriß, nicht. Dabei wird der ventrale Einzelzugang in der Cubita mit Direktfixation der Sehne mittels Mitek-Ankern wohl die Doppelinzision mit der Gefahr der Synostosenbildung zunehmend verdrängen. Was die Herbert-Schraube in der Ellbogenchirurgie an Erleichterung bringt, läßt sich sehr schön, aber nicht nur an den beiden Fällen der Capitulum-humeri-Fraktur bzw. der Radiusköpfchenpseudarthrose belegen.

Neue Wege beschreitet Professor Pennig bei dem schier unlösbaren Problem der posttraumatischen Ellbogensteife mit der Gelenkdistraktion durch Fixateur externe. Pennig baut auf den Pionierarbeiten von Robert Judet mit der Gelenkdistraktion und Bob Salters Continous-passive-motion-Konzept auf und perfektioniert diese Prinzipien zu einer äußerst erfolgversprechenden Therapie.

In beeindruckender Weise verbessern sich die Langzeitresultate der Ellbogenkunstgelenke, wie Norbert Gschwend in seinem Beitrag demonstriert. Als Pionier der Ellbogenprothetik und Mitkonstrukteur eines eigenen, erfolgreichen Gelenkes, der GSB-III-Ellbogenprothese, weist Gschwend heute in einer geschlossenen Serie von 48 GSB-III-Prothesen mit einer Laufdauer zwischen 10 und 16 Jahren erstaunliche subjektive und objektive Resultate nach. Die Langzeitresultate der Ellbogenprothesen nähern sich denjenigen der Knie- und Hüftprothesen.

Wenn auch selten, doch um so gefürchteter sind die Gefäßverletzungen im Ellbogenbereich. Kein Extremitätenchirurg, der nicht mit Sorge sich an einen solchen komplexen Fall zurückerinnert. Das Verdienst von Bärni Nachbur ist es, in sorgfältiger Arbeit für uns die Literatur gesichtet und die einzelnen Verletzungstypen analysiert zu haben, sowie uns seine eigenen Fälle in Schrift und Bild vorzustellen. Nach Lektüre dieses Kapitels verlieren die Gefäßläsionen wenigstens einen Teil ihrer Bedrohung.

Wer könnte kompetenter die neurologischen Aspekte bei Ellenbogenläsionen darlegen als Professor Mumenthaler, der ein ganzes Dozentenleben lang sich mit entsprechenden Buchpublikationen über Läsionen peripherer Nerven profiliert hat. In kurzem, prägnantem Text wird nach einer anatomischen Einführung auf die möglichen Nervenläsionen eingegangen, zum Schluß des Beitrages auch die zum Glück selten gewordene Volkmann-Kontraktur und ihr Pathomechanismus mit daraus resultierender Klinik geschildert.

Den Chirurgen, deren chirurgische Aktivität am Ellbogen sich auf das Operieren von Tennis- und Golferellbogen ohne Berücksichtigung des weiteren ätiologischen Kontexts beschränkt, fällt Beat Dejung mit seinem Beitrag im wahrsten Sinne des Wortes ins Messer. Auch wenn die nichtoperative Behandlung der lateralen Epikondylodynie für den Patienten und seinen Arzt meist mühsam und aufwendig ist: Beat Dejung weiß sehr genau zu begründen, weshalb es sich lohnen kann.

Im letzten Kapitel stellen uns Walter Frey und Herr Schwyzer Überlastungsschäden und Verletzungen im Ellbogenbereich bei Sportlern vor, ein Beitrag, der wegen seiner spezialitätenübergreifenden Thematik in keinem Ellbogenbuch fehlen kann. Walter Frey kennt als Leiter der renommierten sportmedizinischen Abteilung der Schulthess-Klinik diese sportinduzierten Ellbogenprobleme zur Genüge und weiß auch genau, daß sie sich nur im Verbund mit versierten Extremitätenchirurgen im Wechselspiel zwischen konservativer und operativer Behandlung lösen lassen.

Das Ellbogengelenk ist ein äußerst kapriziöses Gelenk. Wenn wir uns ihm mit entsprechender Sorgfalt und großem Einfühlungsvermögen nähern, verhält es sich wie ein scheinbar kapriziöser Mensch. Beide werden es uns danken und aufblühen. Wir wünschen viel Vergnügen bei der Lektüre.

RAINER-PETER MEYER

Dank

Wir möchten allen danken, die zum Gelingen dieses Buches beigetragen haben, allen voran den Autoren der einzelnen Beiträge.

Danken möchten wir aber auch allen Mitarbeitern, die im Hintergrund wertvollste Arbeit geleistet haben: Professor Rainer Otto, der mit seinen Mitarbeiterinnen und Mitarbeitern die radiologischen Dokumentationen ermöglichte, den Herren Wey und Fellicioni, die die photographische Arbeit für mehrere Beiträge leisteten, und Frau Claudia Bütler, die als koordinierende Sekretärin an zentraler Stelle Exzellentes geleistet hat.

Für die großzügige Unterstützung bedanken wir uns bei folgenden Firmen und Privatpersonen: Allopro AG, Baar, Kardiotec AG, Bern, De Puy AG, Cham, Doetsch-Grether AG, Muttenz, Essex-Chemie AG, Luzern, Howmedica international, Plan-les-Ouates, Dr. F. König, Bern, 3M (Schweiz) AG, Maxwell and Nili-Brothers, Zürich, Pfizer AG, Zürich, Protek AG, Gümligen/Bern sowie Roche Pharma (Schweiz) AG, Basel.

Zum Schluß gebührt unser Dank dem Springer-Verlag mit seinen Mitarbeitern: Herr Udo Schiller akzeptierte mit Frau Gabriele Schröder unser Buchkonzept, das in der Folge von Frau Schröder mit größter Sorgfalt begleitet wurde. Frau Gerlinde Prodehl, Frau Martina Himberger und Frau Constanze Sonntag leisteten in ihren Aufgabenbereichen perfekte Arbeit.

RAINER-PETER MEYER
URS KAPPELER

Inhaltsverzeichnis

1 Arthroskopie des Ellbogens – Technik und Indikationen 2
F. KELBERINE, B. LOCKER, J. P. BONVARLET

Anatomie 2
Anästhesie 4
Lagerung 4
    Klassische Lagerung 4
    Seitenlagerung nach Whipple 6
    Bauchlage (prone Position) 6
    Instrumente 6
Zugänge 8
    Direkter hinterer oder distaler posterolateraler Zugang .. 8
    Proximaler posterolateraler Zugang 8
    Posteromedianer oder transtrizipitaler Zugang 8
    Anterolateraler Zugang 8
    Anteromedialer Zugang 10
    Vermeidung neurologischer Komplikationen 10
Normale Exploration 10
    Inspektion der hinteren Gelenkkammer 10
    Inspektion des ventralen Gelenkraumes 14
Präsentation der multizentrischen Studie 16
    Allgemeines 16
    Klinische Manifestationen 16
    Arthroskopie 16
    Definitive Diagnose 16
    Komplikationen 17
    Ergebnisse 17
Freie Gelenkkörper des Ellbogengelenkes 18
    Ätiologien 18
    Klinik und Röntgenbefunde 20
    Arthroskopische Behandlung 22
Synoviale Pathologien, Infektionen und Gelenksteifen 23
    Indikationen 23
    Technik 24
    Schlußfolgerung 26
Literatur 28

2 Radiusköpfchenfrakturen im Kindesalter ... 32
O. ILLI

Retrospektive Studie ... 32

Ergebnisse ... 34
    Konservative Therapie ... 34
    Konservative, dann sekundär operative Therapie ... 36
    Primär operative Therapie ... 36
    Komplikationen im Langzeitverlauf ... 38
    Sekundär operative Therapie ... 40

Beurteilung des therapeutischen Konzeptes ... 42

Modifiziertes Therapiekonzept ... 44
    Erfahrungen mit dem modifizierten Therapiekonzept ... 46

3 Suprakondyläre Humerusfrakturen beim Kind ... 54
K. GROB, M. KUSTER, F. HEFTI

Einteilung ... 54

Komplikationen ... 54
    Spätkomplikationen ... 55

Therapie ... 56
    Konservative Therapie ... 56
    Extensionsbehandlung ... 58
    Spickdrahtosteosynthese ... 58
    Therapie bei suprakondylären Humerusfrakturen an unserer Klinik ... 58

Literatur ... 66

4 Veraltete distale intraartikuläre Humerusfrakturen im Kindesalter ... 68
CH. MEYER

Frakturen des lateralen Kondylus ... 68

Frakturen des medialen Kondylus ... 70

Fall 1
Veraltete laterale epikondyläre Fraktur mit Pseudarthrose ... 70

Fall 2
Veraltete laterale epikondyläre Fraktur ... 72

Fall 3
Veraltete mediale kondyläre Fraktur ... 74

Literatur ... 76

5 Ellbogenfrakturen beim Erwachsenen 78
A. GÄCHTER, R. KRATTER

Fall 1
Bikondyläre Y-Fraktur mit einfachem artikulärem Verlauf
und suprakondylärem Mehrfragmentbruch, C2; zusätzliche
Ulnaschaftfraktur 78

Fall 2
Intraartikuläre bikondyläre Fraktur mit epi-/metaphysär
reichender Trümmerzone, C3 80

Fall 3
Y-Fraktur mit einfachem Verlauf, artikulärer
und suprakondylärer Mehrfragmentbruch, C2 82

Fall 4
Intraartikuläre bikondyläre Fraktur mit epi-/metaphysär
reichender Trümmerzone, C3.3 86

Fall 5
Fraktur des Condylus radialis mit lateral-sagittalem
Verlauf, B1 88

Fall 6
Intraartikuläre bikondyläre T-Fraktur
mit querem epiphysärem Verlauf, C1.3 90

Fall 7
Artikulärer und suprakondylärer Mehrfragmentbruch, C3 .. 92

Fall 8
Intraartikuläre bikondyläre Fraktur
mit epi-/metaphysär reichender Trümmerzone, C3.3 94

Fall 9
Unikondyläre Epiphysenfraktur
mit medial-sagittalem Verlauf, B2 96

Fall 10
Bikondyläre Y-Fraktur mit einfachem artikulärem Verlauf
und suprakondylärem Mehrfragmentbruch, C2 98

Fall 11
Intraartikuläre bikondyläre Fraktur
mit epi-/metaphysär reichender Trümmerzone, C3.3 100

Fall 12
Artikuläre unikondyläre Fraktur mit Fraktur des Capitulums
und der Trochlea humeri, B3.1 102

Fall 13
Artikuläre bikondyläre Mehrfragmentfraktur mit epi-/
metaphysär bis diaphysär reichender Trümmerzone, C3.2 .. 104

6 Radiusköpfchenfrakturen 114
F. SCHUIND, P. PUTZEYS, R. DE ROVER

Langfristige klinische Ergebnisse nach Radiusköpfchenresektion 114

Langfristige klinische Ergebnisse nach Osteosynthesen
des Radiusköpfchens 114

Diskussion 115

Fall 1
Nichtdislozierte Fraktur, mit früher Bewegungstherapie
behandelt 116

Fall 2
Trümmerfraktur, mit Radiusköpfchenresektion behandelt ... 118

Fall 3
Extraartikuläre Radiushalsfraktur bei einem Kind
nach einer Marknagelung 120

Fall 4
Osteosynthese einer dislozierten Radiusköpfchenfraktur 124

Literatur 126

7 Radiusköpfchenresektionen nach Radiusköpfchenfrakturen 128
CH. CHYLARECKI

Fall 1
Primäre Radiusköpfchenresektion nach einer isolierten
Radiusköpfchenfraktur 128

Fall 2
Primäre Radiusköpfchenresektion nach einer Radiusköpfchenfraktur mit Ruptur der ulnaren Seitenbänder 130

Fall 3
Frühsekundäre Radiusköpfchenresektion nach einer
instabilen Osteosynthese einer isolierten Radiusköpfchenfraktur 132

Fall 4
Spätsekundäre Radiusköpfchenresektion nach einer
konservativen Behandlung einer isolierten Radiusköpfchenfraktur 134

Fall 5
Primäre Radiusköpfchenresektion
nach einer Ellbogenluxation mit Radiusköpfchenfraktur
und Ruptur der ulnaren Seitenbänder 136

Fall 6
Primäre Radiusköpfchenresektion nach einer
nicht erkannten, komplexen Ellbogenverletzung 138

Fall 7
Spätsekundäre Radiusköpfchenresektion nach einer
isolierten Radiusköpfchenfraktur im Adoleszentenalter 140

Fall 8
Spätsekundäre Radiusköpfchenresektion nach einer
Epiphysiolyse des Radiusköpfchens beim Kind 142

Literatur 142

8 Traumatische und posttraumatische Spezialfälle am Ellbogen ... 146
K. MÜLLER, R. JAKOB, M. KUSTER

Fall 1
Distale Bizepssehnenruptur 146

Fall 2
Posttraumatischer Cubitus valgus 148

Fall 3
Ellbogenluxationsfraktur 150

Fall 4
Fraktur des Capitulum humeri 152

Fall 5
Veralteter distaler Bizepssehnenausriß 152

Fall 6
Veralteter distaler Bizepssehnenausriß mit Schmerzen
in der Fossa cubitalis 154

Fall 7
Silikonsynovialitis bei Radiusköpfchenprothese
nach Essex-Lopresti-Läsion 156

Fall 8
Radiusköpfchenpseudarthrose 158

Literatur 160

9 Luxationen und Luxationsfrakturen des Ellbogens –
Einsatz des Bewegungsfixateurs 161
T. GAUSEPOHL, D. PENNIG

Anatomische Grundlagen 162

Analyse der Instabilität nach Luxationen
oder Luxationsfrakturen 166

Fixateurtyp und Applikationstechnik 172

Festlegung des Rotationszentrums 174

Implantation der humeralen Schraubengruppe 176

Implantation der ulnaren Schraubengruppe 176

Postoperatives Vorgehen 178
    Freigabe der Bewegung 178
    Medikamentöse Therapie 178
    Fixateurpflege 178
    Röntgenkontrolle 179
    Entfernung des Fixateurs 179

Eigenes Krankengut 179

Komplikationen 180

Literatur 181

10 Die posttraumatische Ellbogensteife – Gelenkdistraktion mit Fixateur externe als Behandlungskonzept . 183
D. Pennig, T. Gausepohl

Anatomische Grundlagen 184

Technik der Arthrodiatasis 188

Literatur 204

11 Ellbogenarthroplastik 208
N. Gschwend

Geschichte 208

Konstruktionsprinzipien und Prothesentypen 209

Indikation 214

Die GSB-III-Ellbogenprothese 214
    Ergebnisse 215

Komplikationen 217

Literatur 222

12 Gefäßverletzungen im Ellbogenbereich 226
B. Nachbur

Häufigkeit vaskulärer Verletzungen 226

Arterielle Verletzung bei geschlossener Ellbogenluxation ... 230

Fall 1
Geschlossene hintere Ellbogenluxation mit vollständiger
Zerreißung der A. cubitalis 232

Arterielle Verletzung bei offener Ellbogenluxation 234

Arterielle Verletzung bei suprakondylärer Humerusfraktur .. 234

Fall 2
Suprakondyläre Humerusfraktur mit vollständigem Verschluß
der A. cubitalis 234

**Ruptur der A. cubitalis bei assoziierter proximaler
Vorderarmfraktur** 236

Fall 3
Ruptur der A. cubitalis bei Monteggia-Fraktur 236

Falsches Aneurysma nach Ellbogenluxation 238

Fall 4
Falsches Aneurysma nach geschlossener Ellbogenluxation .. 238

**Zusammenfassender Katalog der Maßnahmen bei Verdacht
auf Gefäßverletzung beim Ellbogenbereich** 240
    Klinische und apparative Beurteilung 240
    Reihenfolge der therapeutischen Maßnahmen (6 Schritte) 240

Zusammenfassung 241

Literatur 242

13 Neurologische Aspekte bei Ellbogenläsionen 248
M. MUMENTHALER

Läsionen des N. radialis 248

Läsionen des N. medianus 250

Interosseus-anterior-Syndrom 251

Läsionen des N. ulnaris 252

Läsionen von Hautästen in der Ellenbeuge 252

Volkmann-Kontraktur 252

Literatur 253

14 Nichtoperative Behandlung der lateralen Epikondylodynie 259
B. DEJUNG

Fall 1
Triggerpunktbehandlung eines Tennisellbogens 259

Fall 2
sekundäre Triggerpunktbehandlung
nach erfolgloser Hohmann-Intervention 260

Fall 3
Erfolglose Triggerpunktbehandlung
bei anoperiertem Tennisellbogen 261

Literatur 262

15 Überlastungsschäden und Verletzungen im Ellbogenbereich bei Sportlern 264
W. O. FREY, H. K. SCHWYZER

Fall 1
Intramuskuläres Hämangiom der Extensoren
am Epicondylus radialis humeri 264

Fall 2
Dorsoradiales Impingement durch hypertrophe
Pilca synovialis, arthroskopisch operiert 266

Fall 3
Osteochondrosis dissecans des Ellbogens,
arthroskopisch operiert 268

Fall 4
Muskelhyperplasie als Mimikry eines Weichteiltumors 270

Mitarbeiterverzeichnis

Dr. med. J. P. Bonvarlet
Chirurgie Orthopédique
et Traumatologie du sport
Hôpital Paul Cézanne
Avenue de Tamaris
F-13616 Aix-en-Provence

Dr. med. C. Chylarecki
BG-Unfallklinik Duisburg-Buchholz
Grossenbaumer Allee 260
D-47248 Duisburg

Dr. med. B. Dejung
Theaterstraße 1
CH-8400 Winterthur

Dr. med. R. De Rover
Hôpital Erasme
Route de Lennik 808
B-1070 Bruxelles

Dr. med. W.O. Frey
Klinik Wilhelm Schulthess
Lengghalde 2
CH-8008 Zürich

Prof. Dr. med. A. Gächter
Klinik für orthopädische Chirurgie
Kantonsspital
CH-9007 St. Gallen

Dr. med. T. Gausepohl
St. Vinzenz Hospital
Merheimer Straße 221–223
D-50733 Köln

Dr. med. K. Grob
Klinik für orthopädische Chirurgie
Kantonsspital
CH-9007 St. Gallen

Prof. Dr. med. N. Gschwend
Klinik Wilhelm Schulthess
Lengghalde 2
CH-8008 Zürich

Prof. Dr. med. F. Hefti
Kinderorthopädische Universitätsklinik
Römergasse 8
CH-4005 Basel

PD Dr. med. O. Illi
Universitäts-Kinderklinik
Steinwiesstraße 75
CH-8032 Zürich

Dr. med. R. Jakob
Orthopädisch-traumatologische Abteilung
Kantonsspital
CH-5404 Baden

Dr. med. F. Kelberine
Chirurgie Orthopédique
et Traumatologie du sport
Hôpital Paul Cézanne
Avenue de Tamaris
F-13616 Aix-en-Provence

Dr. med. R. Kratter
Klinik für orthopädische Chirurgie
Kantonsspital
CH-9007 St. Gallen

Dr. med. M. S. Kuster
Klinik für orthopädische Chirurgie
Kantonsspital
CH-9007 St. Gallen

Dr. med. B. Locker
Chirurgie Orthopédique
et Traumatologie du sport
Hôpital Paul Cézanne
Avenue de Tamaris
F-13616 Aix-en-Provence

Dr. med. Ch. Meyer
Paediatr. Orthop./traumat. Departement
Witwatersrand University
Baragwanath Hospital
P. O. Box
Bertsham 2013, Soweto
JHB, RSA

Dr. med. K. Müller
Handchirurgie
Limmattalspital
CH-8952 Schlieren

Prof. Dr. med. M. Mumenthaler
Witikonerstraße 326
CH-8053 Zürich

Prof. Dr. med. B. NACHBUR
Talmoostraße 48
CH-3063 Ittigen/Bern

Prof. Dr. med. D. PENNIG
St. Vinzenz Hospital
Merheimer Staße 221–223
D-50733 Köln

Dr. med. P. PUTZEYS
Hôpital Erasme
Route de Lennik 808
B-1070 Bruxelles

Dr. med. F. SCHUIND
Hôpital Erasme
Route de Lennik 808
B-1070 Bruxelles

Dr. med. H. K. SCHWYZER
Klinik Wilhelm Schulthess
Lengghalde 2
CH-8008 Zürich

1 Arthroskopie des Ellbogens – Technik und Indikationen*

F. Kelberine, B. Locker, J. P. Bonvarlet

Einleitung

Der Ellbogen ist ein straffes Gelenk, das von zahlreichen wichtigen Strukturen umgeben ist, die die arthroskopische Exploration dieses Gelenkes lange Zeit verzögert haben. In seinen autoptischen Studien von 1931 erklärte Burman [8] die Arthroskopie des Ellbogens wegen der zu großen Strukturdichte für nicht wünschenswert und bestätigte, daß ein vorderer Zugang außer Diskussion stehe.

Die Behandlung von pathologischen Befunden am Ellbogen blieb somit während 50 Jahren der klassischen Chirurgie vorbehalten. Es ist der Weiterentwicklung der Kniegelenkarthroskopie und der Perfektionierung der Zugänge am Ellbogen, basierend auf der chirurgischen Anatomie, zu verdanken, daß die Ellbogenarthroskopie schließlich möglich wurde.

1980 berichteten Faulkner u. Jackson [18] über ihre anatomisch-klinischen Erfahrungen bei der arthroskopischen Entfernung von freien Gelenkkörpern am Ellbogen.

1985 beschrieb Ito (zit. in Watanabe [49] die Technik der Ellbogenarthroskopie, während Andrews [1], Eriksson [17] und Guhl [19] ihre ersten Serien von Ellbogenarthroskopien veröffentlichten.

In den vergangenen 10 Jahren haben sich ca. 50 Publikationen mit der Arthroskopie des Ellbogens befaßt:

- Es werden Serien vorgestellt [2, 7, 16, 32].
- Techniken werden beschrieben [38, 50] oder gewisse Details werden präzisiert, wie die Lagerung [5, 13], Zugänge [26], intraartikuläre Druckverhältnisse [34].
- Die Indikationen werden verfeinert, beispielsweise für die Osteochondrosis dissecans des Capitulum humeri [21, 40], die freien Gelenkkörper [6, 10, 27, 35], die Plicae [12], die Einsteifungen [9, 22, 23, 24, 30, 46] sowie die rezidivierenden Gelenkergüsse [25].
- Die neurologischen Komplikationen [28, 36, 45, 47] sowie deren Vermeidung [42] werden diskutiert. Die neurologischen Komplikationen können in bis zu 14 % der Fälle eintreten und betreffen hauptsächlich den N. radialis, aber auch den N. interosseus dorsalis, den N. medianus und den N. cutaneus antibrachii medialis.

Heute gehört die Ellbogenarthroskopie definitiv zum diagnostischen, v. a. aber auch zum therapeutischen Standard in der Ellbogenchirurgie. Nach wie vor handelt es sich aber um eine spezialisierte Gelenkarthroskopie, bei der genaues Wissen über Technik und Risiken, aber auch über die Grenzen ihrer Indikationen vorhanden sein muß.

---

* Übersetzung R.-P Meyer, Baden, Schweiz.

Anatomie

Der Ellbogen ist wie das Knie oder das Sprunggelenk ein oberflächlich gelegenes Gelenk, das anhand äußerer Markierungspunkte leicht zu analysieren ist. Anatomische Untersuchungen haben es ermöglicht, die wichtigen Strukturen des Ellbogens je nach Position des Vorderarmes besser zu lokalisieren und somit die arthroskopischen Zugänge zu klassifizieren.

Der Ellbogen ist ein stark ineinander verzahntes Gelenk von geringem Volumen, das sich aus 3 Gelenken zusammensetzt:

- Das humeroulnare Gelenk, die Trochlea humeri, ermöglicht die Flexions-/Extensionsbewegungen.
- Das proximale radioulnare Gelenk ermöglicht bei intaktem distalem Radioulnargelenk die Pronations- und Supinationsbewegungen.
- Das humeroradiale Gelenk mit dem Capitulum humeri fügt sich den Bewegungsabläufen der beiden erstgenannten Gelenke an.
- Es besteht nur eine einzige Gelenkkavität, die Incisura trochlearis, die sich vom Humerus zu den beiden Vorderarmknochen erstreckt und die den arthroskopischen Arbeitsraum bildet (Abb. 1.1).
- Am Humerus umfaßt die Gelenkkapsel nach ventral die Fossa coronoidea, schlägt den Bogen von ventral nach dorsal an der Trochlea humeri hinein und vom Capitulum humeri wieder hinaus, indem sie den Epicondylus humeri lateralis und medialis extraartikulär beläßt. Die Gelenkkapsel steigt nach dorsal um 1–2 cm über die Fossa olecrani bis unter den Trizepssehnenansatz an.
- Am Vorderarm inseriert die Gelenkkapsel nach ventral knapp vor dem ulnaren Knorpel und umfaßt den so intraartikulär zu liegen kommenden Processus coronoideus. Dann erstreckt sie sich außerhalb des Collum radii unter dem Lig. anulare hindurch, um nach dorsal um die Knorpelbegrenzung des Olekranons herum anzusteigen. Die Spitze des Olekranons bleibt frei, wodurch sie in das Gelenk hineinragt.
- Es existieren so mehrere genügend geräumige Gelenkkompartimente, um darin arbeiten zu können: Eine in Flexion weite ventrale Tasche, eine in Extension offene hintere obere subtrizipitale Tasche und ein paraolekranialer Recessus medialis und lateralis und schließlich ein Recessus um das Radiusköpfchen, vom Lig. anulare umschlungen.

Die Stabilität des Ellbogens hängt von der ossären Konfiguration und dem Vorhandensein der Hauptbandstrukturen ab. Dazu gehören das mediale Seitenband, vom Epicondylus medialis zur Ulna sich erstreckend, das laterale Seitenband, vom Epicondylus lateralis zum Lig. anulare bzw. der Ulna sich erstreckend, und das Lig. anulare, das das Radiusköpfchen in die Incisura radialis preßt.

Das laterale Kompartiment, etwas weniger straff als das mediale, kann sich in Varusposition leicht öffnen und erlaubt dadurch dem dorsalen Kompartiment die Translation nach ventral in einem Dreieck zwischen Capitulum humeri, Radiusköpfchen und Olekranon.

Die folgenden vaskulonervösen Strukturen umgeben den Ellbogen:

- Der N. medianus, begleitet von der A. humeralis, bleibt geschützt durch den M. brachialis auf Distanz vom Gelenk. Das Risiko, den N. medianus bei der Arthroskopie zu verletzen, liegt eindeutig in einem Orientierungsfehler, d.h. daß das Setzen der ventralen Zugänge zu weit ventral erfolgt.

Abb. 1.1 a, b. Die a ventralen und b dorsalen Kapselinsertionen

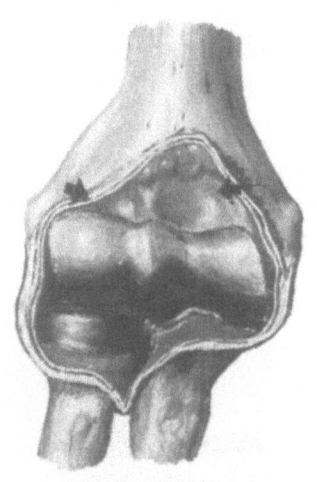 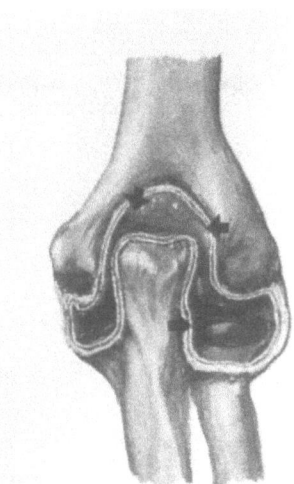

Abb. 1.1 a   Abb. 1.1 b

- Der N. ulnaris liegt dem Ellbogengelenk am nächsten. Er klebt am Recessus posteromedialis, verläuft entlang diesem und ist manchmal durch die zarte Gelenkkapsel hindurch arthroskopisch sichtbar. Er ist etwas weniger angespannt bei gestrecktem Ellbogen. Seine Lage verbietet jeglichen Zugang von dorsomedial.
- Der N. radialis, arthroskopisch nicht sichtbar, ist zweifellos am stärksten exponiert. Er tritt aus der lateralen intermuskulären Scheidewand, verläuft dann – bei gestrecktem Ellbogen – 5 mm an der Vorderfläche des Epicondylus lateralis durch den M. supinator und teilt sich unterhalb des Radiusköpfchens auf. Bei gebeugtem Ellbogengelenk entfernt sich der N. radialis ca. 15 mm vom Epicondylus lateralis.
- Nicht zu vergessen sind die oberflächlichen Venen, die oft recht ausgedehnt und voluminös sein können.
- Zum Schluß seien die muskulotendinösen Strukturen, dorsal der M. triceps, ventral der M. biceps und M. brachialis, seitlich der Epicondylus radialis und medialis sowie verschiedene juxtaartikuläre Gleitschichten zu erwähnen.
- Viele dieser Strukturen sind palpierbar: Trizeps, Olekranon, ulnare Metaphyse, Radiusköpfchen, Condylus humeralis, Epicondylus radialis humeri mit der Margo lateralis und Epicondylus medialis humeri mit der Margo medialis. Diese Strukturen sind auf der Haut einzuzeichnen, damit die arthroskopischen Zugänge aufzufinden sind, (Abb. 1.2).

Abb. 1.2. Orientierungspunkte am Ellbogen: *O* Olekranon, *TR* Radiusköpfchen, *C* Capitulum humeri radii, *Pfeil* lateraler Kondylus

Anästhesie

Diese hängt von der Lagerung des Patienten ab, da die Seiten- oder Bauchlage für den Patienten bei längerer Lagerung recht unkomfortabel ist.

Die Lokalanästhesie sollte vermieden werden. Sie erlaubt keine gute Entspannung – weder des Patienten noch des Chirurgen – v. a. bei komplizierteren arthroskopischen Eingriffen.

Die Regionalanästhesie in Plexus ist bei einfachen arthroskopischen Eingriffen möglich, v. a. wenn der Patient in Rückenlage belassen werden kann. Wir ziehen generell die Intubationsnarkose vor, da sich der Patient für Ellbogenarthroskopie am häufigsten in längerdauernder Seiten- oder Bauchlage befindet.

Lagerung

Klassische Lagerung

Der Patient ist in Rückenlage, der Arm befindet sich in 90°-Abduktion, ragt über den Operationstisch hinaus und wird mit Hilfe eines Gegenzuges, der von proximal nach distal am Oberarm angelegt ist, in der Horizontalen gehalten. Der Ellbogen ist 90° gebeugt, der Vorderarm wird nach vertikal gezogen, sei es durch einen Klebeverband oder durch sog. Japan-Finger, um den Gelenkbereich freizulassen. Eine Blutsperremanschette wird ganz proximal angebracht, der Arm in Blutleere ausgewickelt.

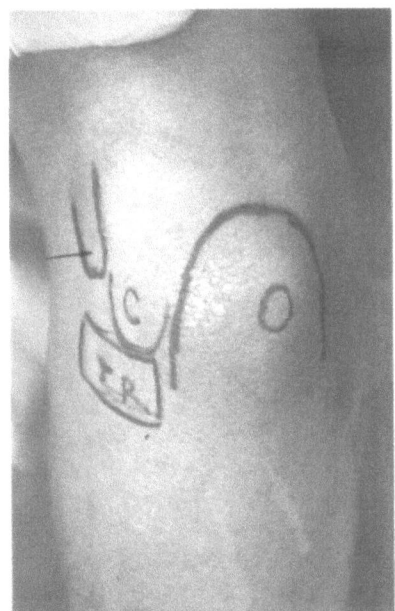

Abb. 1.2

Diese Lagerung ist für den sitzenden Chirurgen ausgesprochen bequem. Sie erlaubt einen idealen Zugang zum ventralen Gelenkkompartiment. Nachteilig dabei ist, daß die an den Instrumenten herunterfließende Spülflüssigkeit oft zu Eintrübungen der Optik führt, auch wenn diese noch so hermetisch eingepackt ist. Der Zugang zum dorsalen Gelenkkompartiment ist bei dieser Lagerung jedoch recht schwierig, manchmal sogar unmöglich.

Abb. 1.3. Installation in Seitenlage mit hängendem Arm

Seitenlagerung nach Whipple [39]

Der Patient liegt in kontralateraler Seitenlage. Der Arm liegt in 90°-Vorwärtshalte auf einer wegen der Blutsperremanschette semizirkulären Stütze. Der Ellbogen ist 90° gebeugt bei hängendem Vorderarm und ist somit völlig frei vor dem Operateur, der den Ellbogen von seiner dorsalen Seite her sieht, (Abb. 1.3). Durch Desinfektion des ganzen Armes ist somit die volle Beweglichkeit des Ellbogens möglich. Diese Lagerung erlaubt eine komplettere Exploration des Ellbogens: Der Zugang zum dorsalen Kompartiment ist bei gestrecktem Ellbogen einfach, das ventrale Kompartiment inspiziert sich entsprechend der vorhergehenden Lagerung, jedoch mit dem Nachteil, daß die Bewegungen im Vergleich zum Monitorbild umgekehrt ablaufen und entsprechend anders koordiniert werden müssen. Die Instrumente werden von oben nach unten gehalten und sind somit nicht von Spülflüssigkeit überschwemmt. Diese Lagerung ist etwas aufwendiger und benötigt eine Allgemeinnarkose infolge ihrer Unbequemlichkeit.

Bauchlage (prone Position)

Die Bauchlage ist eine Variante der Seitenlage. Der Patient liegt auf dem Bauch, die Schulter ist angehoben, der Arm wird außerhalb des Tisches durch eine Armstütze unter dem Humerus gehalten. Da die Bauchlage für den Patienten angenehmer ist, ist auch eine Regionalanästhesie möglich.

Instrumente

Ein Arthroskop mit 4 mm Durchmesser ist für diese Art von Arthroskopie ideal geeignet. Im Falle eines sehr engen und kleinen Ellbogengelenkes erlaubt ein 2,7 mm großes Arthroskop, besser zwischen die Gelenkflächen zu gleiten. Das Gesichtsfeld bleibt mit dem klassischen Arthroskop identisch. Das Bild auf dem Monitor ist jedoch um die Hälfte kleiner.

Die klassischen Zangen wie Faßzangen und Biopsiezangen genügen meist. Ein Standard-Shaver ist für die Resektion der hypertrophen Synovialzotten nützlich, die, auch wenn sie klein sind, oft die Sicht verdecken. Der Laser ist aufgrund seiner kleinen Dimensionen speziell für das Ellbogengelenk von Bedeutung. In folge der hohen Anschaffungskosten ist der Laser jedoch noch wenig verbreitet. Die Spülflüssigkeit besteht aus physiologischer Kochsalzlösung. Eine Pumpe ist wegen der subkutanen Diffusion der Spülflüssigkeit empfehlenswert. Diese Diffusion ist schon bei der einfachen Spülung aufgrund der Hängelage erheblich. Aus demselben Grund empfehlen wir den Gebrauch von Arbeitskanülen, um die Zugangswege nicht zu verlieren.

1 Arthroskopie des Ellbogens – Technik und Indikationen

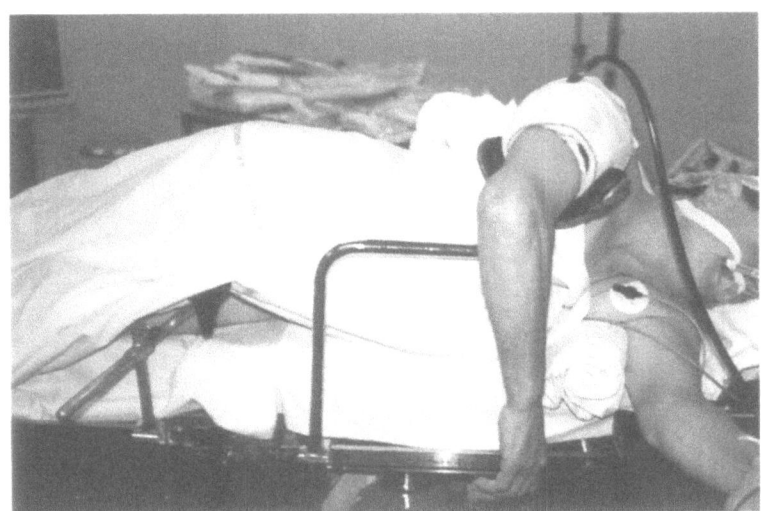

Abb. 1.3

Zugänge

Es existieren 5 gebräuchliche Zugänge (Abb. 1.4 a-c). Ihre Anwendung (Anzahl und Eignung) hängen von der Lagerung und der Erfahrung des Operateurs ab. Die vorderen Zugänge und der äußere hintere Zugang werden bei gebeugtem Ellbogen realisiert, wogegen die hinteren proximalen Zugänge besser in Extension ausgeführt werden. Aus diesem Grunde ist unsere bevorzugte Lagerung eindeutig die Bauchlage (prone position) mit hängendem Arm.

Direkter hinterer oder distaler posterolateraler Zugang

Dieser Zugang befindet sich zwischen dem Radiusköpfchen, dem Capitulum humeri und dem lateralen Rand des Olekranons. Mit einer Injektionsnadel wird in der Horizontalen Spülflüssigkeit eingebracht und das Gelenk somit geöffnet. Nach einer kleinen Stichinzision mit dem Messer genügt der stumpfe Trokar, um in das Gelenk zu gelangen. Das Arthroskop kann dann ins ventrale Kompartiment eingebracht werden. Durch Drehen des Arthroskopes ist eine gute Übersicht möglich. Das Arthroskop kann dann am lateralen Rand des Olekranons entlang bis zum subtrizipitalen Recessus vorgeschoben werden, der voll einsehbar ist. Das einzige Risiko bei diesem Zugang ist das Setzen einer Knorpelläsion bei etwas brüskem Einführen des Arthroskopes oder während der Passage von dorsal nach ventral, die nie forciert werden sollte.

Proximaler posterolateraler Zugang

Der Ellbogen wird in Extension gebracht und der neue Zugang bei noch im vorherigen Zugang liegenden Arthroskop mittels unter Sicht eingeführter Nadel markiert. Er liegt 2 cm proximal der Olekranonspitze leicht lateral vom Trizeps. Dieser Zugang erlaubt eine gute Sicht in den Recessus und die Inspektion der lateralen, paraolekranialen Rinne bis zum Radiusköpfchen sowie durch Drehen des Arthroskopes auch der epitrochleoolekranialen Rinne.

Posteromedianer oder transtrizipitaler Zugang

Der Ellbogen bleibt in Extension, die genaue Eintrittsstelle wird mit Nadel unter arthroskopischer Sicht durch den vorhergehenden Zugang markiert. Das Arthroskop durchdringt die Trizepssehne in ihrem medialen Drittel ca. 1 cm proximal des Olekranons. Wegen des Blutungsrisikos muß die Eintrittspforte mit einer Klemme gespreizt werden. Dieser Zugang ermöglicht die Einführung von Instrumenten in Richtung der medialen paraolekranialen Rinne genau in der Achse des N. ulnaris. Er sollte vermieden werden, wenn die Sicht nicht optimal ist.

Anterolateraler Zugang

Er wird bei 90° gebeugtem Ellbogen durchgeführt, um den N. radialis möglichst zu entspannen. Es kann sich für gewisse Operateure hier um den ersten Zugang handeln. Es muß daher zunächst mit einer Injektionsnadel die genaue intraartikuläre Lage verifiziert werden. Dieser Zugang kann aber auch unter arthroskopischer Sicht vom direkten hinteren Zugang aus markiert werden. 3 cm distal und

Abb. 1.4. a Der direkte hintere Zugang (*1*), der posterolaterale Zugang (*2*), der transtrizipitale Zugang (*5*), der anterolaterale Zugang (*4*). **b** Durchführung des transtrizipitalen Zuganges mittels einer unter arthroskopischer Sicht von einem posterolateralen Portal eingeführten Nadel. **c** Durchführung des anteromedialen Zuganges mittels einer unter arthroskopischer Sicht von einem anterolateralen Portal eingeführten Nadel

1 Arthroskopie des Ellbogens – Technik und Indikationen

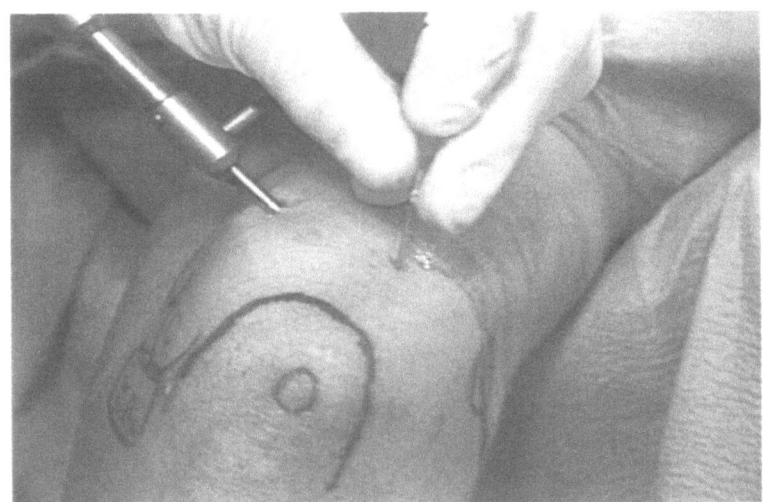

Abb. 1.4 a

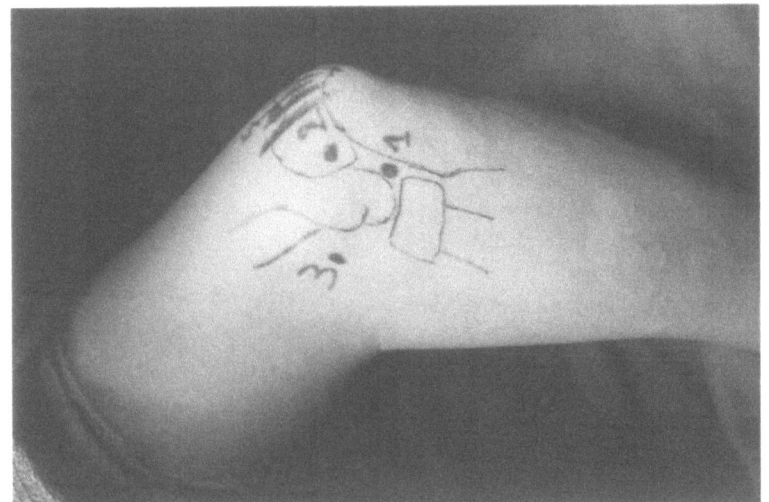

Abb. 1.4 b

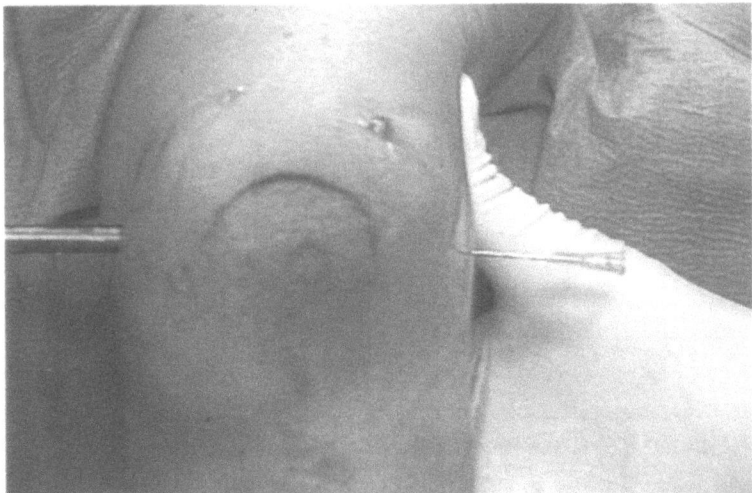

Abb. 1.4 c

1 cm ventral vom Epicondylus humeri lateralis befindet er sich ziemlich genau auf Höhe des Zusammentreffens des radialen Kondyls mit den ventralen radialen Strukturen. Dieser Zugang ist manchmal auch praktisch, wenn er etwas proximaler zu liegen kommt, d. h. proximal des Epicondylus lateralis in Bezug auf die Margo lateralis. Er muß ebenfalls ca. 1 cm nach ventral zu liegen kommen, damit mit dem Arthroskop besser nach dorsal eingegangen werden kann infolge der Krümmung der Palette humérale. Wenn man sich in dieser Weise orientiert, bleibt man auf Distanz zum N. medianus. Das Penetrieren der Gelenkkapsel kann schwierig werden, da der Trokar tangential zum Gelenk auftrifft. Dieser Zugang erlaubt eine komplette Übersicht und Instrumentation des ventralen Kompartimentes in Kombination mit dem folgenden Zugang.

Abb. 1.5. a Subtrizipitaler Recessus (*STB*) und Olekranonspitze (*TO*). **b** Gelenkspalt zwischen Olekranon (*O*) und Trochlea (*T*) mit der physiologischerweise knropelfreien Zone (*dicker Pfeil*). **c** Dorsale Ansicht des Radiusköpfchens (*RH*), umfaßt vom Lig. anulare und Capitulum humeri radii (*CAP*). **d** Sicht vom direkten dorsalen Zugang aus zwischen Radiusköpfchen (*RH*), Processus coronoideus (*CP*) mit radioulnarem Gelenkspalt (*Pfeil*) und dem Durchgang zwischen dorsalem und ventralem Gelenkabschnitt (*)

Anteromedialer Zugang

Am besten läßt sich dieser Zugang durch Nadelmarkierung unter Sicht vom anterolateralen Zugang aus realisieren. Dies erlaubt, die V. basilica durch Diaphanoskopie zu umgehen und den instrumentellen Zugang zum ventralen Kompartiment zu optimieren.

Vermeidung neurologischer Komplikationen

Dies läßt sich durch die folgenden Maßnahmen erreichen:

- Genaue Markierung der knöchernen Reliefs und Bezeichnung der Zugänge vor dem Auffüllen des Gelenkes mit Spülflüssigkeit.
- Flexion des Ellbogens in 90° für die vorderen Zugänge und Auffüllen des Gelenkes mit physiologischer Kochsalzlösung.
- Bloße Stichinzision der Haut mit dem Messer und Ausweiten der tiefer gelegenen Weichteile mit einer Klemme.
- Eindringen in das Gelenk mit dem Trokar, indem direkt das Zentrum des Gelenkes anvisiert wird.
- Vermeidung von hohen intraartikulären Drucken.
- Genaueste postoperative neurologische Überwachung.

Normale Exploration

Es existieren mehrere zu untersuchende Gelenkkompartimente: eine weite ventrale Tasche, die sich in Flexion öffnet, eine hintere obere subtrizipital gelegene Tasche und ein hinterer Recessus paraolecranialis lateralis und medialis die sich in Extension öffnen, und schließlich ein Recessus um das Radiusköpfchen, der durch das Lig. anulare eingeengt wird.

Inspektion der hinteren Gelenkkammer

Die hinteren Zugänge, der direkte und der proximale posterolaterale, können abwechslungsweise benutzt werden und ermöglichen folgende Untersuchung (Abb. 1.5 a–d):

- Der subtrizipitale Recessus mit der Olekranonspitze, die bei Flexions-/Extensionsbewegungen in der humeralen Trochlea bis zur Fossa olecrani gleitet.
- Die laterale paraolekraniale Rinne und – durch Drehung des Arthroskopes – der trochleoolekraniale Spalt, der sich teilweise öff-

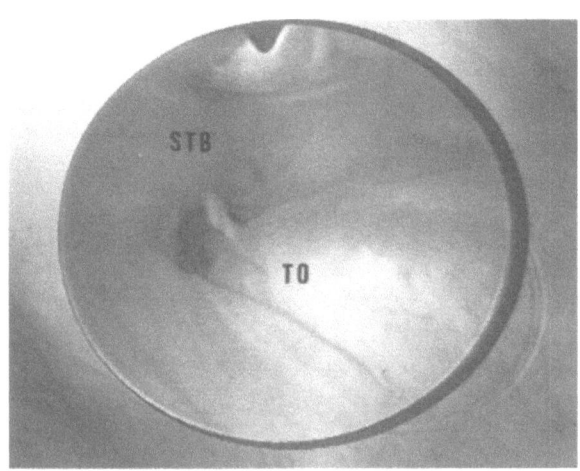

Abb. 1.5 a

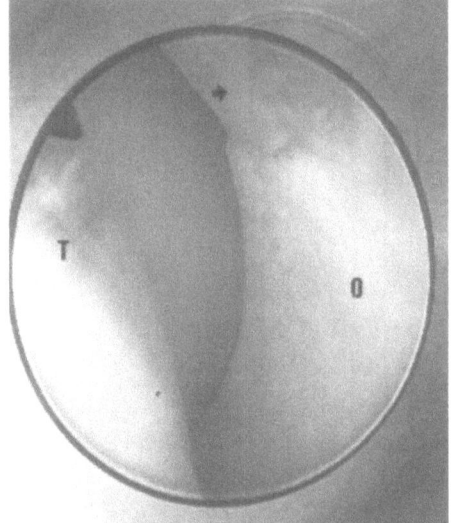

Abb. 1.5 b

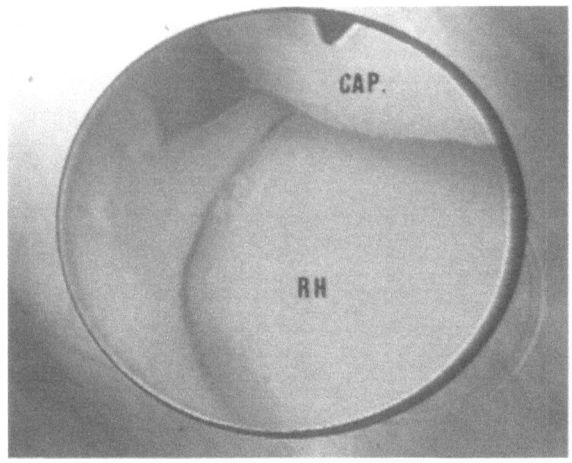

Abb. 1.5 c

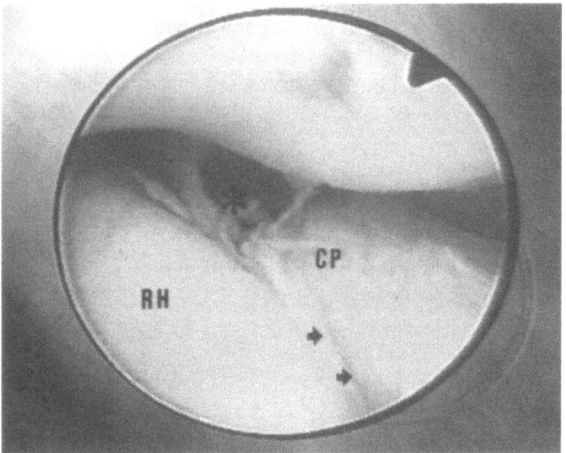

Abb. 1.5 d

net und dadurch den Blick in die Incisura trochlearis mit einer knorpelfreien Zone zwischen den vertikalen und horizontalen Anteilen freigibt.
- Die hinteren radioulnaren Gelenkanteile, oft verdeckt durch eine hypertrophe Synovialzotte. Diese Zotte wird oft „Meniskus" getauft, da sie im Gelenkspalt interponiert. Die Resektion dieser Synovialzotte läßt das Radiusköpfchen gut einsehen. Es ist auch möglich, die Umgebung des Radiusköpfchens zu beurteilen und so indirekt den Tonus des Lig. anulare zu beurteilen. Durch leichtes Zurückziehen des Arthroskopes sieht man die hintere Partie des humeralen Kondylus mit seiner tragenden Zone. Diese entspricht der Prädilektionsstelle der Osteochondrosis dissecans.

Der Ellbogen bleibt in Extension. Durch diesen Zugang kann nun unter Sicht mit Nadelmarkierung der posteromediane, sog. transzipitale Zugang realisiert werden. Damit verschafft man sich Einblick auf die mediale trochleoepitrochleale Region und manchmal auch auf den N. ulnaris, der durch die feine Gelenkkapsel hindurch sichtbar wird (Abb. 1.6 a, b). Dieser Zugang erlaubt das Einbringen von Instrumenten in Richtung der medialen paraolekranialen Rinne entlang der Achse des N. ulnaris.

Abb. 1.6. a Diaphanoskopie der posteromedialen Rinne vom posterolateralen Portal aus. **b** Posteromediale Rinne mit dem N. ulnaris (*feiner Pfeil*) und dem Olekranon (∗)

1 Arthroskopie des Ellbogens – Technik und Indikationen

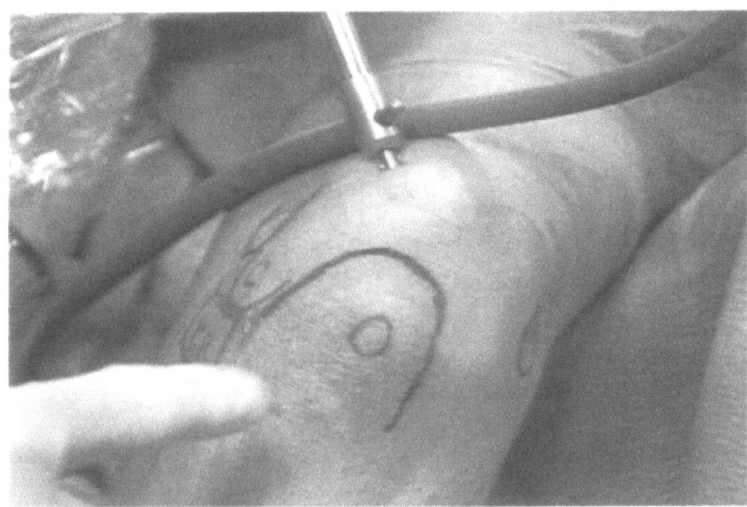

Abb. 1.6 a

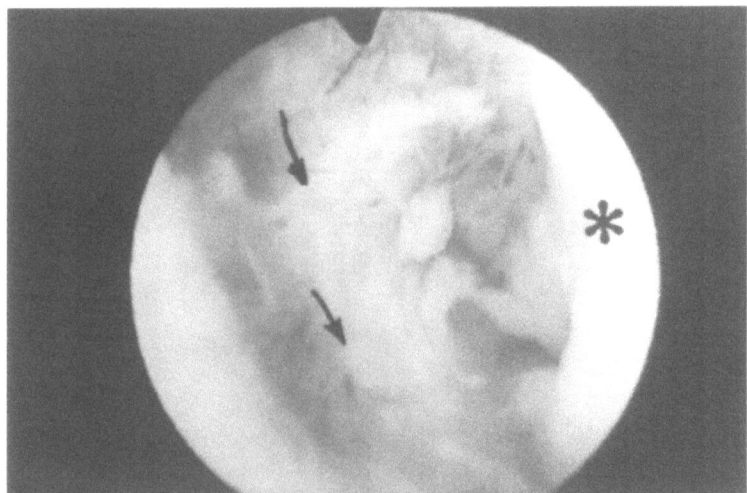

Abb. 1.6 b

Inspektion des ventralen Gelenkraumes

Die ventralen, lateralen und medialen Zugänge, aber auch der direkte hintere Zugang, geben Einblick in das gesamte ventrale Kompartiment (Abb. 1.7 a–c):

- Die Spitze des Processus coronoideus ist sichtbar und gleitet bei Flexion/Extension in der Trochlea humeri. Der Knorpel der Trochlea setzt sich in die Fossa coronoidea fort.
- Die Vorderfläche des Capitulum humeri radii.
- Das proximale radioulnare Gelenk mit dem Radiusköpfchen, das sich bei Pro-/Supinationsbewegungen dreht.
- Das Lig. anulare kann mit dem Palpierhäklein gespreizt werden, was Einblick auf die Synovialschleimhaut um das Radiusköpfchen ermöglicht.
- Die tiefe Schicht der ganzen vorderen Gelenkkapsel, oft gegen ventral verdickt und den Recessus anterior in einen lateralen und medialen Sektor teilend.

Abb. 1.7. a Ventrales Kompartiment vom anterolateralen Zugang her mit dem Processus coronoideus (*CP*), der in der Trochlea (*T*) gleitet. b Ventrales Kompartiment vom anteromedialen Zugang her mit dem ventralen Teil des Capitulum humeri radii (*CAP*) auf dem Radiusköpfchen (*RH*). Vorne liegt der ventrale synoviale Recessus (*SYN*). c Das proximale radioulnare Gelenk (*Pfeil*) kann in Pro-/Supination eingesehen werden und läßt sich gut vom direkten hinteren Zugang aus tasten; Ulna (*U*), Radiusköpfchen (*RH*)

1 Arthroskopie des Ellbogens – Technik und Indikationen

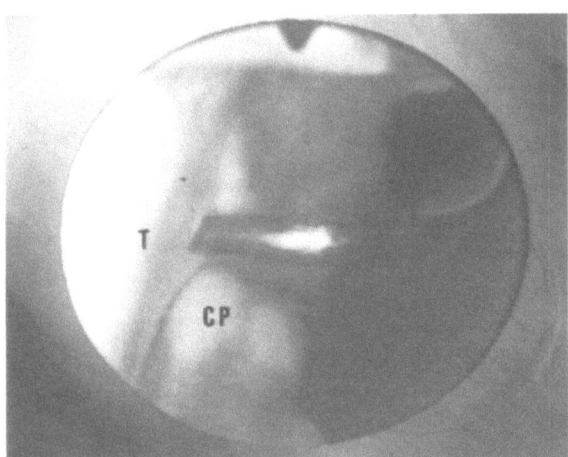

Abb. 1.7 a

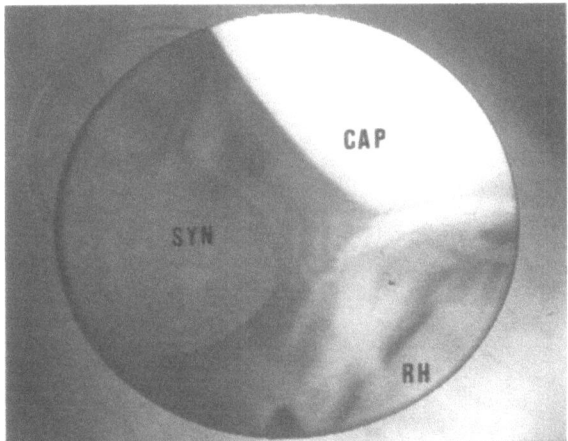

Abb. 1.7 b

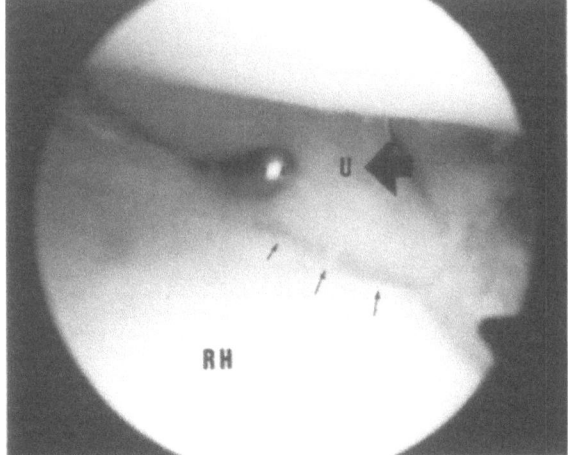

Abb. 1.7 c

Präsentation der multizentrischen Studie

Allgemeines

199 Ellbogenarthroskopien wurden durch 3 verschiedene Operateure zwischen 1991 und 1994 durchgeführt. Es handelte sich dabei um 149 Männer (75 %) und 50 Frauen mit einem Durchschnittsalter von 38 Jahren (12–77 Jahre). Die rechte Seite war 129 mal (65 %) betroffen, der dominante Arm 132 mal. Die sportliche Aktivität betraf die obere Extremität 65 mal (32,6 %), übrige Sportarten 44 mal und 90 Patienten (45 %) waren nicht sportlich aktiv. In 50 % der Fälle handelte es sich um wettkampfmäßig betriebene Sportarten. 65 Patienten waren in einem körperlich anstrengenden Beruf tätig, 85 Patienten in einem Standardberuf und 49 Patienten arbeiteten nicht.

Klinische Manifestationen

Schmerzen waren in 87 % vorhanden, Blockierungen fanden sich in 49 % und Gelenkergüsse in 25 %. Bewegungseinschränkungen waren ebenfalls sehr häufig: 76 % hatten eine eingeschränkte Extension, 68 % eine eingeschränkte Flexion und 30 % eine eingeschränkte Pronation und Supination. Erhebliche Bewegungseinschränkungen fanden sich bei einem Drittel in Extension, bei einem Sechstel in Flexion (nicht über 100°).

Standardröntgenbilder wurden obligat durchgeführt. Sie waren in einem Viertel aller Fälle normal. Die Arthrographie wurde 52 mal durchgeführt und zeigte v. a. freie Gelenkkörper (34 mal). Eine Computertomographie wurde 4 mal verlangt, ein MRI 17 mal und eine Szintigraphie 25 mal, speziell bei spezifischen Pathologien.

Arthroskopie

Die Indikation war 33 mal eine rein diagnostische, 11 mal eine therapeutische und 115 mal gemischt diagnostisch/therapeutisch.

Die Anästhesie war 153 mal eine Allgemeinnarkose, 23 mal eine Regionalanästhesie und 23 mal eine rein lokale Anästhesie.

Die Lagerung war 134 mal Seitenlage und 64 mal Rückenlage.

Die Zugänge variierten zwischen 1 und 5: anterolateral in 192, anteromedial in 180, posterolateral-distal in 122 und posterolateral-proximal in 99 Fällen.

Die arthroskopischen Befunde ergaben 135 Synovitiden, 83 Chondropathien des lateralen Kondylus, 90 Chondropathien der Trochlea, 112 Chondropathien des Radiusköpfchens und 82 freie Gelenkkörper.

Die Therapie bestand in 39 Synovektomien, 47 Arthrolysen, 82 Entfernungen von freien Gelenkkörpern, 46 Resektionen von Briden, 9 Eingriffe am Knorpel und 6 Radiusköpfchen-Sektionen. Insgesamt wurden 229 therapeutische Eingriffe an 168 Ellbogen durchgeführt.

Definitive Diagnose

- Synoviale Pathologien 44 mal (22 %): primäre Chondromatose 18 mal, entzündliche Synovitis 20 mal, infektiöse Synovitis 3 mal, andere 3 mal.
- Freie Gelenkkörper 52 mal und Osteochondrosis dissecans 12 mal.
- Gelenksteife in 26 Fällen (13 %).
- Primäre und sekundäre degenerative Veränderungen 36 mal (18 %).
- Verschiedene pathologische Befunde 9 mal: extraartikuläre Pathologie, Osteosynthese des Radiusköpfchens.

Komplikationen

12 Patienten (6%) waren betroffen.

- 3 neurologische Befunde: 2 mal N. radialis, 1 mal N. ulnaris mit partiellen sensiblen Ausfällen, alle völlig restituiert.
- 9 Algodystrophien, die vorwiegend bei posttraumatischen Ellbogenproblemen auftraten oder nach komplexen arthroskopischen Interventionen.

Ergebnisse

Bei einer durchschnittlichen Beobachtungsdauer von 22 Monaten (6 Monate – 13 Jahre) blieb die berufliche Aktivität unverändert, nicht beeinträchtigt in 87%. Entsprechend war die Situation bei der sportlichen Aktivität. Die Beschwerden verschwanden vollständig oder waren minimal in 91% aller Fälle, Blockierungen waren noch in 12% der Fälle vorhanden, jedoch selten, Gelenkergüsse waren außergewöhnlich (3 Fälle). Die Arthrolysen verbesserten die Bewegungsamplitude. Bewegungseinschränkungen von über 10° in Flexion oder Extension wurden in 73% der Fälle verbessert, die Pronation und Supination bei 4 von 5 Fällen. Der radiologische Aspekt blieb in 95% aller Fälle normal oder unverändert.

Insgesamt (nach dem algofunktionellen Score von Broberg u. Morrey) erreichten wir 75% gute oder sehr gute Resultate, 20% mäßige und 5% schlechte Resultate, die hauptsächlich den verbleibenden Restschmerzen zuzuschreiben waren.

Die Patienten mit freien Gelenkkörpern und Osteochondrosis dissecans zeigten den günstigsten Verlauf: 92% gute oder sehr gute Resultate.

Im Gegensatz dazu ergaben die Arthrosen, die posttraumatischen Ellbogenveränderungen und die Einsteifungen sehr oft unbefriedigende Resultate: zwei Drittel mäßige und schlechte Resultate.

Freie Gelenkkörper des Ellbogengelenkes

Die freien Gelenkkörper stellen die ideale Indikation für die Ellbogenarthroskopie dar.

Ätiologien (Abb. 1.8 a-c)

Die exogenen Ursachen wie Projektile, Steine etc. fallen nicht ins Gewicht.

Die Osteochondromatose ist eine Metaplasie der Synovialschleimhaut, welche knorpelige Gebilde produziert, die sekundär ossifizieren können.

Primär ist sie selten und muß durch eine Synovialbiopsie bestätigt werden.

Die sekundäre Form ist am Ellbogen die häufigste:

- Eine mikrotraumatische Form bei jungen, sportlichen Patienten betrifft die dominante Seite und findet sich gehäuft bei Kampfsportarten wie Boxen, Judo, Ringen etc.
- Eine handwerkliche Tätigkeit mit Mikrotraumatisierung wie Bauarbeit, Straßenbau etc. ist häufig mit der Osteochondromatose vergesellschaftet.
- Assoziiert mit einer Arthrose stellt sich häufig das Problem der gegenseitigen Beeinflussung dieser beiden Affektionen. Die Anzahl der Gelenkkörper ist i. allg. umgekehrt proportional zu ihrer Größe.

Abb. 1.8. a Freier Gelenkkörper bei posttraumatischer Arthrose. b Ventraler freier Gelenkkörper bei Sicht auf den Processus coronoideus (∗). c Dorsaler freier Gelenkkörper in der Fossa olecrani mit Behinderung der Bewegungsamplitude der Olekranonspitze (*O*)

1 Arthroskopie des Ellbogens – Technik und Indikationen

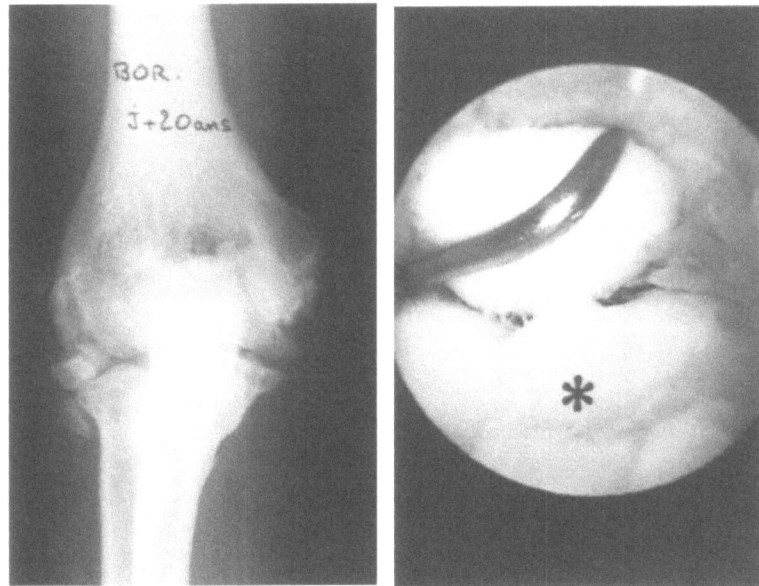

Abb. 1.8 a   Abb. 1.8 b

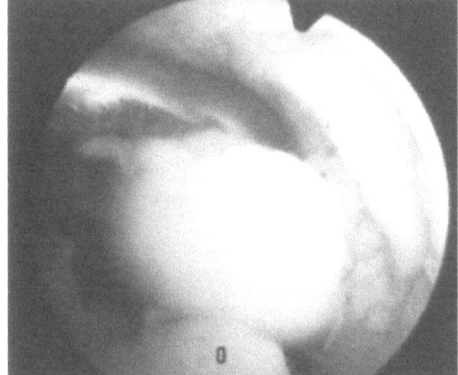

Abb. 1.8 c

Die Osteochondrosis dissecans des Capitulum humeri

Dies ist eine Affektion des Kindes und Adoleszenten mit unterschiedlicher Auswirkung auf das Gelenk. Die mikrotraumatische Ursache beim Sport (Wurfdisziplinen, Bodenturnen, Gewichtheben) ist hier ebenfalls die am häufigsten gefundene Ursache. Die Osteochondrosis dissecans des Capitulum humeri ist charakterisiert durch ihre Entwicklung:

Stadium 1: Knorpelerweichung
Stadium 2: Oberflächliche Risse im Knorpel
Stadium 3: Exposition des subchondralen Knochens bei noch haftendem Knorpel
Stadium 4: Mobiler Knochendeckel in situ
Stadium 5: Freies Gelenkfragment

Die kleinen Fragmentfrakturen des Capitulum humeri radii, der Processuscoronoideus-Spitze oder des Radiusköpfchens können arthroskopisch exzidiert werden (Abb. 1.9 a, b).

Klinik und Röntgenbefunde

Eine progressive Einsteifung vorerst der Extension, dann der Flexion ist häufig. Die Pro- und Supinationsbewegungen sind in einer 2. Phase betroffen. Mechanisch bedingte Schmerzen mit rezidivierenden Blockierungen können mit einem Gelenkerguß vergesellschaftet sein. Eine Verdickung der Synovialschleimhaut und auch freie Gelenkkörper können im dorsalen Gelenkkompartiment gelegentlich palpiert werden.

Die Dauer dieser Entwicklung zwischen dem Auftreten der ersten klinischen Zeichen und der Diagnose kann oft recht lang sein, da eine hohe Toleranz besteht. Aus diesem Grunde sind 2 Komplikationen oft recht typische Hinweise: eine späte, bereits invalidisierende Arthorse oder die Kompression des N. ulnaris durch posteromediale freie Gelenkkörper.

Die intraartikuläre Lage sowie die Anzahl und Größe der Fragmente müssen durch bildgebende Verfahren bestätigt werden:

- Die Standardaufnahmen sind unerläßlich. Sie können normal sein bei den rein kartilaginären Fragmenten oder einen freien Gelenkkörper oder/und ein abgeflachtes Capitulum humeri aufzeigen.
- Die Arthrographie oder die Computertomographie sollten beim geringsten Zweifel zusätzlich eingesetzt werden. Das Kontrastmittel ermöglicht die Beurteilung der arthrotisch veränderten Gelenkflächen und zeigt die intraartikulären freien Gelenkkörper. Diese Untersuchungstechniken erlauben auch die Differenzierung zwischen knöchernen und narbigen Wucherungen in der Fossa olecrani oder coronoidea.
- Das MRI ist noch entwicklungsbedürftig und scheint derzeit noch nicht sehr hilfreich zu sein.

Abb. 1.9. a Röntgenbild mit einer Fraktur des Capitulum humeri radii. b Anteromediale Sicht auf das Knochenfragment (*FB*) aus dem Capitulum humeri radii (*CAP*)

1 Arthroskopie des Ellbogens – Technik und Indikationen

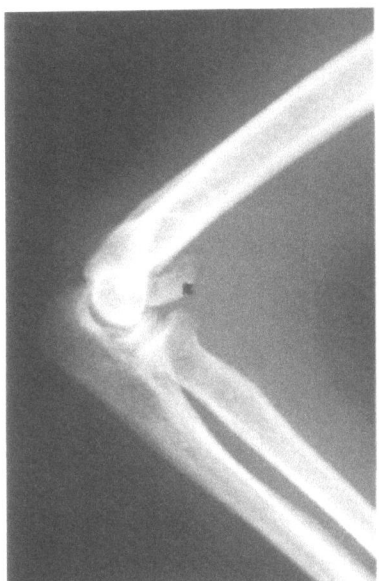

Abb. 1.9 a

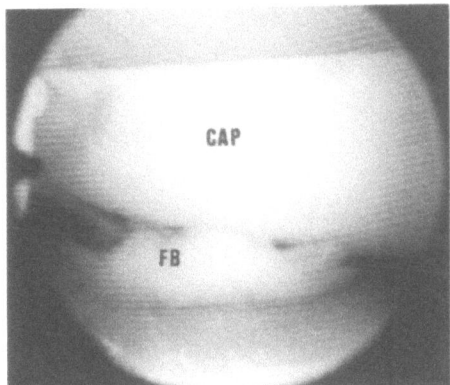

Abb. 1.9 b

Arthroskopische Behandlung

Die Extraktion von freien Gelenkkörpern ist einfach. Manchmal müssen besonders voluminöse Fragmente zunächst verkleinert werden, um eine Erweiterung der Zugänge zu vermeiden. Der Gebrauch von Kanülen ist hilfreich, um kleine Fragmente nicht in den weichen periartikulären Strukturen zu verlieren.

Die Gelenksteife, die meist schon länger besteht, wird oft durch die Entfernung der freien Gelenkkörper nur teilweise verbessert. Das Persistieren einer deutlichen Kapselretraktion kann durch eine zusätzliche Arthrolyse angegangen werden. Bei diesen Fällen von stärkerer Kapselretraktion ergaben sich wegen der bereits deutlichen Knorpelveränderungen meist mäßige Resultate.

Bei der beginnenden Osteochondrosis dissecans empfehlen wir eine enge Überwachung, evtl. Ruhigstellung. Pridie-Bohrungen des Knorpels erbrachten in unserer Serie keine Resultatverbesserung.

Die am weitesten fortgeschrittenen Fälle (Stadium 3-5) sprechen auf eine konservative Therapie nicht mehr an. Hier sollte die Resektion der hypertrophen Synovialschleimhaut, die Entfernung des Sequesters und ein Shaving der Defektzone entweder mit Kürette oder Shaver durchgeführt werden.

Synoviale Pathologien, Infektionen und Gelenksteifen

Synovialschleimhautveränderungen entzündlicher oder infektiöser Ätiologie sowie intraartikuläre Vernarbungen, knöchern oder fibrös, eignen sich besonders gut für eine arthroskopische Therapie. Es ist tatsächlich so, daß am Ellbogen wie auch an anderen Gelenken die Arthroskopie eine komplettere Exploration der Gelenkräume und des Recessus ermöglicht als die offene Chirurgie. Dies erlaubt auch eine gezielte Behandlung und die Vermeidung von großen Zugängen zu den z.T. diffusen Läsionen. Die Schwierigkeiten und die langen Rehabilitationsphasen von großen Zugängen am Ellbogengelenk sind bestens bekannt.

Indikationen

Die *entzündlichen Arthritiden*, die auf medikamentöse Therapie und Infiltrationen nicht ansprechen, profitieren von einer subtotalen Synovektomie, wenn nicht größere knöcherne
  Substanzdefekte vorliegen. Die Schwierigkeit besteht auf Höhe des Recessus um das Radiusköpfchen. Dieser Recessus muß gelegentlich exzidiert werden. Nach unseren Erfahrungen sind die Resultate gut, was die entzündlichen Zeichen wie Schmerz, Erguß, Blockierungen betrifft, jedoch schlecht bezüglich der Erholung der Beweglichkeit.
  Die *Synovialveränderungen unklarer Ursache*, handle es sich um eine Monarthritis oder um einen Tumor, können durch arthroskopische Biopsie angegangen werden. Eine arthroskopisch durchgeführte Biopsie ist präziser, evtl. Vernarbungen bei anschließender Tumorexzision sind minimal.

Die *posttraumatischen Einsteifungen* sind für die arthroskopische Arthrolyse eine günstige Indikation. Eine präoperative Bilanz muß einerseits eine extraartikuläre Ursache der Einsteifung ausschließen, wie beispielsweise Osteom, extraartikuläre Anschläge, Sehnenläsionen mit Retraktion, anderseits muß eine sich entwickelnde Algodystrophie ausgeschlossen werden. Eine Szintigraphie und Tomographien in der Sagittalebene sind unumgänglich. Eine Computertomographie kann u. U. fibröse oder ossäre Hindernisse in der Fossa olecrani, bzw. coronoidea aufzeigen (Abb. 1.10).

Unsere Serie von 27 Fällen, bei denen eine erhebliche Einsteifung – Streckausfall über 40°, Flexion zwischen 60 und 120° – vorlag, ergab in 21 Fällen ein gutes Resultat bei einer Beobachtungszeit von 40 Monaten (1–6 Jahre). Der Flexionsgewinn betrug 34°, der Extensionszuwachs 19°. Die Fehlschläge scheinen in Zusammenhang mit fortgeschrittenen Chondropathien zu stehen, obwohl auch bei anderen befriedigenden Fällen gewisse Knorpelschäden vorlagen. Keine einzige neurovaskuläre Komplikation ist aufgetreten.

Die *Spülungen bei Gelenkinfektion* müssen sehr ausgedehnt durchgeführt werden. Die Membranbildungen und Verklebungen müssen reseziert bzw. gelöst werden, d.h. eine partielle Synovektomie muß erfolgen. Die Injektion von lokal applizierbaren Antibiotika und das Einlegen einer Drainage sollen durch die arthroskopischen Zugänge vorgenommen werden.

Bei all diesen pathologischen Veränderungen der Synovialschleimhaut ist wichtig, daß die verschiedenen Gelenkanteile und der Recessus eingesehen werden und darin auch gearbeitet wird. Wir beschreiben hier die Gesamtheit der verschiedenen Arbeitsgänge, wobei einige manchmal auch nicht notwendig sind.

Abb. 1.10. Computertomographie mit Osteophyten in der Fossa coronoidea (*dicker Pfeil*), fibröse und ossäre Narbenstrukturen in der Fossa olecrani (*feiner Pfeil*) und die klassische Verdickung der Wand zwischen diesen beiden Fossae (∗)

Abb. 1.11. a Ventrale Synovektomie mit Shaver zur Befreiung des Processus coronoideus (*CP*); Trochlea (*T*), Ort der Synovektomie (∗). **b** Sicht auf die Fossa olecrani nach Exzision der Fibrose, die die Olekranonspitze (*O*) blockierte

Technik

Wir kommen hier nicht mehr zurück auf die Lagerung des Patienten in Bauchlage, das Anbringen der Blutleere und die 5 Zugänge wie zuvor beschrieben, die alle nützlich und frei austauschbar sind, um eine Arthrolyse oder Synovektomie durchzuführen.

Raum finden in einem engen Gelenk, um darin arbeiten zu können: Dies bedingt eine Füllung des Gelenkes mit Kochsalzlösung vor dem 1. arthroskopischen Zugang und die Resektion von fibrösen Briden und/oder Synovialhypertrophien Schritt um Schritt unter arthroskopischer Sicht, erst mit den Zangen, dann mit dem Shaver.

Resektion von Weichteilen (Abb. 1.11) Sektor um Sektor werden die fibrösen Stränge unter Vermeidung von Knorpelläsionen entfernt. Das Palpierhäkchen erlaubt so eine progressive Erweiterung der Gelenkflächen. Man sollte eine motorisierte Messerklinge und nicht eine Fräse einsetzen.

Manchmal setzt das Einführen des Arthroskops von hinten nach vorne beim direkten dorsalen Zugang kleine Knorpelläsionen am Rande des Radiusköpfchens in der nichttragenden Zone, die ohne Konsequenzen sind. Die Fossa olecrani und coronoidea können mit der Kürette freigelegt werden.

Schließlich sollten alle Eingriffe in der medialen olekranialen Rinne durch den transtrizipitalen Zugang erfolgen, d.h. in der gleichen Achse wie die Rinne. Dies geschieht unter arthroskopischer Sicht und mittels nichtmotorisierten Instrumenten, um den Ansaugeffekt zu vermeiden. Falls die Sicht eingetrübt oder die Lokalisation des

1 Arthroskopie des Ellbogens – Technik und Indikationen 25

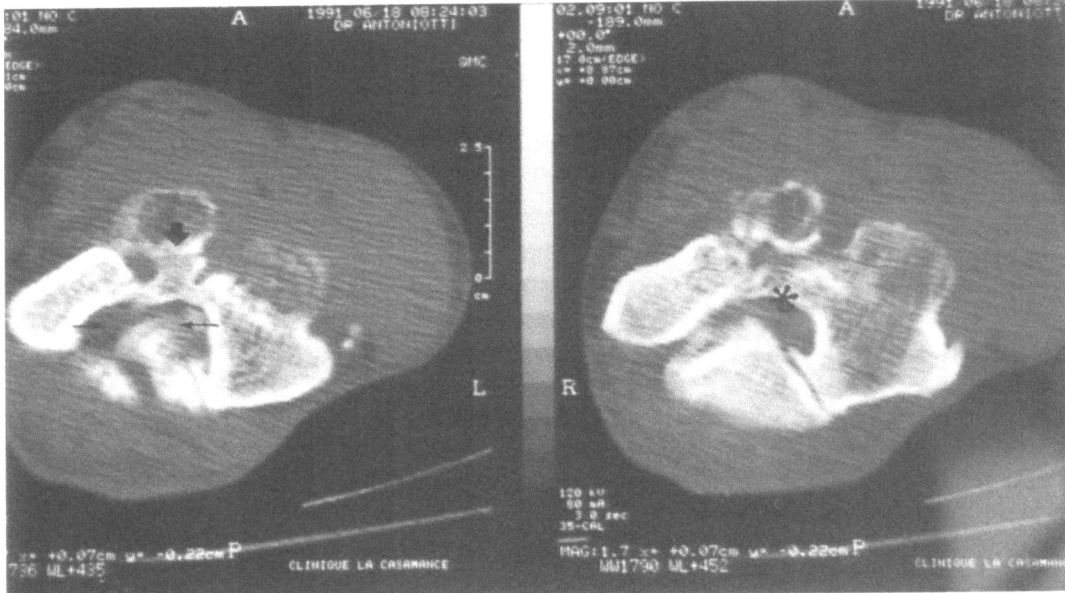

Abb. 1.10

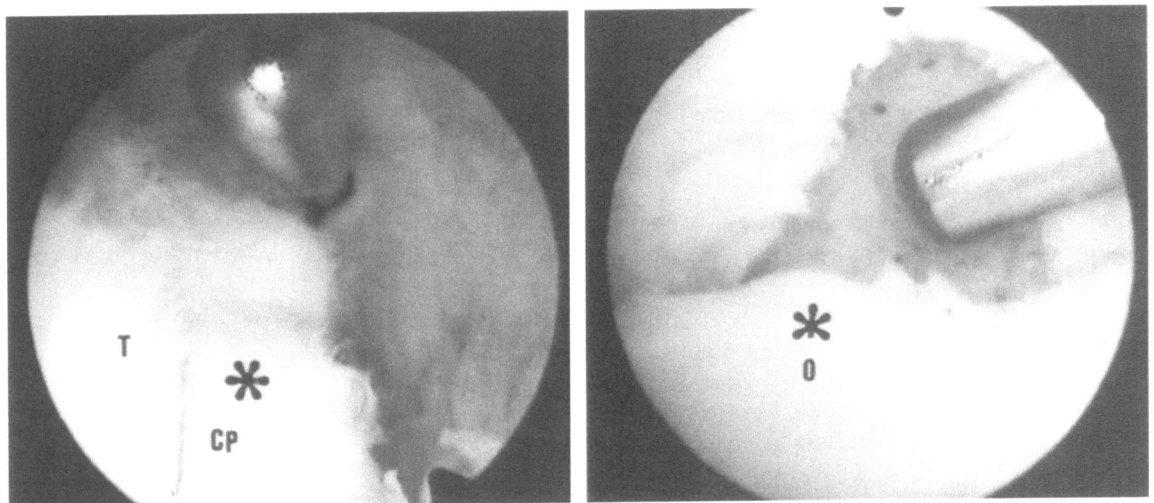

Abb. 1.11 a   Abb. 1.11 b

N. ulnaris unsicher ist – v. a. bei alten posttraumatischen Veränderungen – ist es klüger, zum Schluß der Arthroskopie eine umschriebene Inzision zu machen.

Knöcherne Phase
Sie besteht aus der Extraktion von freien Gelenkkörpern, der Resektion von Osteophyten in der Fossa olecrani oder/und am Processus coronoideus mittels einer Fräse oder eines kleinen Osteotoms. Der Grund der Fossa ist oft verdickt (Taganaki) und kann mit motorisierter Fräse vertieft werden. Das Radiusköpfchen kann reseziert werden bis zur distalen Partie der Incisura radialis (Abb. 1.12 a, b).

Vordere Kapsulotomie
In den proximalen Gelenkabschnitten wird diese mit der Greifzange durchgeführt. Sie sollte als letzter Schritt erfolgen, da die Spülflüssigkeit in der Folge austritt, und das Aufquellen der peripheren Weichteile rasch die intraartikuläre Sicht verschlechtert. Das neurologische Risiko ist klein. Die humeralen Gefäße und der N. medianus bleiben durch den M. brachialis geschützt (Abb. 1.13).

Postoperative Nachsorge
Die Injektion eines langwirkenden Lokalanästhetikums in das Gelenk zum Schluß der Arthroskopie ist nützlich. Die Remobilisation soll sofort erfolgen, fraktioniert ohne Massage aktiv assistiert und mild passiv ohne Regionalanästhesie. Diese kann allerdings ab und zu notwendig sein.

Die arthroskopische Technik gibt heute bei der Arthrolyse und der Synovektomie dieselben Resultate wie die konventionellen Techniken. Die Vorteile sind jedoch evident:

- Weniger Risiken einer neurologischen Schädigung oder einer postoperativen Instabilität.
- Postoperativ merklich geringere Schmerzen mit rascherer und einfacherer Rehabilitation.
- Verminderung der periartikulären Blutung, was auch die Rezidivgefahr verringert. Bei Auftreten eines Rezidivs kann die Arthroskopie problemlos wiederholt werden oder auch eine konventionelle Technik zur Anwendung gelangen.

Schlußfolgerung

Die Ellbogenarthroskopie hat heute einen indiskutablen Platz bei der Diagnostik, v. a. aber auch bei der Behandlung von bestimmten Pathologien des Ellbogens. Es handelt sich um eine Technik, die sehr viel Disziplin erfordert, um neurologische Komplikationen zu vermeiden und um die intraartikulären Läsionen präzise zu behandeln.

Sicher ist die Entfernung von freien Gelenkkörpern die älteste Indikation, aber auch die häufigste und dankbarste. Doch die Synovektomie und die Arthrolyse, die erst später eingeführt wurden, scheinen interessant und verdienen besser bekannt und entwickelt zu werden.

Abb. 1.12. a Arthrose zwischen dem Radiusköpfchen (*RH*) und der Ulna (*U*) mit unregelmäßigem Gelenkspalt (*dicker Pfeil*) b Nach arthroskopischer Resektion sind die Ränder (*Pfeil*) des Collum radii (*RN*) nicht mehr in Kontakt mit der kleinen sigmoidalen Vertiefung (*U*)

Abb. 1.13. Ventrale Kapsulotomie: Die mit Schneidzangen durchgeführte Durchtrennung der Kapselränder führt zur Retraktion der Kapsel (*feiner Pfeil*) und gibt die Sicht frei auf den Muskelbauch des M. brachialis (*dicker Pfeil*)

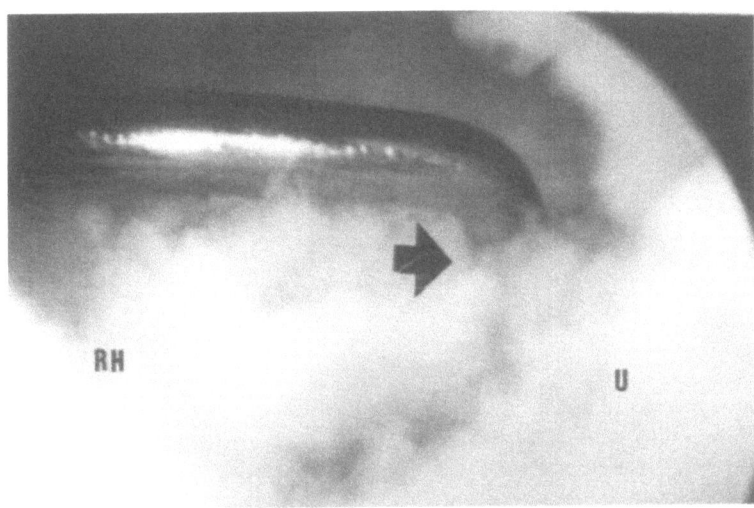

Abb. 1.12 a

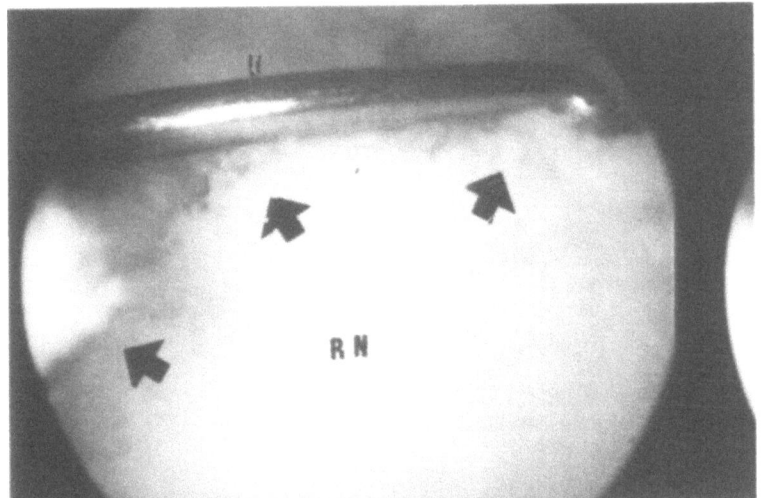

Abb. 1.12 b

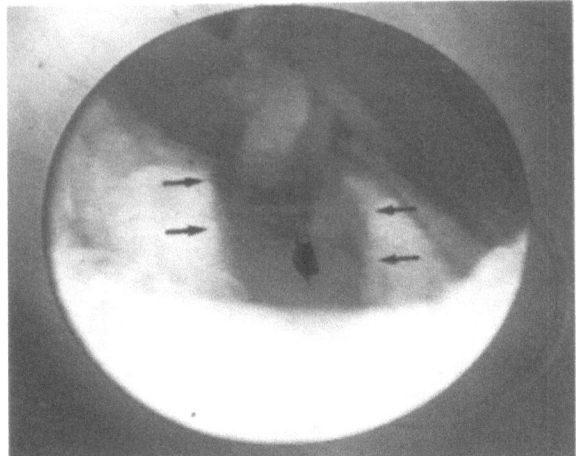

Abb. 1.13

Literatur

1. Andrews JR, Carson WG (1985) Arthroscopy of the elbow. *Arthorscopy* 1:97
2. Andrews JR, McKenzie PJ (1993) Arthroscopic surgical treatment of elbow pathology, In: Mc Ginty et al. (eds.), *Operative arthoscopy*. Raven, New York
3. Andrews, JR, St. Pierre R, Carson WG (1986) Arthroscopy of the elbow, *Clin Sports Med,* 5:653
4. Angelo RL (1993), Advances in elbow arthoscopy. *Orthopedics* 16(9):1037-1046
5. Baker CL Jr, Shalvoy RM (1991) The prone position for elbow arthroscopy. *Clin Sports Med* 10(3):623-628
6. Boe S (1986), Arthroscopy of the elbow - Diagnosis and extaction of loose bodies. *Acta Orthop Scand* 57:52-53
7. Bonvarlet JP, Rousseau D (1989) L'arthroscopie du coude: intérét diagnostique et thérapeutique. A propos de 28 cas. *Sem Hóp Paris* 65(4):168-172
8. Burman MS (1931) Arthroscopy or the direct visualisation of joints. *J Bone Joint Surg* 13(4):669-695
9. Byrd JW (1994) Elbow arthroscopy for arthrofibrosis after type i radial head fractures. *Arthroscopy* 10(2):162-165
10. Cameron SE, Travis MT, Kruse RW (1993) Foreign body arthroscopically retrieved from the elbow. *Arthroscopy* 9(2):220-221
11. Carson WG, Meyers JF (1993) Diagnostic arthroscopy of the elbow: surgical technique and arthroscopic and portal anatomy, In: Mc Ginty et al. (eds.) *Operative arthoscopy,* Raven New York
12. Clarke R (1988) Symptomatic lateral synovial fringe of the elbow joint, *Arthroscopy* 4:112
13. Cohen B, Constant CR (1992) Extension-supination sign in prearthroscopic elbow distension. *Arthroscopy* 8(2):189-190
14. Commandre (1988) Plica synovialis of the elbow. Report of one case. *J Sports Med Phys Fitness* 28:209
15. Committee on Complications of the Arthroscopy Association of North America (1986) Complications in arthroscopy: the knee and other joints. *Arthroscopy* 2(4):253-258
16. Coudane H, Wilhem L, Rio B, Molé D (1992) Arthroscopie du coude: technique et résultats. A propos de 18 cas. *Communication SOFOT* Nov. 1992
17. Eriksson E, Denti M (1985) Diagnostic and operative arthroscopy of the shoulder and elbow joint. *Ital J Sports Traumatol* 7:165-187
18. Faulkner JR, Jackson RW (1980) Arthroscopy of the elbow. *J Bone Joint Surg Br* 62(1):130
19. Guhl J (1985) Arthroscopy and arthroscopic surgery of the elbow. *Orthopedics* 8:1290
20. Johnson LL (1986) Arthroscopic surgery. Principles and practice. Mosby, St. Louis, p. 1451
21. Jackson DW, Silvino N, Reiman P (1989) Osteochondritis in the femele gymnast's elbow. *Arthroscopy* 5(2):129-136
22. Johnes GS, Savole FH (1993) Arthroscopic capsular release of flexion contractures (arthrofibrosis) of the elbow. *Arthroscopy* 9(3):277-283
23. Kelberine F (1994) Arthroscopic arthrolysis and synovectomy of the elbow. *Instructional course ESSKA,* Berlin 1994
24. Kelberine F (1995) Arthroscopic arthrolysis for elbow contracture. *Instructional course I.A.A., Hong-Kong* 1995
25. Kerr DR (1993) Prepatellar and olecranon arthroscopic bursectomy. *Clin Sports Med* 12(1):137-142
26. Lindenfeld TT (1990) Medial approach in elbow arthroscopy. *Am J Sports Med* 18(4):413-417
27. Lokietek JC, De Cloedt P, Legaye J, Lokietek W (1988) L'extraction de corps etrangers du coude par arthroscopie. *Rev Chir Orthop* Reparatrice Appar Mot 74:93
28. Lynch G, Meyers J, Whipple T, Caspari R (1986) Neurovascular anatomy and elbow arthroscopy: inherent risks. *Arthroscopy* 2:191

29. Marshall PD, Fairclough JA, Johnson SR, Evans EJ (1993) Avoiding nerve damage during elbow arthroscopy. *J Bone Joint Surg* Br 75(1):129–131
30. Nowicki KD, Shall LM (1992) Arthroscopic release of a posttraumatic flexion contracture in the elbow: a case report and review of the literature. *Arthroscopy* 8(4):544–547
31. O'Driscoll SW, Morrey BF (1990) Arthroscopy of the elbow: a critical review. *Orthop Trans* 14:258
32. O'Driscoll SW, Morrey BF (1992) Arthroscopy of the elbow: diagnostic and therapeutic benefits and hazards. *J Bone Joint Surg* Am 74:84
33. O'Driscoll SW, Morrey BF (1993) Arthroscopy of the elbow. In: Morrey BF et al. (eds) The elbow and its disorders. Saunders, Philadelphia
34. O'Driscoll SW, Morrey BF, An KN (1990) Intra-articular pressure and capacity of the elbow. *Arthroscopy* 6:100
35. Ogilvie-Harris DJ, Schemitsch E (1993) Arthroscopy of the elbow for removal of loose bodies. *Arthroscopy* 9(1):5–8
36. Papilion J, Neff R, Shall L (1988) Compression neuropathy of the radial nerve as a complication of elbow arthroscopy: A case report and review of the litterature. *Arthroscopy* 4:284
37. Parisien JS (1988) Arthroscopic surgery of the elbow. *Bull Hosp Jt Dis* 48(2):149–158
38. Poehling G, Whipple T, Sisco L, Goldman B (1989) Elbow arthroscopy: a new technique. *Arthroscopy* 5:222
39. Quinn SF, Haberman JJ, Fitzgerald SW, Traughber PD, Belkin RI, Murray WT (1994) Evaluation of loose bodies in the elbow with MR imaging. *J Magn Reson Imaging* 4(2):169–172
40. Ruch DS, Poehling GG (1991) Arthroscopic treatment of Panner's disease. *Clin Sports Med* 10(3):629–636
41. Sheppard JE, Marion JD, Hurst DI (1991) Arthroscopic elbow surgery: five-years experience and observations in 48 cases. *Am J Arthroscopy* 1:13
42. Small N (1986) Complications in arthroscopy: the knee and the other joints. *Arthroscopy* 2:253
43. Smith J (1986) Compression neuropathy of the radial nerve as a complication of elbow arthroscopy (letter). *Arthroscopy* 5:238
44. Tedder JL, Andrews JR (1992) Elbow arthroscopy. *Orthop Rev* 21(9):1047–1053
45. Thomas M, Fast A, Shapiro D (1987) Radial nerve damage as a complication of elbow arthroscopy. *Clin Orthop* 215:130
46. Timmerman LA, Andrews JR (1994) Arthroscopic treatment of posttraumatic elbow pain and stiffness. *Am J Sports Med.* 22(2):230–235
47. Verhaar J, Van Mameren H, Brandsma A (1991) Risks of neurovascular injury in elbow arthroscopy: starting anteromedially or anterolaterally? *Arthroscopy* 3:287
48. Ward WG, Belhobek GH, Anderson TE (1992) Arthroscopic elbow findings: correlation with preoperative radiographic studies. *Arthroscopy* 8(4):498–502
49. Watanabe M, Ito K (1985) Arthroscopy of small joints. Igaku-Shoin, Tokio, pp. 57–84
50. Woods GW (1987) Elbow arthroscopy. *Clin SPorts Med* 6(3):557–564

2 Radiusköpfchenfrakturen im Kindesalter

O. ILLI

Einleitung

Traumatische Läsionen des Ellbogens zählen zu den häufigsten Verletzungen im Kindesalter. Dabei ist jedoch nur in 3–10% das Radiusköpfchen betroffen. Der Unfallmechanismus ist meist ein Sturz auf die dorsal flektierte Hand bei gestrecktem und proniertem Vorderarm oder direkt auf den flektierten Ellbogen. Aufgrund der anatomischen Komplexität des Ellbogengelenkes, insbesondere der Doppelfunktion des proximalen Radiusendes (Flexion – Extension und Pro-Supination), können bei unvollständiger Reparation rasch Einschränkungen der Gesamtfunktion eintreten.

Während das Caput radii im Lig. anulare und der übrige Radius durch die Membrana interossea antebrachii bzw. die inserierende Muskulatur stabilisiert werden, bewegt sich das Collum radii frei. Durch seine Valgusstellung in bezug auf die Radiusachse ist es besonders bei axialer Stoßrichtung einem zusätzlichen hohen Biegestreß unterworfen. Die physiologische Valgusstellung des Ellbogens ist bei Mädchen noch verstärkt und führt bei ihnen zu einer erhöhten Frakturhäufigkeit. Diese anatomischen Gegebenheiten erklären auch die Häufung der radialen und radiovolaren Abkippungen des Radiusköpfchens.

Die vaskuläre Versorgung des Radiusköpfchens erfolgt hauptsächlich über periostale Gefäße des Collum radii aus der A. recurrens radialis. Zusätzliche Weichteiltraumata, Frakturen der Ulna oder der „Palette humérale" sowie Luxationen im Ellbogengelenk erhöhen das Risiko einer vaskulären Schädigung mit konsekutiv gestörter Heilung. Im Extremfall kann eine aseptische Nekrose des proximalen Fragmentes eintreten. Zusätzliche Kapselläsionen mit nachfolgenden Verkalkungen können oft, auch nach problemlos verlaufener Konsolidation der Radiusköpfchenfraktur, zu einer Einschränkung der Gelenkfunktion führen.

Neben den klinischen Befunden, v. a. der schmerzhaften Pro- und Supination, erlaubt die radiologische Abklärung in senkrechten Ebenen die präzise Zuordnung der Fraktur. Bei Kindern unter 5 Jahren ist der Epiphysenkern noch nicht ossifiziert. Eine ossäre Läsion im Ellbogengelenk äußert sich somit nur im „fat pad sign". Im Kindesalter hat sich die Einteilung nach Judet (vgl. Abb. 2.1) sowohl in therapeutischer wie auch in prognostischer Hinsicht bestens bewährt, während bei Adoleszenten die Einteilung nach Salter vorzuziehen ist (vgl. Abb. 2.2).

Retrospektive Studie

Die Radiusköpfchenfrakturen machen in unserer Klinik 9,17 % aller ossären Ellbogenläsionen aus. Unsere retrospektive Studie (1972–1991) umfaßt 96 vollständig dokumentierte Patienten im Alter von 3–16 Jahren (Tabelle 2.1). Dabei waren ⅔ der verunfallten Kinder 9- bis 13jährig. 54 Mädchen (56 %) und 42 Jungen (44 %) mit einem Follow-up von 4–24 Jahren (durchschnittliches Alter: 13,8 Jahre) konnten analysiert werden. Als Unfallmechanismus ließen sich bei 53 Kindern (55 %) ein Sturz auf den gestreckten Arm, bei 37 (39 %) ein direktes Trauma auf den gebeugten Ellbogen und bei 6 (6 %) keine konkreten Angaben eruieren. Bei 38 Kindern (40 %) waren relevante, das Endergebnis beeinflussende Begleitverletzungen nachweisbar (Tabelle 2.2).

Abb. 2.1. Einteilung nach Judet

Abb. 2.2. Einteilung nach Salter

Tabelle 2.1. Frakturtypen (n = 96)

Subkapitale Radiusfrakturen 83 Patienten (86 %)		Epiphysäre Frakturen 13 Patienten (14 %)	
Judet I	21 (25 %)	Salter I	1 (7 %)
Judet II	28 (34 %)	Salter II	9 (70 %)
Judet III	23 (28 %)	Salter III	0 (0 %)
Judet IV	11 (13 %)	Salter IV	3 (23 %)
		Salter V	0 (0 %)

Tabelle 2.2. Begleitverletzungen (n = 38)

Olekranonfraktur	10 (26 %)	Ellbogenluxation	8 (21 %)
Ulnafraktur	8 (16 %)	Epicondylus-ulnaris-Abriß	6 (16 %)
Radius- und Ulnafraktur	2 (5 %)	Suprakondyläre Humerusfraktur	2 (5 %)
Monteggia-Fraktur	2 (6 %)		
Radiusschaftfraktur	1 (3 %)	Epicondylus-radialis-Abriß	1 (3 %)

2 Radiusköpfchenfrakturen im Kindesalter   33

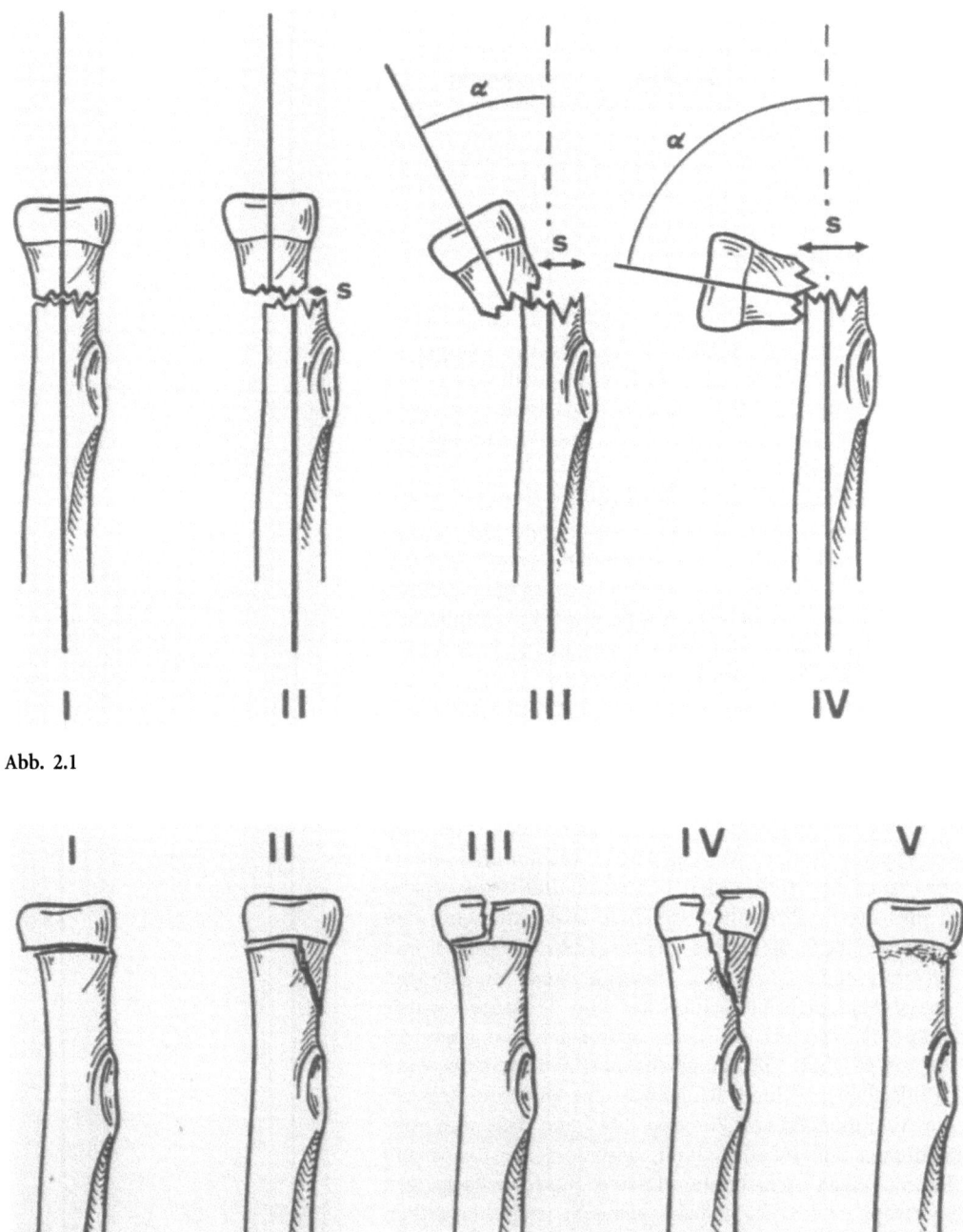

Abb. 2.1

Abb. 2.2

Ergebnisse

78 Patienten (81 %) wurden primär konservativ mit oder ohne Reposition behandelt, wobei bei 12 Kindern (12,5 %) sekundär operativ vorgegangen wurde. Bei 18 Patienten (19 %) erfolgte primär eine operative Therapie (Abb. 2.3). Alle Patienten wurden klinisch und radiologisch nachkontrolliert und entsprechend den in Tabelle 2.3 aufgeführten Beurteilungskriterien zugeordnet.

Konservative Therapie (n = 66)

Hier zeigten 58 Kinder, 11 mit geschlossener Reposition, ein perfektes Resultat (88 %). Alle wiesen eine Ad-latus-Dislokation von weniger als 50 % auf. Eine Reposition erfolgte nur bei einer Angulation zwischen 40 und 55°. In dieser Gruppe fanden sich 6 Salter-II-Frakturen sowie eine Salter-IV-Fraktur. Begleitverletzungen waren in 40 % nachweisbar, jedoch keine Ellbogenluxationen.

3 Patienten (4,5 %) erreichten ein befriedigendes Resultat, wobei nur bei einem eine Reposition vorgenommen worden war. Alle wiesen rein metaphysäre Frakturen ohne relevante Abkippung oder Dislokation auf. Die zusätzliche Fraktur des Epicondylus radialis humeri konnte bei einem Kind als Ursache der verminderten Pro-/Supination bzw. Extension gefunden werden. Bei den übrigen ließ sich kein anatomisches oder therapiebedingtes Korrelat finden.

5 Kinder (7,5 %) zeigten ein schlechtes Endresultat. Ein Kind wurde erst 11 Wochen nach konservativer Behandlung einer Salter-IV-Fraktur zugewiesen. Es resultierten eine Hypertrophie des Köpfchens sowie ausgeprägte Kapselverkalkungen, die trotz intensiver Physiotherapie eine Bewegungseinschränkung in Flexion/Extension von 125-12-0° und Pro-/Supination von 80-0-15° ergaben. Bei einem 2. Kind bestand zunächst eine Judet-II-Fraktur. Der Gipsverband war gebrochen und man stellte eine vermehrte Dislokation fest. Im weiteren Verlauf entwickelte sich eine Nekrose des Köpfchens und eine subepiphysäre Pseudarthrose. Die Beweglichkeit im Ellbogen blieb allseits massiv eingeschränkt. Im Alter von 13 Jahren wurde der proximale Radius reseziert. 10 Jahre später ist nur noch die Pro-/Supination auf 46° bzw. 58° eingeschränkt. Ein weiteres Kind zeigte geringe Fehlstellungen (Judet ll), jedoch eine Olekranonfraktur, 2 Kinder wiesen Abkippungen von 70° bzw. 114° und praktisch vollständige Dislokationen auf. In allen 3 mit geschlossener Reposition behandelten Fällen zeigen sich heute massive Kapselverkalkungen und eine Hypertrophie des Köpfchens. Obwohl zwischenzeitlich Arthrolysen durchgeführt worden waren, verbesserten sich die Befunde nicht. Bei einem Patienten war eine Monteggia-Fraktur verpaßt worden, so daß, bedingt durch die Ruptur des Lig. anulare, täglich Subluxationen und Blockaden auftreten. Die Korrekturoperation ist geplant.

Abb. 2.3. Therapie

Tabelle 2.3. Beurteilungskriterien der Spätresultate (n = 96)

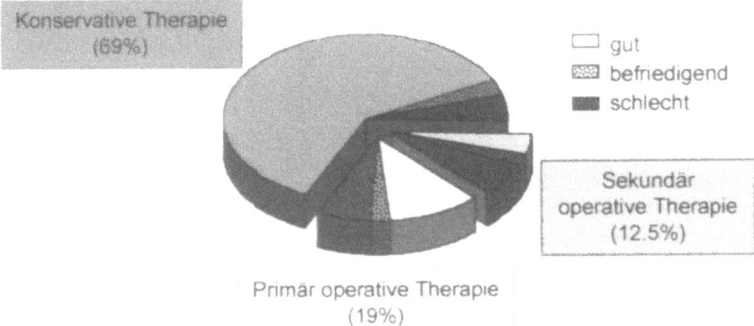

Abb. 2.3

Gut	Seitengleicher Bewegungsumfang bei normalem Röntgenbild und vollständig beschwerdefrei.
Befriedigend	Bewegungseinschränkung bis 10° in einer Achse oder 20° in zwei Achsen, gelegentlich diffuse Schmerzen, Irregularitäten im Röntgenbild.
Schlecht	Bewegungseinschränkung über 20° in einer oder mehreren Achsen, relevante Schmerzen, eindeutig pathologisches Röntgenbild.

Tabelle 2.3.

Konservative, dann sekundär operative Therapie (n = 12)

Bei 5 Kindern erfolgte die offene Revision in der gleichen Sitzung, nachdem das Repositionsergebnis nicht gehalten werden konnte. Bei weiteren 5 Kindern verschlechterte sich das primär gute Resultat, und der operative Eingriff erfolgte innerhalb einer Woche. Bei 2 Patienten erfolgte die definitive Versorgung verspätet nach 12 bzw. 13 Tagen.

Es fanden sich 10 Judet-II–IV-Frakturen und je 1 Salter-I- bzw. -IV-Fraktur. Bei 4 Kindern (33%) war auch eine Ellbogenluxation vorhanden. In 9 Fällen (75%) erfolgte nach der offenen Reposition eine transartikuläre Kirschner-Drahtosteosynthese, welche für 3–12 Wochen belassen wurde.

Ein Drittel der Kinder erreichte eine Restitutio ad integrum, in 2 Fällen war das Resultat befriedigend und in 6 Fällen schlecht. Bei den letztgenannten wiesen 4 Kinder gleichzeitig eine Ellbogenluxation auf, bei einem war der transartikuläre Kirschner-Draht gebrochen (vgl. auch Abb. 2.7 e, f).

Primär operative Therapie (n = 18)

Neben 2 Salter-II-Frakturen fanden sich in dieser Gruppe 16 Judet-II–IV-Frakturen. Begleitverletzungen waren in 44% nachweisbar. Die durchschnittliche Abkippung betrug mehr als 60° und die Ad-latus-Verschiebung über 50%. Die Operation erfolgte sofort oder innerhalb einer Woche. In 10 Fällen wurde während 3–6 Wochen eine transartikuläre Kirschner-Drahtosteosynthese belassen (Abb. 2.4 a–d).

10 Kinder (56%) zeigten ein perfektes und 2 ein befriedigendes Resultat. Bei 4 schlechten Endresultaten lagen gleichzeitig eine Ellbogenluxation oder Ellbogenfraktur, in 2 Fällen gar kombiniert mit einer Vorderarmfraktur, vor.

Abb. 2.4 a–d. Transartikuläre Spickung. a, b Judet-III-Fraktur ohne zusätzliche Läsionen im ap und seitlichen Strahlengang. c, d Röntgenbefunde nach offener Reposition und achsengerechte Retention mittels transartikulärer Spickdrahtosteosynthese

2 Radiusköpfchenfrakturen im Kindesalter

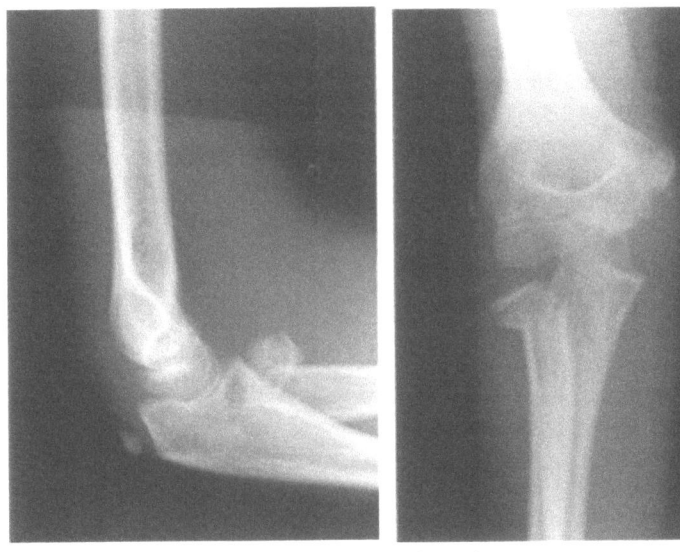

Abb. 2.4 a   Abb. 2.4 b

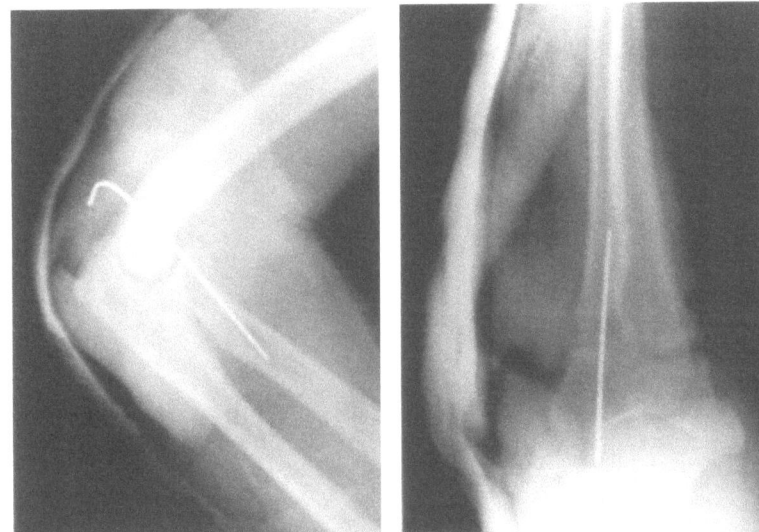

Abb. 2.4 c   Abb. 2.4 d

Komplikationen im Langzeitverlauf

26 Kinder zeigten im weiteren Verlauf insgesamt 27 Komplikationen, wobei erstaunlicherweise die epiphysären Frakturen nie zu einem vorzeitigen Verschluß der Epiphyse geführt haben (Abb. 2.5).

Eine *Hypertrophie des Radiusköpfchens* mit konsekutiver Einschränkung der Pro-/Supination trat bei 14 (15%) unserer 96 Patienten auf: in 3 Fällen bei konservativer, in 6 bei sekundär und in 5 bei primär operativer Therapie.

Insbesondere fanden wir dies bei jenen Kindern, die mit einer über 3wöchigen transartikulären Kirschner-Drahtfixation behandelt worden waren (Abb. 2.6 a, b).

Abb. 2.5. Komplikationen

Abb. 2.6 a, b. Posttraumatische Radiusköpfchenhyperplasie, 2 Jahre nach Konsolidation einer Judet-III-Fraktur

2 Radiusköpfchenfrakturen im Kindesalter   39

27 Komplikationen bei 26 Kindern (= 27%)

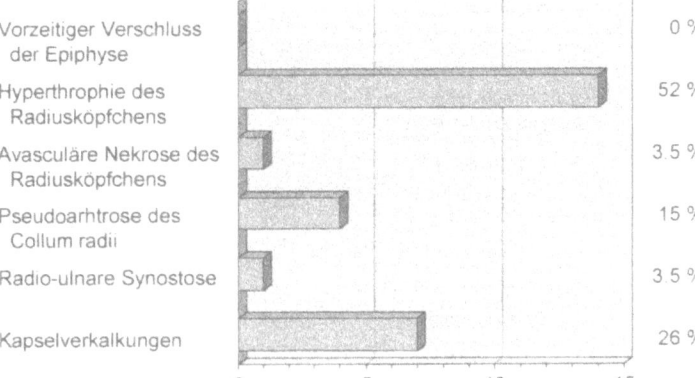

Abb. 2.5

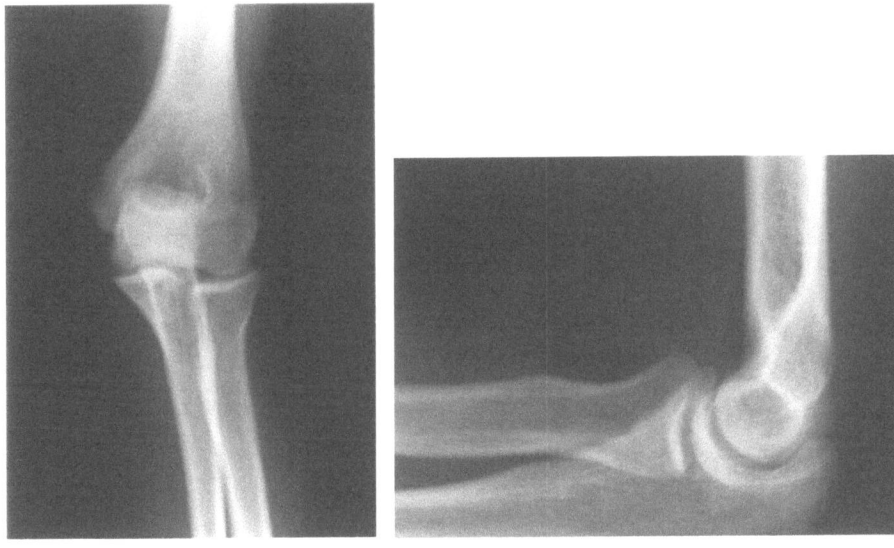

Abb. 2.6 a   Abb. 2.6 b

Wir fanden nur bei einem Kind (1%) mit einer Judet-II-Fraktur eine *avaskuläre Nekrose des Radiusköpfchens,* kombiniert mit einer *Pseudarthrose* des Collum radii. Durch eine frühzeitige Resektion des proximalen Radius konnte das schlechte Ergebnis jedoch nur teilweise verbessert werden (Abb. 2.7 a–g).

Kombinationsverletzungen des Ellbogens führten bei uns nur in einem Fall, bei einem 10jährigen Mädchen mit Judet-IV-Fraktur (Vorderarmfraktur und Ellbogenluxation), zu einer *radioulnaren Synostose* (1%). Die 10 Jahre später durchgeführte Resektion des proximalen Radius führte nur zu einer geringen Verbesserung der Pro-/Supination (Abb. 2.8 a–c, S. 43).

Bei 3 Kindern (3%) ließ sich eine *Pseudarthrose* nachweisen, 2 Kinder waren sekundär operativ behandelt worden, eines davon konservativ. Nachweislich war bei allen 3 Patienten die Stabilisation der Fraktur ungenügend. Da es sich nicht um komplexe Verletzungen gehandelt hat, waren es somit iatrogene Komplikationen (Abb. 2.9, S. 43).

Kapselverkalkungen, die für ein mäßiges oder ein schlechtes Resultat verantwortlich waren, fanden wir bei 7 Kindern (7%), gleichmäßig verteilt auf die konservativen und die operativen Gruppen. Von 4 Patienten wiesen 3 eine Ellbogenluxation und 1 Kind eine Olekranonfraktur auf (vgl. auch Abb. 2.6 und 2.7 g).

Sekundär operative Therapie

Eine *Arthrolyse* führte bei Kapselverkalkungen in allen Fällen nur zu einer geringen Verbesserung der Gelenkfunktion. Ob mit einer arthroskopisch durchgeführten Gelenktoilette bessere Resultate zu erreichen wären, läßt sich bei unseren Patienten nicht ausschließen. Die *Resektion des Radiusköpfchens oder des proximalen Radiusanteils* wurde bei 4 Patienten 3–12 Jahre nach dem initialen Trauma im Alter von 13–26 Jahren durchgeführt. In 2 Fällen war die Indikation ein die Bewegung einschränkendes hypertrophes Radiusköpfchen, einmal eine Köpfchennekrose, kombiniert mit einer Pseudarthrose des Collum radii, und einmal eine radioulnare Synostose (vgl. Abb. 2.7 g). Alle Gelenke sind heute mit einer um 5° vermehrten Valgisation im Ellbogen stabil. Bei 3 Patienten traten nach dem Zweiteingriff Kapselverkalkungen auf, die zu einer Bewegungseinschränkung geführt haben. Der Patient mit der radioulnaren Synostose zeigt ein Rezidiv derselben. Insgesamt sind bei *keinem* der 4 Patienten durch die sekundären Eingriffe relevante Verbesserungen der Gesamtfunktion erreicht worden.

Abb. 2.7 a–g. Avaskuläre Nekrose mit Pseudarthrose. **a, b** Judet-II-Fraktur im a.-p.- und seitlichen Strahlengang. **c, d** Die transartikuläre Spickung 4 Wochen postoperativ. **e, f** Bruch des Spickdrahtes und deutliche Zeichen der Pseudarthrose. **g** Nach Resektion des proximalen Radius entstanden zusätzlich ausgeprägte, die Bewegung einschränkende Kapselverkalkungen

2 Radiusköpfchenfrakturen im Kindesalter

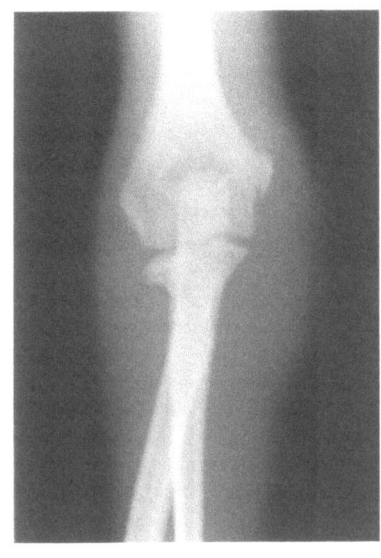

Abb. 2.7 a

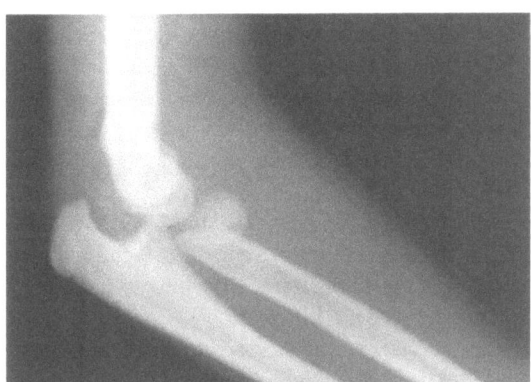

Abb. 2.7 b

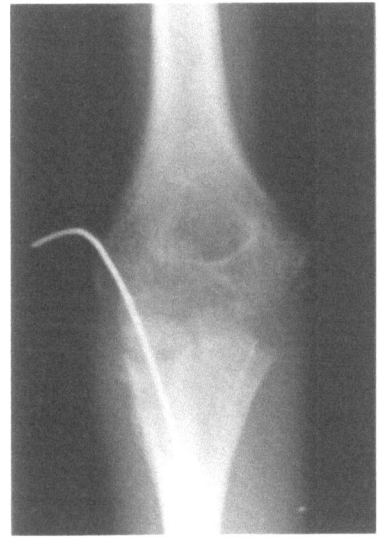

Abb. 2.7 c

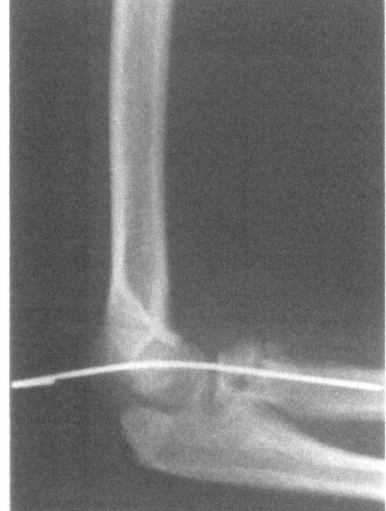

Abb. 2.7 d

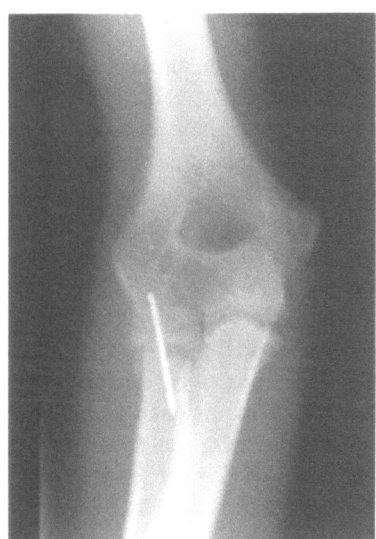

Abb. 2.7 e

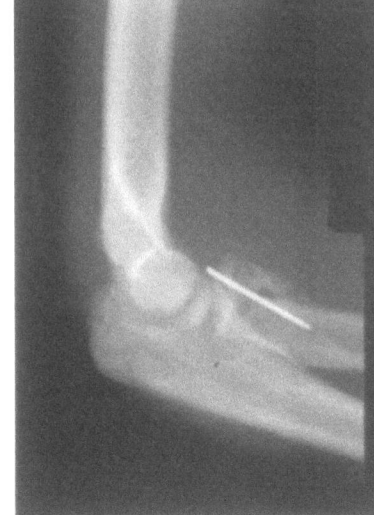

Abb. 2.7 f

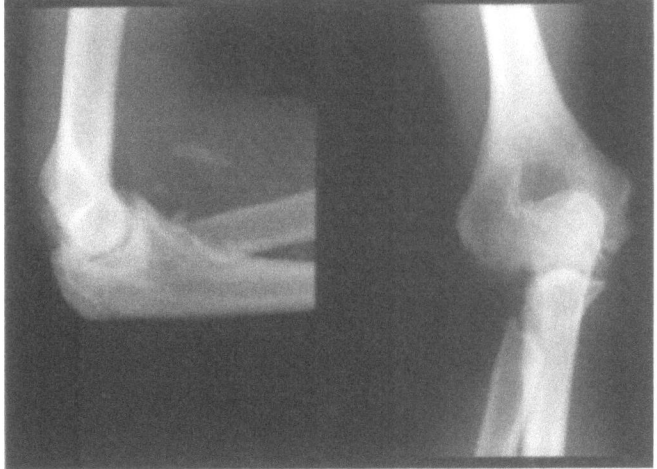

Abb. 2.7 g

Beurteilung des therapeutischen Konzeptes

Perfekte und befriedigende Resultate (50–93%) finden sich, unabhängig vom therapeutischen Konzept, besonders häufig bei konservativ behandelten Kindern unter 10 Jahren, vornehmlich bei Judet-Frakturen vom Typ I und II.

Schlechte Endergebnisse sind gehäuft vorgekommen (50%) bei den sekundär operierten Patienten, denjenigen mit Ellbogenluxationen (7 von 10 Fällen) und bei zu langer Ruhigstellung und Belassen des transartikulären Kirschner-Drahtes über mehr als 4 Wochen. Die offene Reposition und transartikuläre Spickung weisen eine relevante Komplikationsrate auf. Diese Technik sollte deshalb durch die endomedulläre Reposition und Retention ersetzt werden (ECMES: Embrochage Centro Medullaire Elastique Stable). Bei einer schwierigen Reposition ist ein temporär transkutan eingebrachter Kirschner-Draht zum Heraufhebeln des Köpfchens hilfreich.

Sekundäre Korrektureingriffe führen meist nur zu einer geringen Verbesserung der Gesamtfunktion. Die Indikation ist deshalb sehr restriktiv zu stellen. Arthroskopisch durchgeführte Verfahren sind schonender und deshalb zu bevorzugen.

Die Analyse unserer Resultate zeigt, daß:

- Abkippungen unter 40° nur mit einer Ruhigstellung im Gips für 4 Wochen zu versorgen sind;
- Abkippungen zwischen 40° und 60° und/oder Dislokationen über 50% primär geschlossen, bei Mißerfolg sogleich operativ reponiert und retiniert werden sollen;
- Angulationen über 60° sogleich operativ angegangen werden müssen;
- Salter-IV- sowie Trümmerfrakturen des Köpfchens mit Miniimplantaten zu versorgen sind;
- Bei mehrfachen ossären Läsionen des Ellbogengelenkes nur die Reposition offen erfolgen soll, die Retention jedoch durch ECMES;
- Ellbogenluxationen und Olekranonfrakturen überproportional häufig zu einem schlechten Endergebnis führen;
- nach Möglichkeit eine Ruhigstellung von 3–4 Wochen nicht überschritten wird, denn bei einer mindestens lagerungsstabilen Versorgung anderer das Gelenk tangierender Frakturen sollte die aktive Pro-/Supination im Gips nach 4 Wochen ermöglicht werden.

Abb. 2.8 a–c. Radioulnare Synostose. a Praktisch aufgehobene Pro-/Supination 5 Jahre nach Unfall. b, c Trotz offener Revision geringe Verbesserung der Beweglichkeit und konsekutive Resektion des proximalen Radius 10 Jahre nach dem Unfall. Der radiologische und klinische Befund ist mit demjenigen der Abb. 2.6 g vergleichbar

Abb. 2.9 a, b. Straffe Pseudarthrose mit partieller Hypertrophie. a Judet-I-Fraktur 4 Jahre nach zu kurzer und unvollständiger Immobilisation. Beachte auch die partielle Hypertrophie des Köpfchens, welche zu einer mäßigen Einschränkung der Beweglichkeit führte. Die Pseudarthrose selbst macht keine Beschwerden

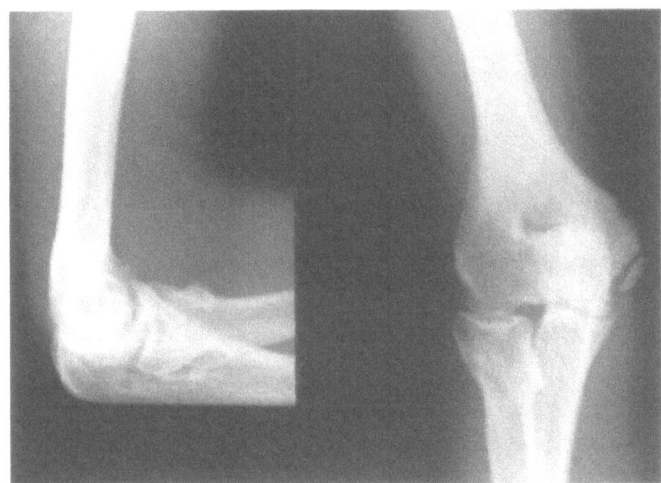

Abb. 2.8 a

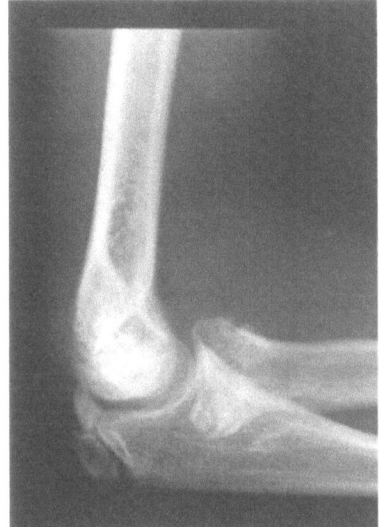

Abb. 2.8 b

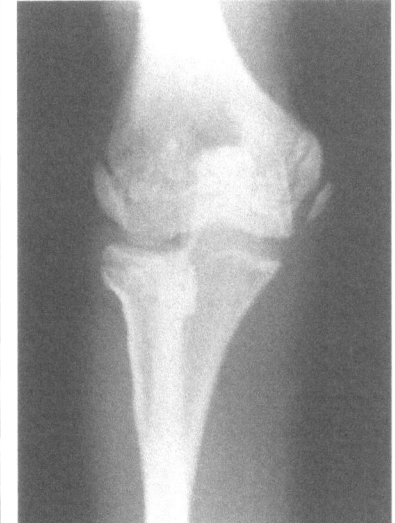

Abb. 2.8 c

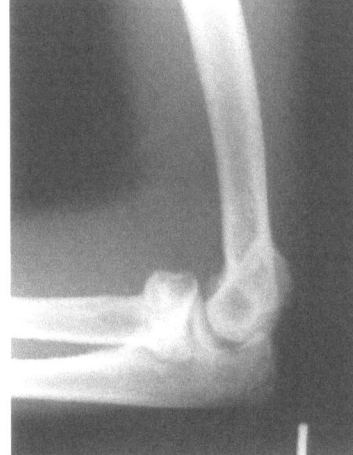

Abb. 2.9 a

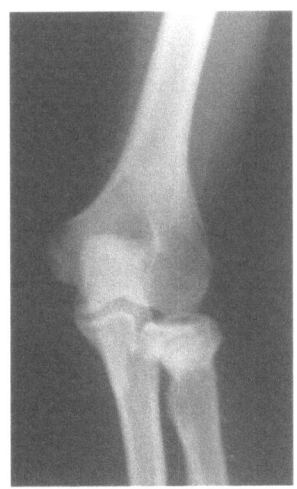

Abb. 2.9 b

Modifiziertes Therapiekonzept

Aufgrund dieser Langzeitanalyse haben wir seit Herbst 1994 unser therapeutisches Konzept modifiziert. Die konservative Therapie wurde unverändert beibehalten, indem nur Fehlstellungen von 40°–60°, insbesondere bei Kindern über 6 Jahren, manuell aufgerichtet und anschließend im Gips für 3–4 Wochen ruhiggestellt werden.

Bei Judet-III- und -IV-Frakturen führen wir die Reposition und Retention mittels ECMES durch, ggf. unterstützt durch einen transkutan unter das Kopffragment eingebrachten Kirschner-Draht (Abb. 2.10). Generell soll die Immobilisation 3–4 Wochen nicht überschreiten. Bei Kombinationsverletzungen muß die Frühmobilisation im Bewegungs-Scotch-Cast vermehrt in Betracht gezogen werden.

Eine Alternative dazu stellt die transkutane Kirschner-Drahtfixation nach Grammont (Abb. 2.11) dar. Unter Bildwandlerkontrolle wird das abgekippte Radiusköpfchen mit einem kräftigen Kirschner-Draht angespickt, reponiert und anschließend in Supinationsstellung gegen die Ulna fixiert. Ein 2. Kirschner-Draht, knapp proximal des distalen Radioulnargelenkes eingebracht, blockiert die Pro-/Supination. Die Fraktur des Radiusköpfchens ist somit optimal ruhiggestellt.

Abb. 2.10. ECMES

Abb. 2.11. Transkutane Kirschner-Drahtfixation nach Grammont

2 Radiusköpfchenfrakturen im Kindesalter   45

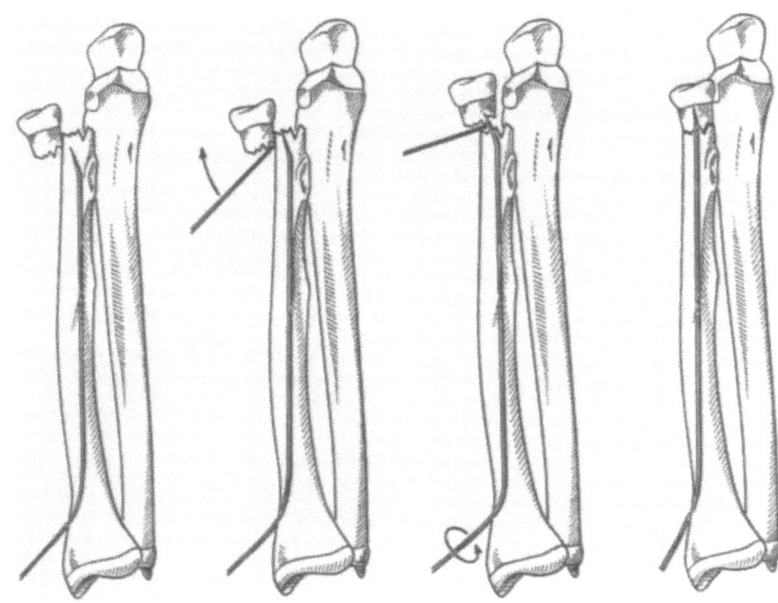

Abb. 2.10

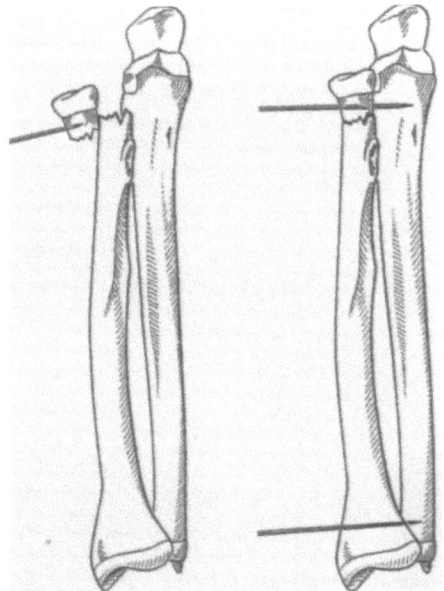

Abb. 2.11

Erfahrungen mit dem modifizierten Therapiekonzept

Die ersten 5 operativ versorgten Patienten im Alter von 6 7/12–11 9/12 Jahren (Mittel: 9 Jahre) wiesen alle eine Typ-IV-Fraktur nach Judet auf, bei je einem Kind fand sich zusätzlich eine Ellbogenluxation bzw. eine Ulnaschaftfraktur. Alle wurden mit einer ECMES versorgt und für 4 Wochen in einer dorsalen Oberarmgipsschiene ruhiggestellt. Der Follow-up beträgt 6–30 Monate (Mittel: 18 Monate). Nach 6 bzw. 12 Monaten weisen 4 Kinder ein perfektes Resultat auf (vgl. Abb. 2.12–2.15, S. 46–50). Bei demjenigen mit zusätzlicher Ellbogenluxation finden wir ein schlechtes Resultat (Abb. 2.16, S. 51). Es zeigt auch nach 18 Monaten und trotz intensiver Physiotherapie eine eingeschränkte Pro-/Supination (20-0-60°) sowie eine verminderte Flexion/Extension (130-10-0°).

Abb. 2.12 a–f. Judet-III-Fraktur bei einem 6jährigen Kind. Perfektes Resultat 8 Wochen postoperativ und Metallentfernung nach 3 Monaten

Abb. 2.13 a–f. Judet-IV-Fraktur bei einem 8jährigen Jungen. Heraufhebeln des Radiusköpfchens mittels temporär transkutan eingebrachtem Spickdraht. Perfektes Resultat nach 8 Wochen und Metallentfernung nach 3 Monaten

Abb. 2.14 a–e. Judet-IV-Fraktur bei einem 7jährigen Mädchen. Identisches Vorgehen wie bei Abb. 2.12. Perfektes Resultat, Spickdrähte noch in situ

Abb. 2.15 a–f. Judet-IV- und Ulnaschaftfraktur bei einem 9jährigen Mädchen. Primäre Embrochage der Ulna, anschließend Reposition und Retention des Radiusköpfchens entsprechend Abb. 2.12 und 2.13

Abb. 2.16. a, b Judet-IV-Fraktur mit Trümmerzone im Radiushalsbereich und Ellbogenluxation. **c, d** Reposition unter Bildwandler mit elastischen Titannägeln. Beachte die Trümmerzone im Radiushalsbereich. **e, f** Radiusköpfchenhyperplasie und Frakturheilung

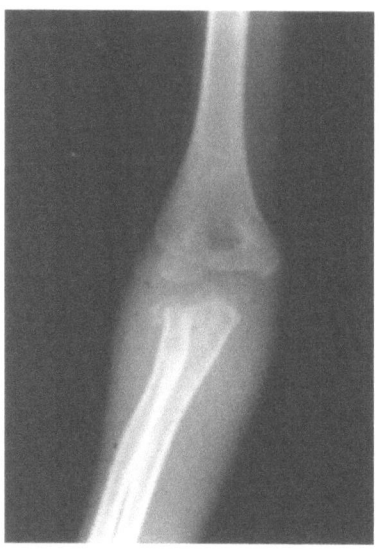
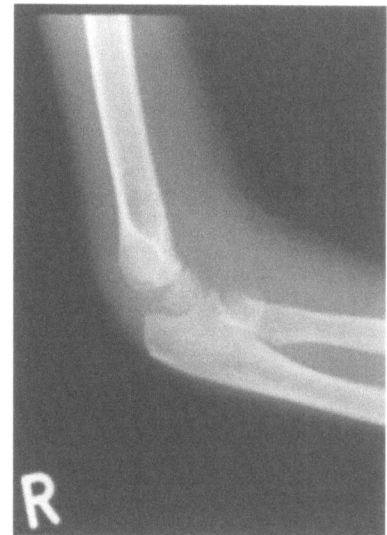

Abb. 2.12 a   Abb. 2.12 b

2 Radiusköpfchenfrakturen im Kindesalter

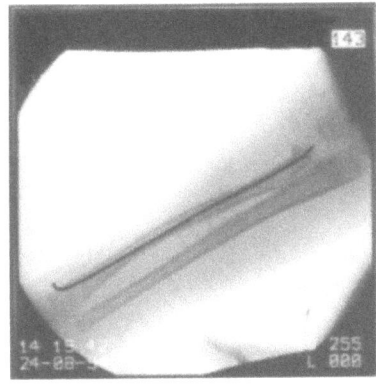

Abb. 2.12 c

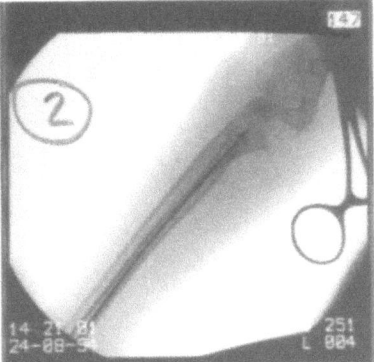

Abb. 2.12 d

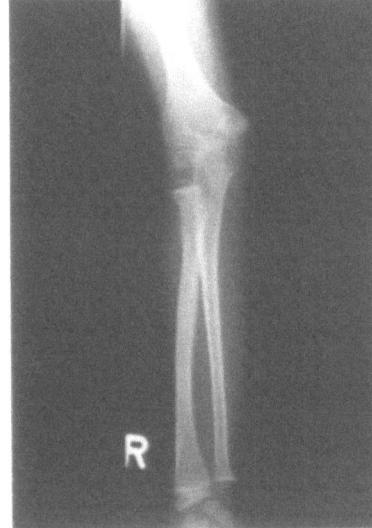

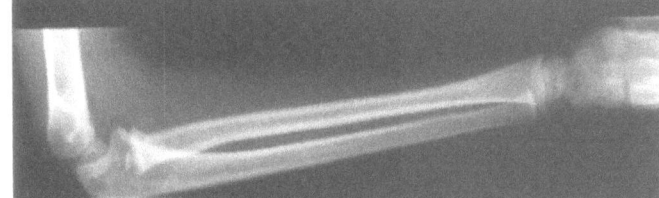

Abb. 2.12 f

Abb. 2.12 e

2 Radiusköpfchenfrakturen im Kindesalter

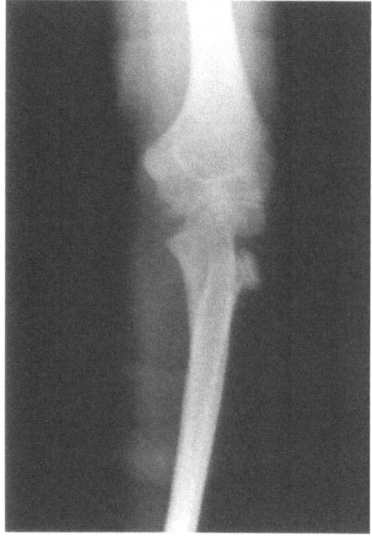

Abb. 2.13 a

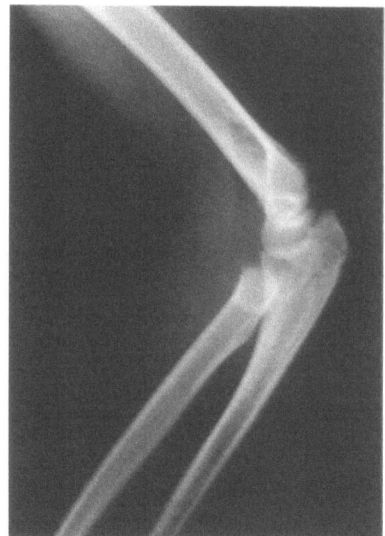

Abb. 2.13 b

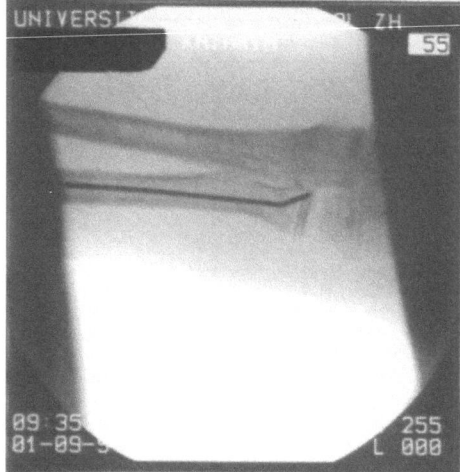

Abb. 2.13 c

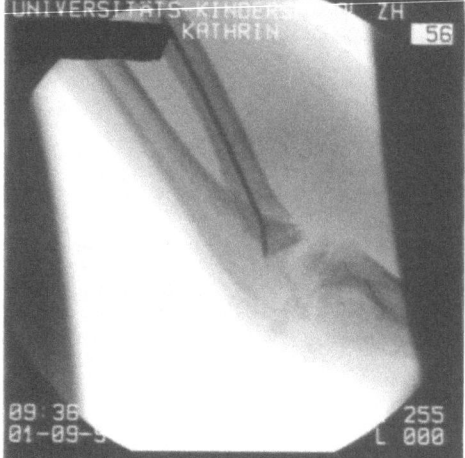

Abb. 2.13 d

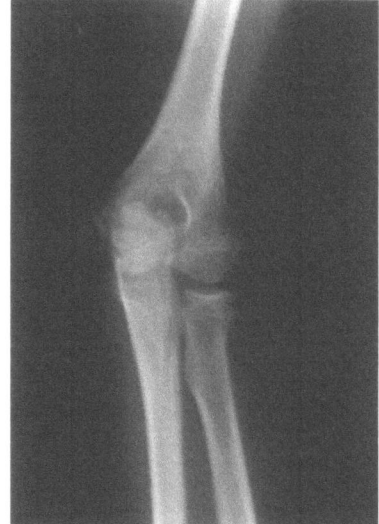

Abb. 2.13 e

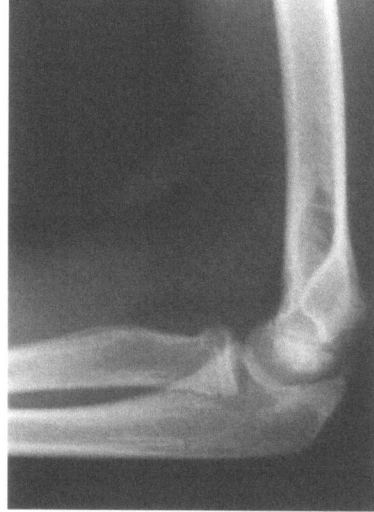

Abb. 2.13 f

2 Radiusköpfchenfrakturen im Kindesalter 49

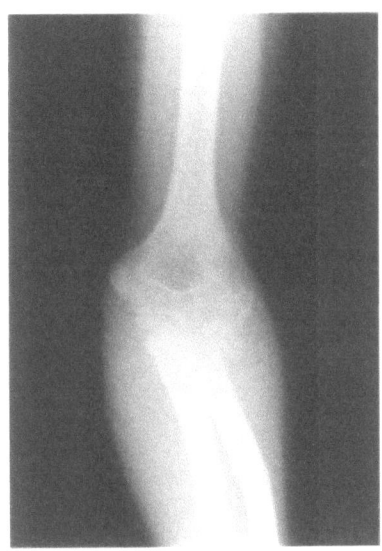

Abb. 2.14 a

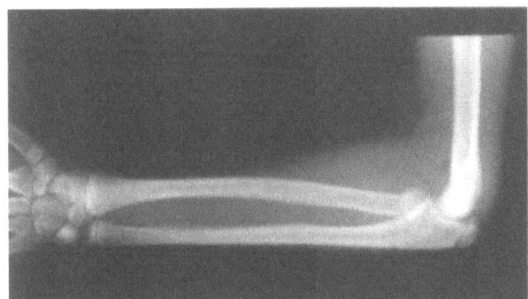

Abb. 2.14 b Abb. 2.14 c

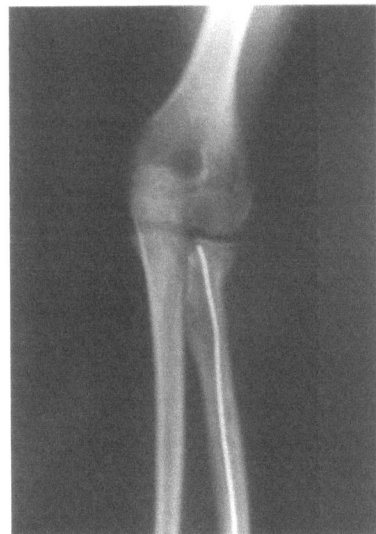

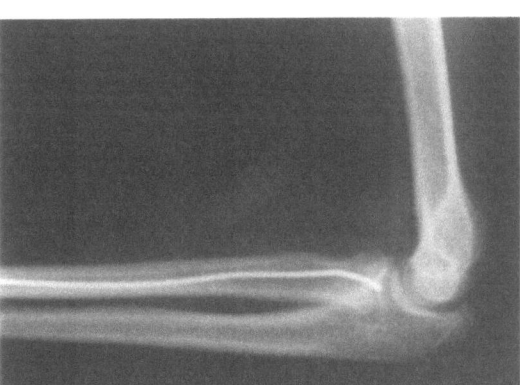

Abb. 2.14 d Abb. 2.14 e

2 Radiusköpfchenfrakturen im Kindesalter

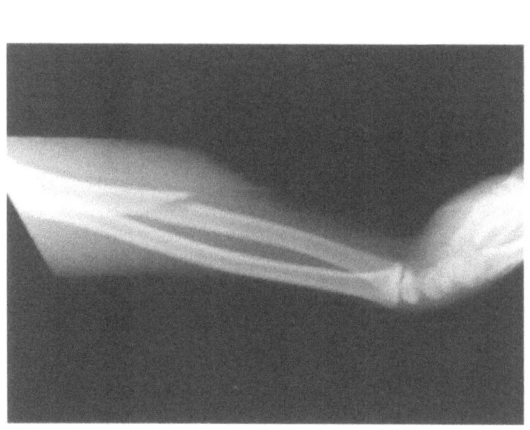

Abb. 2.15 a

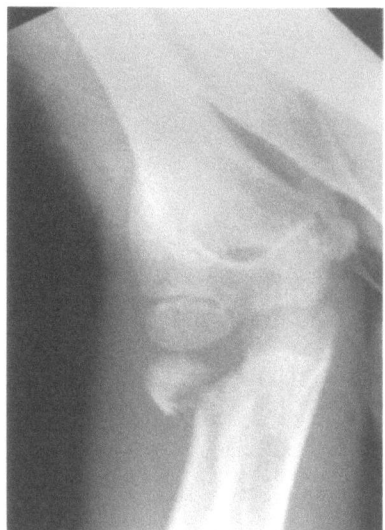

Abb. 2.15 b

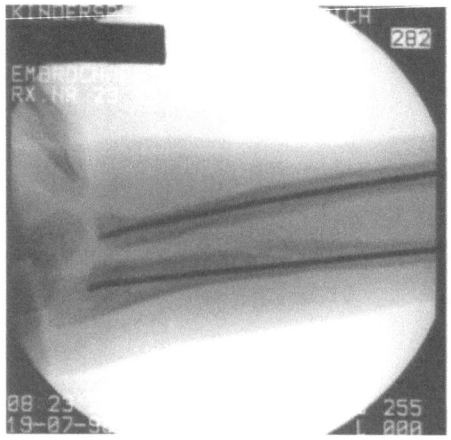

Abb. 2.15 c

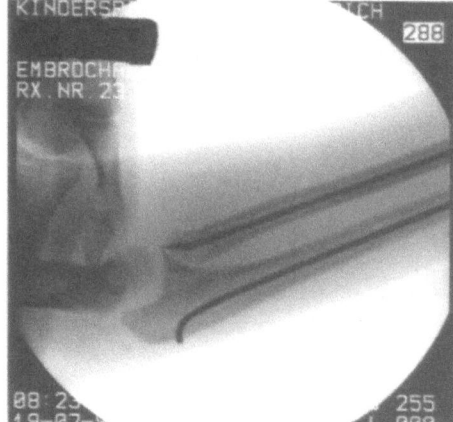

Abb. 2.15 d

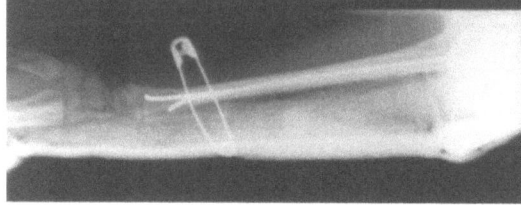

Abb. 2.15 e

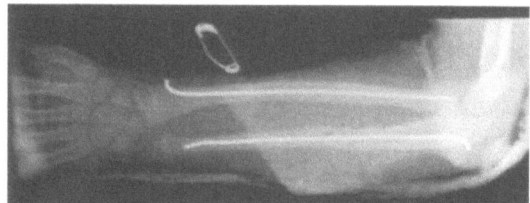

Abb. 2.15 f

2 Radiusköpfchenfrakturen im Kindesalter 51

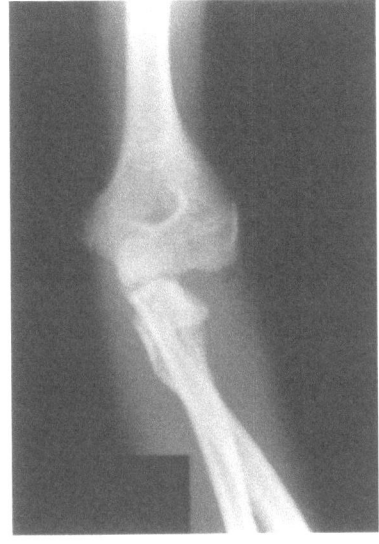

Abb. 2.16 a

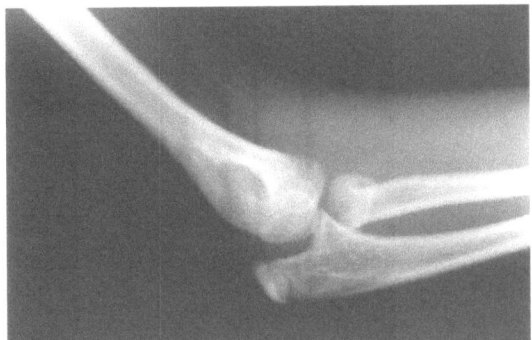

Abb. 2.16 b

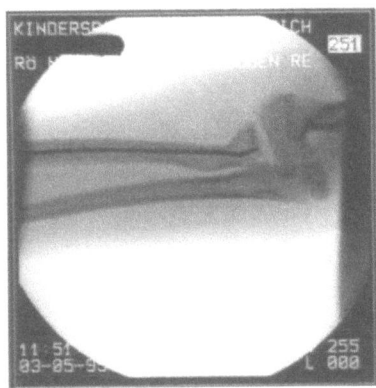

Abb. 2.16 c

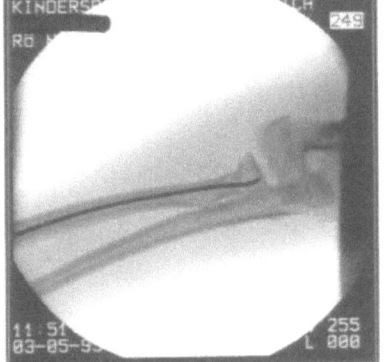

Abb. 2.16 d

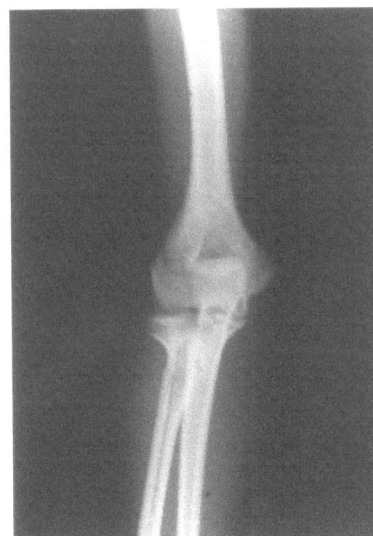

Abb. 2.16 e

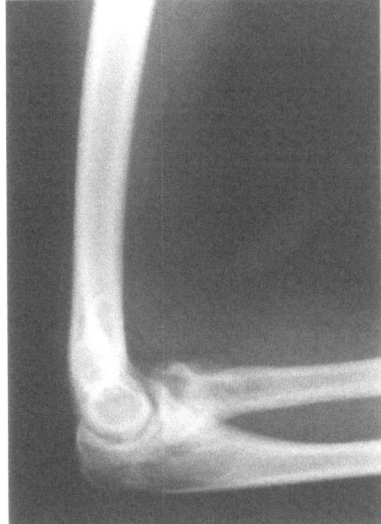

Abb. 2.16 f

3 Suprakondyläre Humerusfrakturen beim Kind

K. Grob, M. Kuster, F. Hefti

Einleitung

Suprakondyläre Humerusfrakturen sind im Kindesalter die häufigsten Frakturen im Ellbogenbereich [20]. Nach der distalen Radiusfraktur und der distalen Unterarmfraktur sind sie die häufigste kindliche, knöcherne Verletzung [5, 9]. Entstehungsweise, Behandlung und Folgen dieser Fraktur haben viele Autoren zur Bearbeitung gereizt. Schlag u. Hable [20] fanden ein Häufigkeitsmaximum suprakondylärer Humerusfrakturen im Alter zwischen 5 und 8 Jahren. Vor dem 2. und nach dem 13. Lebensjahr sind sie kaum anzutreffen. Der Unfallmechanismus, der bei Kindern in diesem Alter zu suprakondylären Humerusfrakturen führt, bewirkt beim Erwachsenen in der Regel eine Ellbogenluxation, die beim Kind wiederum selten ist. Bei Kindern sind die überwiegend knorpeligen Elemente des distalen Humerus elastisch, die Kapsel dagegen straff. Dies erklärt, warum Bandverletzungen und intraartikuläre Frakturen im Vergleich zu extrakapsulären suprakondylären Frakturen beim Kind seltener sind [15].

Hinsichtlich des Entstehungsmechanismus werden 2 Frakturtypen unterschieden: Extensions- und Flexionsfrakturen. Extensionsfrakturen sind mit bis zu 98 % am häufigsten [12, 13, 20].

Links sind Ellbogenfrakturen häufiger als rechts. Lubinus [14] zählt doppelt so viele linksseitige suprakondyläre Frakturen wie rechtsseitige. Baumann [2] fand in seiner Studie ein Verhältnis von 3:2. Diese Tatsache läßt sich dadurch erklären, daß die linke Hand bei den mehrheitlich rechtshändigen Patienten als Abwehrhand dient und im Falle eines Sturzes vorgestreckt und dadurch häufiger von Frakturen betroffen wird. Frühere Meinungen, dies hätte mit der Ungeschicklichkeit der linken Hand zu tun, sind sicher falsch. Jungen erleiden etwas häufiger eine suprakondyläre Fraktur als Mädchen.

Die Diagnosestellung bereitet bei schwer dislozierten Frakturen aufgrund des typischen suprakondylären Verlaufs keine Schwierigkeiten. Nicht selten ist jedoch ein Bruchspalt kaum sichtbar und damit eine Diagnosestellung nur indirekt mit radiologischen Hilfslinien und Winkeln oder aufgrund der Klinik möglich [2, 12, 13]. In solchen Fällen bestätigt ein periostaler Abstützungskallus zu einem späteren Zeitpunkt die Diagnose. Bei diesen „milden Formen" ist die Prognose unter konservativer Therapie ohnehin gut; eine möglicherweise verpaßte Diagnose wiegt nicht allzu schwer.

Suprakondyläre Humerusfrakturen weisen eine ausgeprägte Dislokationstendenz auf. Grund dafür ist die im Frakturbereich im Querschnitt abgeplattete Metaphyse und die damit sehr schmalen Frakturflächen [12, 15]. Schon kleine Rotationsfehler bewirken ein Abkippen der Frakturteile. Damit ist in der Regel eine Innenrotations- und Varusfehlstellung verbunden. Valgusfehlstellungen sind selten. Eine bedeutende Rolle bei der Frage der Stabilität kommt dem dorsalen Periost zu. Ist das dorsale Periost intakt, so kann es bei der Stabilisierung der Fraktur Zuggurtungsfunktion übernehmen.

Einteilung

Die Frage der Dislokation ist in bezug auf die Therapie und Prognose entscheidend.

Zahlreiche Fraktureinteilungen verschiedener Autoren [2, 6, 14, 22] berücksichtigen eben diesen Aspekt. Felsenreich [6] teilt die suprakondylären Humerusfrakturen wie folgt ein:

- Gruppe 1:
  Keine oder nur geringe Achsenknickung bei unvollkommen durchgebrochenem Knochen.
- Gruppe 2:
  Achsenknickung, Verschiebung der Fragmente, erhaltener Fragmentkontakt.
- Gruppe 3:
  Verschiebung der Fragmente um Knochenbreite, kein Fragmentkontakt.

Am häufigsten finden sich bei suprakondylären Frakturen Seitenverschiebungen nach dorsal und radial. Schlag u. Habele [20] und Graham [10] fanden in rund 30–40 % der Fälle eine Dislokation in diese Richtung. Von Laer [13] hat darauf hingewiesen, daß für die Diagnostik das Fehlen oder Vorhandensein eines Rotationsfehlers von wesentlicher Bedeutung ist. Ein solcher manifestiert sich darin, daß sich das proximale Fragment im Seitenbild breiter darstellt als das distale, und daß am proximalen Fragment ventral ein „Rotationssporn" zur Abbildung kommt.

Komplikationen

Weichteilschäden

Bei den seltenen offenen Frakturen (1–6 % der Fälle [21]) kann es zur Durchspießung der Haut meist an der Medialseite des Ellbogens kommen. Bei den häufigeren Extensionsfrakturen ist die Gelenkkapsel volarseits öfter eingerissen. Einrisse des M. brachialis bei starker Dislokation wurden ebenfalls beschrieben. Dies kann später, nach starken Vernarbungen, zur Beeinträchtigung der Extension führen.

Nervenläsionen

Nervenläsionen gehören zu den häufigsten Komplikationen suprakondylärer Frakturen. Je nach Autor treten sie in 6–49 % der Fälle auf [4, 5, 11]. Am häufigsten betroffen ist der N. radialis (N. interosseus anterior), danach kommen der N. medianus, kombinierte Nervenläsionen und zuletzt der N. ulnaris [4, 15]. Je stärker die Dislokation der Fraktur, desto größer ist die Gefahr von Nervenläsionen. Diese sind in aller Regel nach Reposition reversibel [21].

Crawford et al. [4] postuliert, daß posterolaterale Dislokationen bei Typ-III-Frakturen in der Regel zu Schädigung des N. medianus führen. Dagegen findet man bei posteromedialen Dislokationen eher Läsionen des N. radialis. Die Prüfung der Neurologie bei Kindern ist oft sehr schwierig und nicht immer zuverlässig. Oft wird eine Nervenläsion verkannt, was auch die unterschiedlichen prozentualen Angaben über Nervenläsionen in der Literatur erklärt. Letztendlich soll eine dislozierte suprakondyläre Humerusfraktur so schnell als möglich reponiert werden. Dies gilt für Frakturen mit oder ohne Nervenläsion. Nach primären Nervenläsionen kommt es nach der Reposition der suprakondylären Fraktur zu einer vollkommenen Restitution. Ein Operationszwang wegen Nervenschädigung besteht in der Regel nicht [5, 21].

Gefäßläsionen
Verletzungen der A. brachialis sind seltener. Dennoch findet man primäre Durchblutungsstörungen je nach Autor in weniger als 1–20 % [21] der Fälle. Sie entstehen direkt (Kompression, Kontusion, Durchtrennung) durch das in die Cubita vordringende proximale Fragment oder indirekt infolge Überdehnung. Wenn das Gefäß nur komprimiert wird, normalisiert sich die arterielle Durchblutung nach der Reposition [15]. Ernsthafte Verletzungen der A. brachialis sind meist Wandschäden durch Überdehnung. Besonders Intimaeinrisse können nach Einrollen der Intima zur Blockierung des Blutstroms führen. Durchtrennung der A. brachialis und Einklemmung zwischen den Fragmenten werden beschrieben.

Volkmann-Kontraktur
Dies ist eine gefürchtete Frühkomplikation der suprakondylären Humerusfraktur. Sie ist selten geworden; dies nicht zuletzt wegen des heute in der Regel rasch durchführbaren Repositionsmanövers. Verspätete Repositionen oder mehrmals wiederholte, erfolglose Repositionsmanöver begünstigen die Ausbildung einer Volkmann-Kontraktur. Bei einschnürenden Gipsverbänden oder Einhalten einer konsequenten Flexionsstellung im betroffenen Ellbogen nach der Reposition ist einer möglichen ischämischen Muskelkontraktur besondere Beachtung zu schenken. Hier zeigt sich ein Vorteil der Spickdrahtosteosynthese, bei der postoperativ eine dorsale Ellbogenschiene bis zur Abschwellung angepaßt werden kann.

Spätkomplikationen

Cubitus varus
Der Achsenfehler in der Frontalebene, die Varisierung – seltener die Valgisierung – der Ellbogenachse, wird bei der dislozierten suprakondylären Humerusfraktur im Kindesalter als häufigste Spätkomplikation (in 10–50 % der Fälle) angegeben. Verschiedene Ursachen für diesen Achsenfehler werden verantwortlich gemacht. Von Lear [12, 13] konnte zeigen, daß eine signifikante Abhängigkeit der Varisierung vom Ausmaß eines von ihm berechneten Rotationsfehlerquotienten besteht. Der Rotationsfehlerquotient entspricht dabei dem Verhältnis zwischen dem Rotationssporn und der Breite des distalen Fragments in der a.-p.-Röntgenaufnahme des Ellbogens. Ein Achsenfehler in der Frontalebene ist direkt vom Rotationsfehler abhängig. Ulnare und radiale Einstauchungen und Abkippungen sind die Folge eines Rotationsfehlers und der durch ihn bedingten Instabilität. Magerl u. Zimmermann [6] vergleichen diese ursächliche Rotationsinstabilität der abgeplatteten, distalen Humerusmetaphyse mit 2 hochkant aufeinander gestellten Brettchen. Ist der suprakondyläre Humerus schräg frakturiert, besteht zudem die Gefahr des Abscherens der Kondylenpfeiler gegeneinander. Resch u. Helweg [18] war es schließlich möglich, Rotationsfehler nach suprakondylärer Oberarmfraktur computertomographisch zu untersuchen und in Relation zu den nachfolgenden Varusdeformitäten zu setzen. Sie kamen zum gleichen Ergebnis wie andere Untersuchungen zuvor. Von Lear [4] bestreitet, daß eine medi-

ale oder laterale Einstauchung allein ohne zusätzliche Rotationsfehlstellung zur Varus- bzw. Valgusdeformität führt.

Wachstumsstörungen nach suprakondylären Frakturen sind in der Form einer radialen, passageren Stimulation möglich. Der Effekt auf einen möglichen Achsenfehler ist jedoch sehr gering und für die Entstehung eines Cubitus varus nicht verantwortlich. Da es sich beim Ellbogen um ein Scharniergelenk handelt, werden Fehlstellungen, die entgegen dieser determinierten Bewegungsebene liegen (wie eben der Cubitus varus), in keiner Weise mehr spontan korrigiert.

Antekurvationsfehlstellung

Antekurvationsfehlstellungen nach suprakondylären Humerusfrakturen sind häufig. Klinisch sind sie deshalb weniger brisant, weil sie sich im weiteren Wachstum - abhängig vom Alter des Patienten - spontan wieder korrigieren. Häufig handelt es sich dabei um eine Extensionsfehlstellung des distalen Fragments. Vorübergehend besteht bei diesen Patienten ein Flexionsdefizit zur Gegenseite. Nach dem 10. Altersjahr wird eine Extensionsfehlstellung spontan nicht mehr korrigiert. Bei deutlichem Flexionsdefizit ist gelegentlich eine Korrekturosteotomie notwendig.

Abb. 3.1. Behandlung nach Blount mit „cuff and collar". Bei intaktem dorsalen Periost wird durch die Zugwirkung die Extensionsfehlstellung korrigiert. (Nach Magerl u. Zimmermann [15])

Therapie

Die Behandlungsmethode der Wahl ist bei suprakondylären Humerusfrakturen noch nicht endgültig festgelegt. Ziel muß jedoch eine möglichst exakte Wiederherstellung der Anatomie sein. Die folgende Aufstellung möchte einen kurzen Überblick über alte und neue Therapieverfahren geben.

Konservative Therapie

Gipsverband
Nach Reposition der Fragmente erfolgt die Fixation durch eine dorsale Gipsschiene, einen gespaltenen Oberarmgipsverband oder in gespaltenem Schulter-Arm-Gips in Flexionsstellung des Ellbogens bei nur leichter Pronation der Hand. Nachteile: Bei zunehmender Schwellung im Frakturbereich Gefahr von Durchblutungsstörungen, Nervenläsionen, Hautschäden und Volkmann-Kontraktur. Abrutschen der Fragmente nach Rückgang der Schwellung.

Abduktions-Extensions-Schiene nach Kamprath und andere
Auf einer speziell konstruierten Schiene befindet sich in der Ellbeuge ein Hypomochlion. Der dosierbare Zug erfolgt am Unterarm über eine Heftpflasterextension. Nachteile: Gefahr von Drucknekrosen durch das Hypomochlion in der Ellbeuge, Hautschäden durch das Heftpflaster, unbequeme Schiene.

Fixation nach Blount (cuff and collar) (Abb. 3.1)
Beruht auf einer Zuggurtungswirkung des intakten dorsalen Periostes. Nach der Reposition wird das Ellbogengelenk flektiert und das Handgelenk in leichter Pronation mit einer gepolsterten Manschette am Hals fixiert. Ruhigstellung für 3-4 Wochen. Nachteile: Unbequeme Haltung. Abrutschen der Fragmente dennoch möglich.

3 Suprakondyläre Humerusfrakturen beim Kind

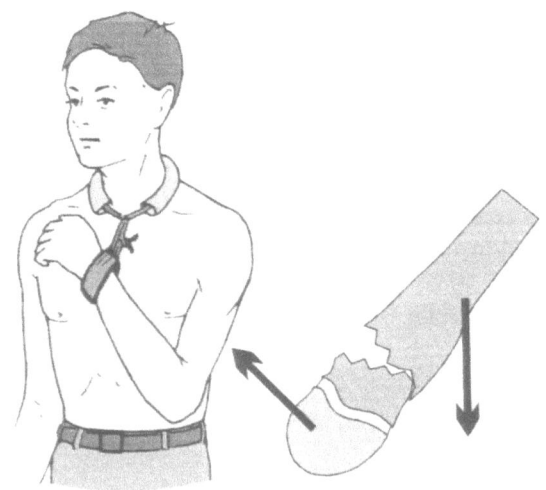

Abb. 3.1

Extensionsbehandlung

Vertikalextension nach Baumann mit Gegenzug (Abb. 3.2)
Die Verankerung der Extension erfolgt mit einer knapp distal vom Processus coronoideus in die Ulna eingesetzten Kortikalisschraube bzw. mit einem durch die proximale Ulna gelegten Kirschner-Drahtbügel. Der vertikale Extensionsbügel läuft über einen parallel zum Unterarm eingestellten Rahmen. Der vertikale Extensionszug ist so bemessen, daß das Schultergelenk gerade schwebt. Gegenzüge werden am Unterarm mit Heftpflaster befestigt, am Oberarm mit einer Schlinge. Als Gewicht für die Gegenzüge genügen je 1–1,5 kg. Der Ellbogen ist rechtwinklig gebeugt. Dauer der Extension 14–18 Tage. Weiterbehandlung für 2–3 Wochen im Oberarmgipsverband. Nachteile: Großer Aufwand, Hospitalisation, unbequem. Patient muß im Bett liegen, Infektionsgefahr.

Spickdrahtosteosynthese

Perkutane gekreuzte Bohrdrahtfixierung nach Böhler (Abb. 3.3)
Nach Reposition wird in Beugestellung von beiden Epikondylen aus jeweils ein Kirschner-Draht unter Berücksichtigung des Humerusschaft-Kondylen-Winkels eingebohrt und damit die Fraktur fixiert. Zur Ruhigstellung wird für 3 Wochen eine dorsale Gipsschiene angelegt. Nach Konsolidierung der Fraktur werden die unter die Haut verlegten Kirschner-Drähte entfernt. Nachteile: Verletzungsmöglichkeit des N. ulnaris (bis 7%), Infektionsgefahr, Metallentfernung.

Offene gekreuzte Spickdrahtosteosynthese
Zugang von dorsal, ventral oder medial und lateral je nach Autor [1, 8]. Reposition und gekreuztes Einbringen der Kirschner-Drähte unter Sicht von beiden Epikondylen aus wie auch oben beschrieben. Dorsale Gipsschiene für 3–6 Wochen. Nachteile: Operation, Kurzhospitalisation, Metallentfernung.

Therapie bei suprakondylären Humerusfrakturen an unserer Klinik

Eine exakte Reposition, diesbezüglich sind sich alle Autoren einig, ist entscheidend für ein gutes Resultat. Ein belassener Rotationsfehler kann später zu einem störenden Cubitus varus führen. Die Reposition soll zudem schnell und definitiv durchgeführt werden. Damit können Frühkomplikationen vermieden werden. Wiederholte Repositionsmanöver sind traumatisch und begünstigen die seltene Entwicklung einer Volkmann-Kontraktur. Eine Reposition ist dann definitiv, wenn sie anatomisch ist und die nachfolgende Fixierung eine Dislokation verhindert. Unter den früher geübten Techniken hat die Extensionsbehandlung (Extension nach Baumann und andere) weitgehend ihre Anhänger verloren. Ihre Nachteile sind ein langer Klinikaufenthalt, lange und unbequeme Lagerungen des Patienten, Infektionsgefahr und die Schwierigkeit, die Reposition zu halten. Nachrepositionen werden oft nötig. Auch vom konservativen Verfahren der geschlossenen Reposition und Ruhigstellung in Hyperflexionsstellung („cuff and collar" nach Blount) wird nicht mehr oft berichtet. Sigge et al. [21] zeigen zwar, daß die „Cuff-and-collar-Behandlung" in geübter Hand nach wie vor ihre Berechtigung hat und der geschlossenen Spickdrahtosteosynthese gar ebenbürtig sein kann. Andere Arbeiten beweisen die klare Überlegenheit der Spickdrahtosteosynthese [17].

Abb. 3.2 a, b. Konservative Behandlung mit Vertikalextension mit Gegenzug nach Baumann [2]. Ansicht a vom Kopf aus, b von oben

Abb. 3.3. Perkutane gekreuzte Bohrdrahtfixierung nach Böhler

3 Suprakondyläre Humerusfrakturen beim Kind 59

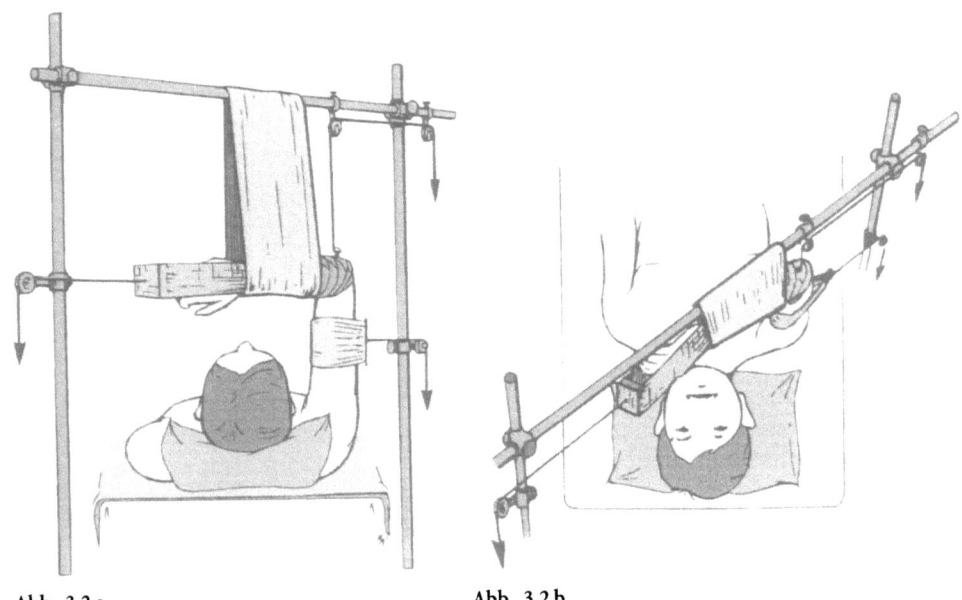

Abb. 3.2 a   Abb. 3.2 b

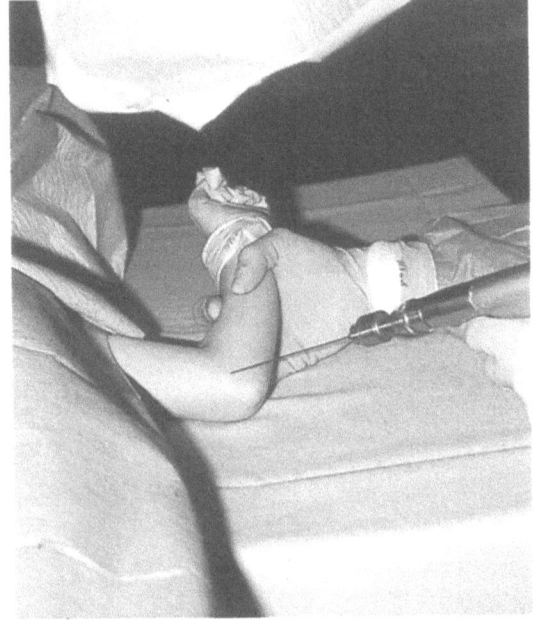

Abb. 3.3

Die geschlossene Spickdrahtosteosynthese ist denn auch das heute meist angewandte Therapieverfahren. Sie bietet die Möglichkeit, eine befriedigend reponierte Fraktur dauerhaft bis zur Konsolidierung zu fixieren. Eine dorsale Scotchschiene macht eine Kontrolle der Neurozirkulation postoperativ jederzeit möglich. Allerdings hat auch die geschlossene Spickdrahtosteosynthese ihre Nachteile: Varusfehlstellungen sind nicht selten und werden je nach Autor in bis zu 30% der Fälle angegeben. Grund dafür mag sein, daß der Erfolg einer gedeckten Spickdrahtosteosynthese in großem Maße von der Erfahrung des Operateurs abhängt. Die Gefahr besteht, daß sich der Operateur mit der Reposition zu schnell zufriedengibt, und Rotationsfehler gar mit Spickdrähten fixiert werden. Zudem besteht bei der geschlossenen Fixation die Gefahr einer Läsion des N. ulnaris (bis 7%).

Dagegen ist die offene Reposition und Spickdrahtosteosynthese aus eigener Erfahrung ein komplikationsarmes Therapieverfahren. Nachteile in bezug auf die Frakturheilung, Infektion und anderweitige Komplikationen sind kaum feststellbar. Varusfehlstellungen sind selten. Wie oben erwähnt, ist für eine solche Varusabkippung stets ein Rotationsfehler der Frakturfragmente verantwortlich. Dieser führt zur Instabilität des Fraktursystems und damit häufig zur sekundären Abkippung in die Varusfehlstellung. Ist der Drehpunkt im Bereich der schmalen zentralen Knochenbrücke lokalisiert, so ist die Kontaktfläche bei Rotationsfehlstellung deutlich kleiner als bei radialer Drehachse (Abb. 3.4). Bei offener Reposition und Spickdrahtosteosynthese entfallen wiederholte Repositionsmanöver. Schädigungen des N. ulnaris sind selten, da bei der Kirschner-Drahtspickung der Nerv schützend zur Seite gehalten werden kann. Die offene Spickdrahtosteosynthese ist von jedem geschulten Operateur gut reproduzierbar. Viele Autoren sparen sich die offene Spickdrahtosteosynthese als Therapie der letzten Wahl auf. Bei der „rebellischen" suprakondylären Humerusfraktur etwa bei der sämtliche Repositionsmanöver fehlgeschlagen sind, wird letztendlich die offene Spickung angewandt.

Die Indikation zur offenen Spickdrahtosteosynthese bei dislozierten suprakondylären Humerusfrakturen sollte nicht zurückhaltend gestellt werden. An unserer Klinik gilt folgendes Therapieschema, aus dem eine eigene, einfachere Frakureinteilung (Abb. 3.5) resultiert:

Therapieschema bei suprakondylären Humerusfrakturen
Gruppe I: Wenig oder nichtdislozierte
Frakturen ohne Rotationsfehler
(Felsenreich 1)   Reposition und Oberarmscotch
Gruppe II: Dislozierte Frakturen
(Felsenreich 2 und 3)

Offene Reposition und
Spickdrahtosteosynthese

Operatives Vorgehen
Bei der offenen Spickdrahtosteosynthese von suprakondylären Humerusfrakturen werden verschiedene Zugänge vorgeschlagen: Zugang von lateral, Zugang von medial und lateral, Zugang von ventral [1]; Zugang von dorsal [15].

Wir bevorzugen den dorsalen Zugang. Dabei liegt der Patient auf dem Bauch. Der Oberarm wird auf einem Armbänklein gelagert, das Ellbogengelenk ist rechtwinklig gebeugt. Der Unterarm ist frei hängend (Abb. 3.6).

Durch eine mediane Hautinzision werden Trizepssehne und die beiden Epikondylen dargestellt (Abb. 3.7).

Abb. 3.4a, b. Abhängigkeit der Kontaktfläche von der Drehachse. Bei zentraler Drehachse a ist die Kontaktfläche kleiner und die Situation instabiler als bei radialer Drehachse b

Abb. 3.5a–d. Klassifikation der suprakondylären Humerusfrakturen. Gruppe I: ohne Rotationsfehler, a undisloziert, b mit Extensionsfehlstellung; Gruppe II: mit Rotationsfehler, c der Rotationsfehler manifestiert sich darin, daß sich das proximale Fragment breiter darstellt als das distale, wodurch ein „Rotationssporn" entsteht, d Fraktur mit zusätzlicher Dislocatio ad latus um Schaftbreite

Abb. 3.6. Bauchlage, verletzter Arm abduziert auf Armbänklein gelagert

Abb. 3.7. Hautinzision: dorsaler medianer Zugang, auf Höhe des Olekranons zur Radialseite ausweichend

3 Suprakondyläre Humerusfrakturen beim Kind

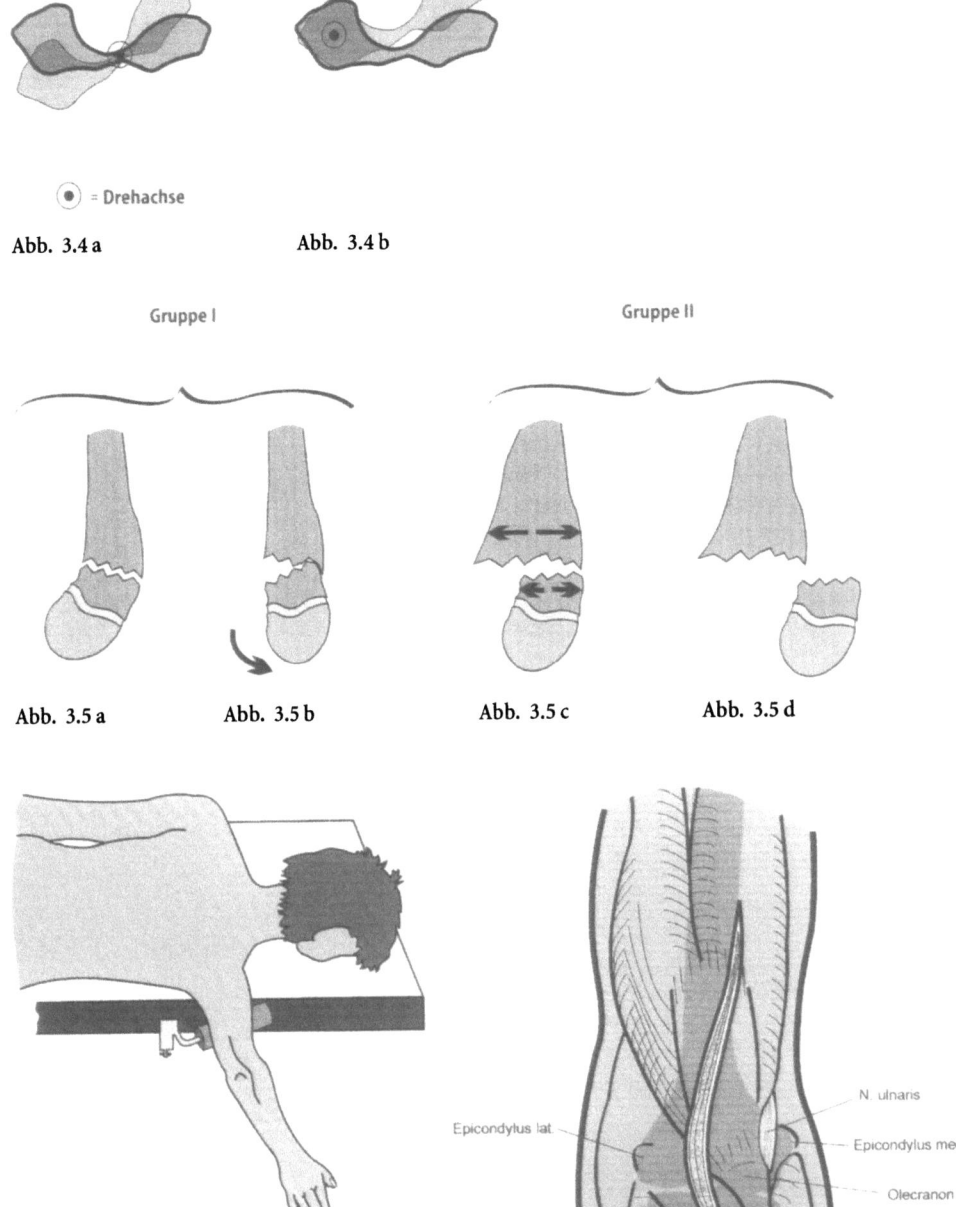

● = Drehachse

Abb. 3.4 a   Abb. 3.4 b

Gruppe I   Gruppe II

Abb. 3.5 a   Abb. 3.5 b   Abb. 3.5 c   Abb. 3.5 d

Abb. 3.6

Abb. 3.7

Freilegung der Frakturzone unter der Trizepssehne, zuerst vom Epicondylus lateralis und von der Crista lateralis humeri her, dann vom Epicondylus medialis aus unter Schonung des N. ulnaris (Abb. 3.8 und 3.9).

Säuberung des Frakturspaltes und Reposition. Die Stabilisierung erfolgt schließlich mit 2 gekreuzten Kirschner-Drähten (1,6 mm), die durch die Epikondylen eingebohrt werden (Abb. 3.10).

Die Erfahrungen am Kantonsspital Baden zeigen, daß die offene anatomische Reposition der Fraktur mit anschließender Spickdrahtosteosynthese eine genügende Rotationsstabilität gewährleistet. Eine zusätzliche Stabilität wird durch die postoperative Gipsruhigstellung erreicht. Die Spickdrahtosteosynthese sorgt allerdings nicht dafür, daß sich die Drehachse der Rotation auf der radialen Seite befindet, wo die knöcherne Konsole am breitesten ist und bei gutem Knochenkontakt eine sichere Stabilität bietet. Als Alternative zur konventionellen Kirschner-Drahtfixation ist deshalb die Anwendung der Kirschner-Drähte als Fixateur externe auf der radialen Seite zu erwähnen [13] (Abb. 3.11 und 3.12). Damit wird auf der breiten, radialen Seite ein solider Knochenkontakt gewährleistet und die Gefahr der sekundären Abkippung dadurch gebannt.

Abb. 3.8. Nach Durchtrennung der Haut Eingehen auf die Frakturzone medial und lateral des M. triceps

Abb. 3.9. Anschlingen des N. ulnaris und Darstellung der Fraktur mit Hohmann-Hebeln

Abb. 3.10. Einbringen von 2 Kirschner-Drähten vom Epicondylus ulnaris und radialis her (von außerhalb der Inzision)

Abb. 3.11. Prinzip der Verwendung der Kirschner-Drähte als Kompressionsdrähte auf der radialen Seite mit (Mini-)Fixateur externe

Abb. 3.12. a–c. Klinisches Beispiel der Anwendung des Fixateur externe bei suprakondylärer Humerusfraktur bei einem 8jährigen Jungen. **a** Nach primärer konservativer Behandlung verstärkte sich der Rotationsfehler. **b** Man beachte den Rotationssporn ventral (*Pfeil*). Es wurde deshalb die Indikation zum operativen Vorgehen gestellt. **c** Mit dem Fixateur externe konnte eine ideale Reposition erreicht und gehalten werden

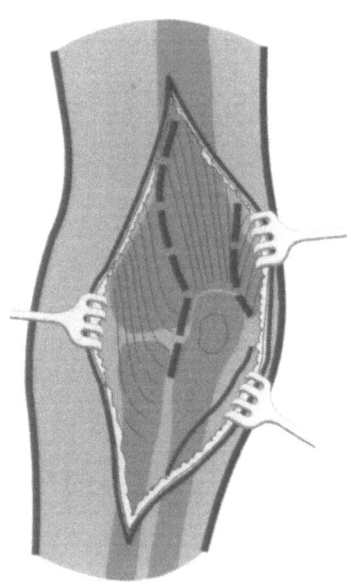
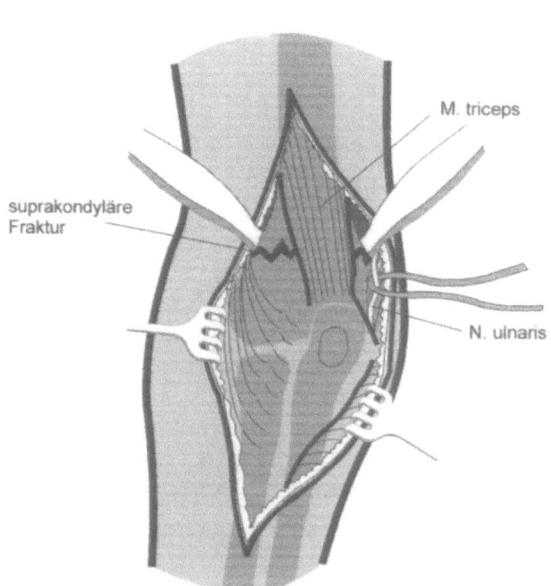

Abb. 3.8   Abb. 3.9

3 Suprakondyläre Humerusfrakturen beim Kind

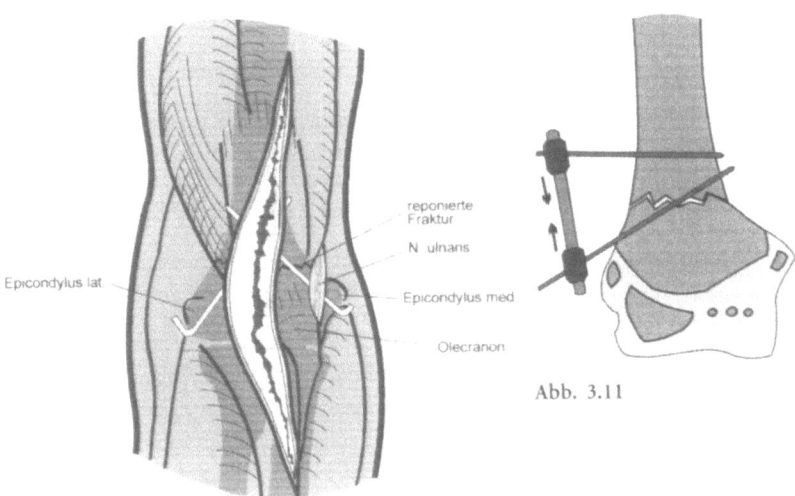

Abb. 3.10

Abb. 3.11

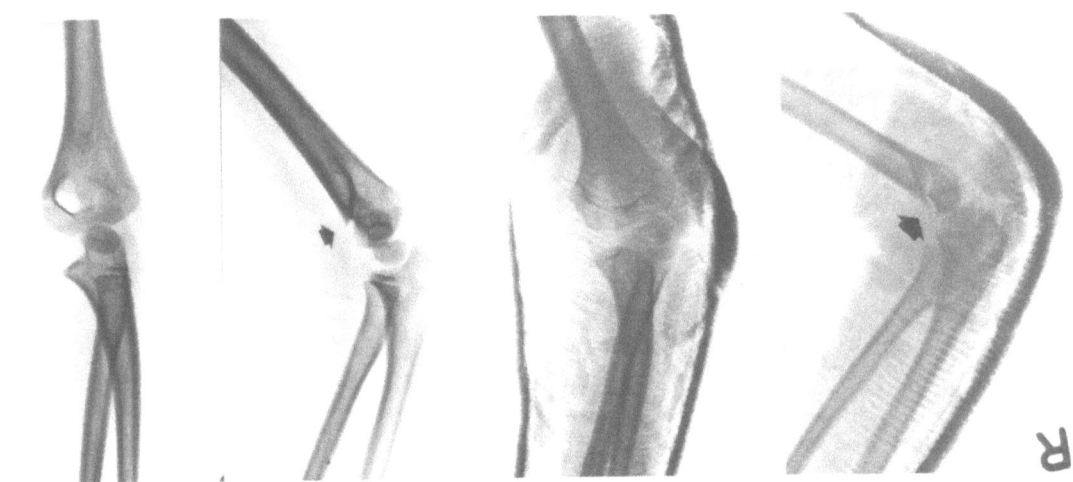

Abb. 3.12 a

Abb. 3.12 b

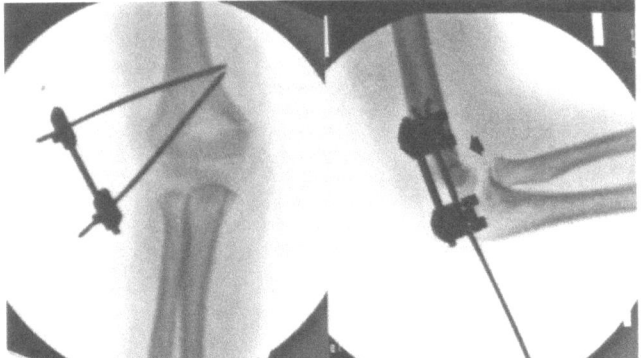

Abb. 3.12 c

Nachsorge

Erste Röntgenkontrolle postoperativ. Der in einer dorsalen Oberarmscotchschiene ruhiggestellte Arm wird bis zur Abschwellung (24-48 h) hochgelagert. Eine Hospitalisation für 2 Tage erlaubt dabei die Kontrolle der Neurozirkulation. Fadenentfernung 12-14 Tage postoperativ. Nach gesicherter Wundheilung und Abschwellung wird schließlich ein geschlossener Oberarmscotchverband angepaßt. Dieser wird für 4 Wochen belassen. Eine weitere klinische und radiologische Kontrolle findet 6 Wochen postoperativ statt. Anschließende Remobilisation des Ellbogengelenkes. Entfernung der Kirschner-Drähte nach 8 Wochen (Abb. 3.13-3.15).

Abb. 3.13 a, b. Suprakondyläre kindliche Humerusfraktur präoperativ **a** a.-p., **b** Seitenansicht

Abb. 3.14 a, b. Suprakondyläre Humerusfraktur unmittelbar nach blutiger Reposition und Kirschner-Drahtspikkung. **a** a.-p., **b** Seitenansicht

Abb. 3.15 a, b. Suprakondyläre Humerusfraktur 6 Wochen nach Intervention (vor Entfernung der Kirschner-Drähte). **a** a.-p., **b** Seitenansicht

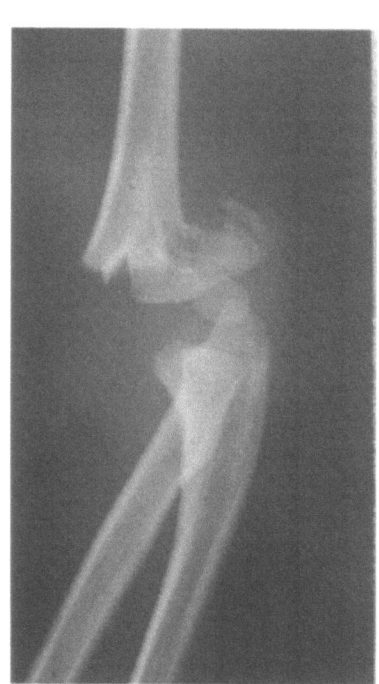
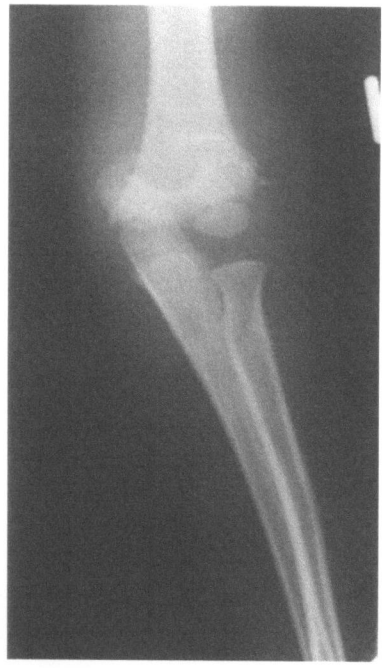

Abb. 3.13 a   Abb. 3.13 b

3 Suprakondyläre Humerusfrakturen beim Kind

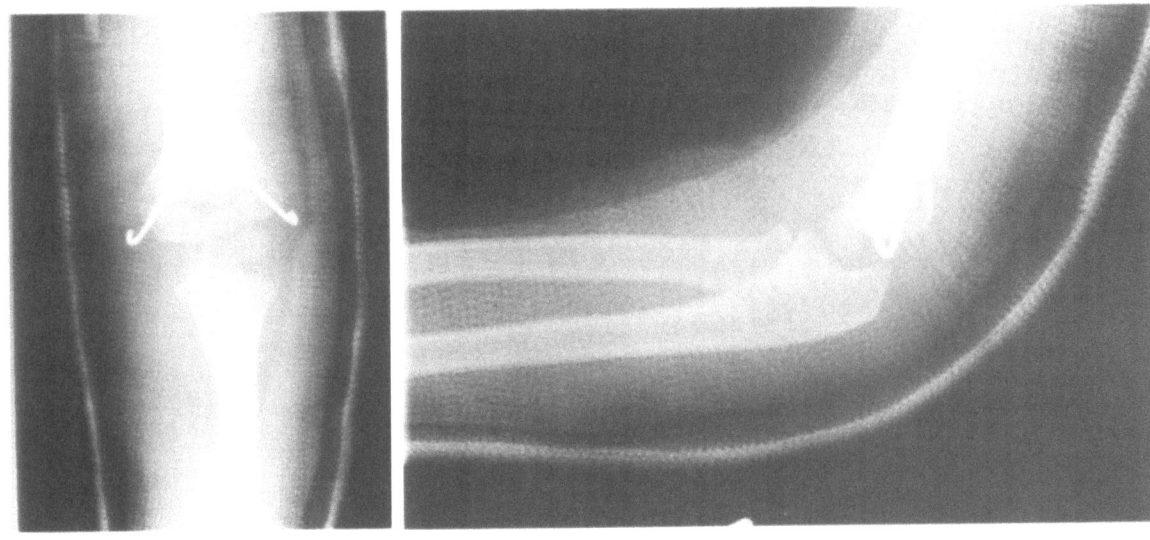

Abb. 3.14 a Abb. 3.14 b

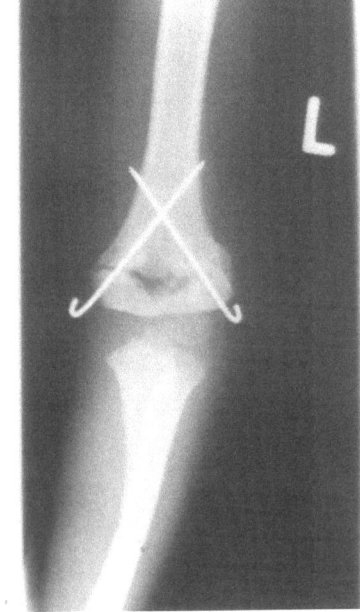

Abb. 3.15 a Abb. 3.15 b

Literatur

1. Aronson DC, Vollenhoven E van, Meeuwis JD (1993) K-wire fixation of supracondylar humeral fractures in children: results of open reduction via a ventral approach in comparison with closed treatment. *Injury* 24: 179-181
2. Baumann E (1929) Beiträge zur Kenntnis der Frakturen am Ellbogen. *Bruns Beitr Klin Chir* 146: 1-50
3. Cotta H, Puhl W, Martini AK (1979) Über die Behandlung knöcherner Verletzungen des Ellbogengelenkes im Kindesalter. *Unfallheilkunde* 82: 41-46
4. Crawford C, Campbell WC, Waters M, Emans JB, Kasser JR, Millis MB (1995) Neurovascular injury and displacement in typ III supracondylar humerus fractures. *J Pediatr Orthop* 15: 47-52
5. Dormans JP, Squillante R (1995) Acute neurovascular complications with supracondylar humerus fractures in children. *Hand Surg* 20A: 1-4
6. Felsenreich F (1931) Kindliche suprakondyläre Frakturen und posttraumatische Deformitäten des Ellbogengelenkes. *Arch Orthop Unfallchir* 29: 555-578
7. Franke C, Reilmann H, Weinreich M (1992) Langzeitergebnisse der Behandlung von suprakondylären Humerusfrakturen bei Kindern. *Unfallchirurgie* 95: 401-404
8. Gehling H, Gotzen L, Giannadakis K, Hessmann M (1995) Behandlung und Ergebnisse bei suprakondylären Humerusfrakturen im Kindesalter. *Unfallchirurg* 98: 93-97
9. Gerstner C, Hartmann C, Jaschke W, Hopf G, Hiemer W (1981) Perkutane Bohrdrahtosteosynthese bei der suprakondylären Humerusfraktur beim Kind. *Zentralbl Chir* 106: 603-608
10. Graham HA (1967) Supracondylar fractures of the elbow in children, part 1 and 2. *Clin Orthop* 54: 85
11. Hördegen, KM, (1970) Neurologische Komplikationen bei kindlichen suprakondylären Humerusfrakturen. *Arch Orthop Unfallchir* 68:294
12. Laer L von (1979) Die suprakondyläre Humerusfraktur im Kindesalter. *Arch Orthop Trauma Surg* 95: 123-140
13. Laer L von (1996) Verletzungen im Bereich des Ellbogens. In: Laer L von (Hrsg.) *Frakturen und Luxationen im Wachstumsalter*. Thieme, Stuttgart, New York
14. Lubinus HH (1924) Über Entstehungsmechanismus und die Therapie der suprakondylären Humerusfrakturen. *Dtsch Z Chir* 186: 289
15. Magerl F, Zimmermann H (1978) Suprakondyläre Humerusfrakturen. In: Weber BG, Brunner C, Freuler F (Hrsg) *Die Frakturbehandlung bei Kindern und Jugendlichen*. Springer, Berlin, Heidelberg, New York
16. Mahaisavarya B, Laupattarakasem W (1993) Supracondylar fracture of the humerus: malrotation versus cubitus varus deformitity. *Injury* 24: 416-418
17. Prietto C (1979) Supracondylar fractures of the humerus. *J Bone Joint Surg Am* 61: 425-428
18. Resch H, Helweg G (1987) Die Bedeutung des Rotationsfehlers bei der suprakondylären Oberarmfraktur des Kindes. *Aktuel Traumatol* 17: 65-72
19. Satter P, Schulte HD, Dörr B (1971) Die Ergebnisse der Behandlung suprakondylärer Oberarmfrakturen bei Kindern unter besonderer Berücksichtigung der Methode nach Blount. *Zentralbl Chir* 96: 125-130
20. Schlag G, Hable W (1971) Die gedeckte Bohrdrahtosteosynthese des stark verschobenen kindlichen suprakondylären Oberarmbruches. *Monatsschr Unfallheilkd* 74: 97-120
21. Sigge W, Behrends K, Roggenkamp K, Würtenberger H (1987) Vergleich von Blountscher Schlinge und Kirschner-Drahtfixation zur Behandlung der dislozierten suprakondylären Humerusfraktur im Kindesalter. *Unfallchirurgie* 13: 82-90
22. Wilkins KE (1991) Elbow Fractures. In: Rockwood C (ed) *Fractures in children*. Lippincott, Philadelphia

4 Veraltete distale intraartikuläre Humerusfrakturen im Kindesalter

CH. MEYER

Ellbogenfrakturen im Kindesalter sind sehr häufig und stellen die behandelnden Ärzte, vom Allgemeinmediziner über den Pädiater bis hin zum Traumatologen und Orthopäden oft vor eine schwierige therapeutische Situation, da der Ellbogen röntgenologisch nur teilweise direkt sichtbar ist. Da die Ossifikationszentren z.T. erst spät im Wachstum entstehen und röntgenologisch Gestalt annehmen und weil sie eine große Variabilität aufweisen, ist die Entscheidung, ob eine Fraktur konservativ behandelt werden kann oder operativ angegangen werden muß, schwierig und setzt viel anatomisches Wissen voraus. Dies trifft besonders bei den intraartikulären distalen Humerusfrakturen zu, da große Gelenkanteile im Röntgenbild nur durch ein kleines rundes Ossifikationszentrum, das etwas nach distal oder dorsal verschoben ist, dargestellt werden. Dabei stehen wesentliche Gelenkanteile nicht mehr kongruent zueinander und u.U. haben sich die Drehachsen des humero-radialen Gelenks zum humero-ulnaren Gelenk gegeneinander verschoben, so daß eine Flexion oder Extension des Ellbogens nicht mehr möglich ist.

Die Ellbogenfrakturen beim Kind werden in 3 Hauptgruppen eingeteilt:

1. Die suprakondyläre Fraktur ist die häufigste (50–60%) Ellbogenfraktur von allen. Sie ist nicht intraartikulär und bringt keine größeren Schwierigkeiten in Diagnose und Behandlung mit sich, da sie im Röntgenbild durch die unterbrochene Metaphyse erst einwandfrei sichtbar ist.

2. Die Fraktur des Epicondylus lateralis ist die zweithäufigste Fraktur (13–18%). Sie ist eine intraartikuläre Fraktur nach Salter-Harris-Typ VI und sie ist je nach Fragmentverschiebung operativ anzugehen, ansonsten besteht die Gefahr eines steifen, funktionslosen Ellbogens.

3. Bei der Fraktur des Epicondylus medialis handelt es sich eigentlich um eine extraartikuläre Fraktur, die die Apophyse betrifft. Sie wirkt sich funktionell aber wie eine intraartikuläre Fraktur aus. Auch bei dieser Fraktur muß die Diagnose nach wenigen minimalen röntgenologischen Verdachtsmomenten gestellt werden.

Frakturen des lateralen Kondylus

Eine häufig gebrauchte Einteilung nach Milch (1956), je nachdem ob mehr oder weniger als die Hälfte der Trochlea involviert ist, ist bezüglich der Behandlung nicht sehr hilfreich. Wir richten uns deshalb nach der Einteilung von Skaggs (1997), bei der der Dislokationsgrad und die Kongruenz der Gelenkflächen ausschlaggebend sind.

Typ I: Minimale Dislokation des Fragmentes (< 2 mm) (Abb. 4.1a)
Typ II: Intakte Gelenkflächen mit geringer Aufklappung (2–4 mm) des metaphysären Fragmentes (Abb. 4.1b)
Typ III: Vollständige Dislokation, meistens mit Rotation des Fragmentes (Abb. 4.1c).

Die Diagnose der einzelnen Typen ist nur mit Röntgenvergleichsaufnahmen, oft erst intraoperativ oder mit einem Arthrogramm sicher zu stellen. Typ II und III sollten operativ angegangen werden.

Anhand dieser Einteilung kann gut erklärt werden, daß einige dieser Frakturen, und zwar besonders Typ I und II, auch mit alleiniger Gipsruhigstellung akzeptable funktionelle Resultate zeigen. Solange das Frakturfragment nicht zuviel Gelenkfläche aufweist und durch den an ihm ansetzenden Muskel- und Bandapparat sich nicht zu stark aufklappt und rotiert, sind Gelenkkongruenz und Flexionsachse und damit die Funktion des Ellbogens einigermaßen erhalten.

Sobald Dislokation und Rotation des Frakturfragmentes hinzukommen (Typ III), entstehen 2 verschiedene Flexionsachsen, d. h. eine für das humeroulnare Gelenk in seiner ursprünglichen Position, und eine andere für das meist nach dorsal und proximal verschobene epikondyläre Fragment, das mit dem Radius artikuliert und dementsprechend nach dorsal und proximal verschoben ist. Daraus resultiert ein um 90–120 Grad eingesteifter Ellbogen. Bei veralteten, nicht behandelten Frakturen des Typ III ist eine Rekonstruktion nach Wochen oder Monaten praktisch unmöglich, da die Knochenneubildung durch Kallus und fehlgeleitetes Wachstum sowie lateral die Subluxation des Radio-Ulnar-Komplexes das ganze distale Humerusende verändern. Eine Rekonstruktion nach einer lateralen distalen Humerusfraktur sollte nur dann vorgenommen werden, wenn der Ellbogen praktisch steif ist, um die Beweglichkeit zu verbessern. Geht es vorwiegend um die Korrektur der Valgusfehlstellung, sollte möglichst immer nur eine suprakondyläre Korrekturosteotomie durchgeführt werden. Bei einer Rekonstruktion soll das epikondyläre Fragment in erster Linie von dorsal nach vorne gebracht werden, um den Drehpunkt des Radius um den Humerus mit dem des Olekranons um den Humerus auf dieselbe Flexionsachse zu bringen. Eine genaue anatomische Reposition ist fast unmöglich. Die Reposition soll röntgenologisch intraoperativ kontrolliert werden. Das epikondyläre Fragment soll möglichst einige Millimeter lateraler zu liegen kommen, da sonst der oft nicht reponierbare subluxierte Radio-Ulnar-Komplex sich zwischen den beiden Kondylen eingeklemmt und sich nicht mehr bewegen kann.

Der typische, bei uns gesehene Patient mit einer lateralen Epikondylärfraktur kommt nicht aufgrund von Schmerzen, sondern wegen eines steifen Ellbogens zu uns. Auch haben wir bislang keine neurologischen Spätschäden in Zusammenhang mit einem Cubitus valgus gesehen. Eine operative Behandlung sollte nur von einem erfahrenen Operateur und nur im Falle eines steifen, evtl. auch schmerzhaften Ellbogens vorgenommen werden.

Abb. 4.1 a–c. Einteilung der lateralen epikondylären Frakturen nach Skaggs. **a** Typ I: Fragment leicht aufgeklappt, ohne oder mit minimaler Dislokation (> 2 mm). **b** Typ II: Fragment mit einer Dislokation von 2–4 mm. **c** Typ III: Komplette Dislokation mit Rotation des Fragmentes

4 Veraltete distale intraartikuläre Humerusfrakturen im Kindesalter

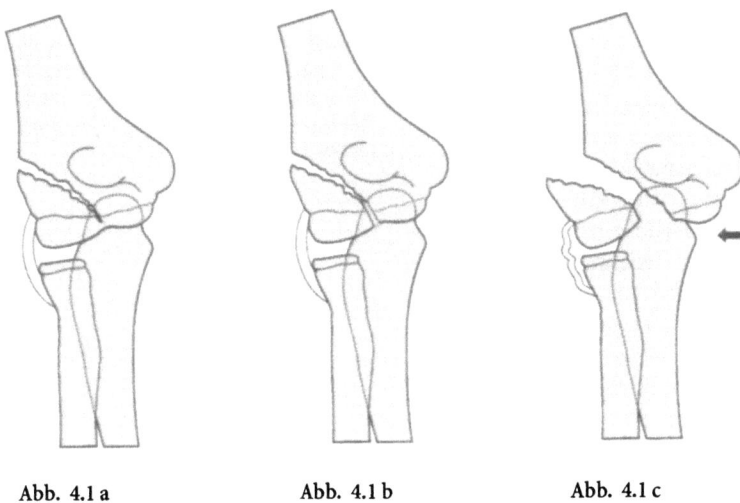

Abb. 4.1 a Abb. 4.1 b Abb. 4.1 c

Frakturen des medialen Kondylus

Dies ist eine seltene Ellbogenfraktur (10%), die Hälfte der Frakturen ist aber mit einer Ellbogendislokation verbunden, die sich teilweise spontan reponiert. Man achte deswegen auf eine zusätzliche Processus-Coronoideus-Fraktur oder Radiusköpfchenabscherfraktur.

Wenig dislozierte Fragmente werden konservativ mit Gipsruhigstellung behandelt, obwohl bis zu 50% eine Pseudarthrose entwickeln. Diese ist jedoch klinisch selten oder nie von Bedeutung. Bei operativem Vorgehen ergeben sich weniger Pseudarthrosen. Ein ins Gelenk eingeschlagenes Fragment kann meistens nur operativ reponiert werden. Obwohl diese Fraktur anatomisch extraartikulär liegt, ergeben sich daraus Schäden für das Gelenk. Durch das mediale Seitenband und die Muskulatur, die an dem Fragment ansetzt, tendiert dasselbe stark zur Pseudarthrosenentwicklung, womit der Ellbogen instabil wird. Bei Einschlagen des Fragmentes ergibt sich aber ein steifer, nicht funktionstüchtiger Ellbogen. Somit ist auch bei dieser Fraktur eine genaue Diagnose zu stellen.

Fall 1: Veraltete laterale epikondyläre Fraktur mit Pseudarthrose (Abb. 4.2)

Ein 14jähriger Junge kommt mit seiner Mutter 6 Jahre nach dem Unfall zum 1. Mal zum Arzt. Cubitus valgus von 30 Grad mit relativ guter Beweglichkeit (Flexion/Extension: 125/40 Grad), endständig leicht schmerzhaft. Straffe Pseudarthrose der epikondylären Fraktur. Wegen der guten Beweglichkeit wird eine Rekonstruktion nicht vorgeschlagen, eine Achsenkorrektur wird nicht gewünscht, sollte nach Tachdjian (1990) jedoch wegen neurologischer Spätschäden (Tardy ulnar nerve palsy) durchgeführt werden.

Die gute Beweglichkeit ist nur möglich, da das Fragment nicht wesentlich nach dorsal dislozierte und fast nicht rotierte.

Abb. 4.2 a–c. Laterale epikondyläre Fraktur. Röntgenaufnahmen: a a.-p., b schräg und c seitlich: Pseudarthrose eines lateralen epikondylären Fragmentes, das seitlich und leicht dorsal versetzt, jedoch nicht rotiert ist

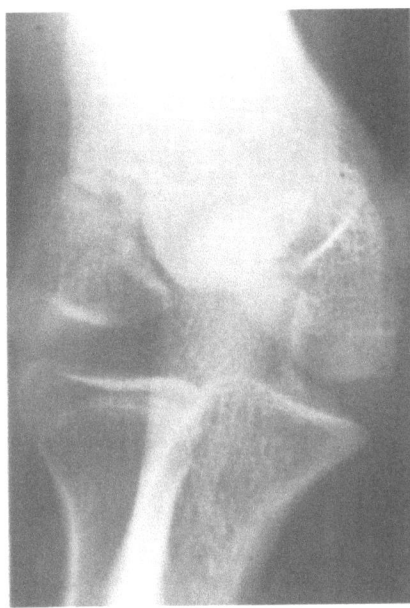

Abb. 4.2 a

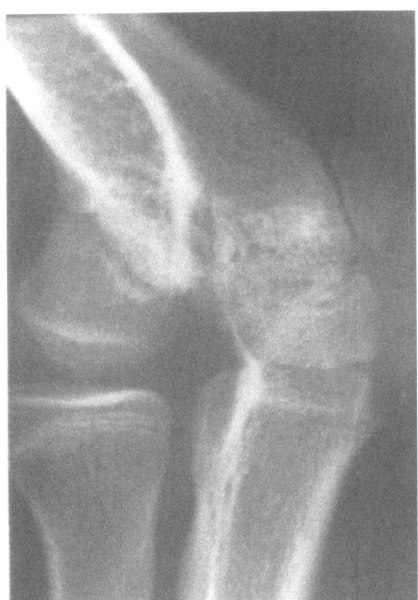

Abb. 4.2 b

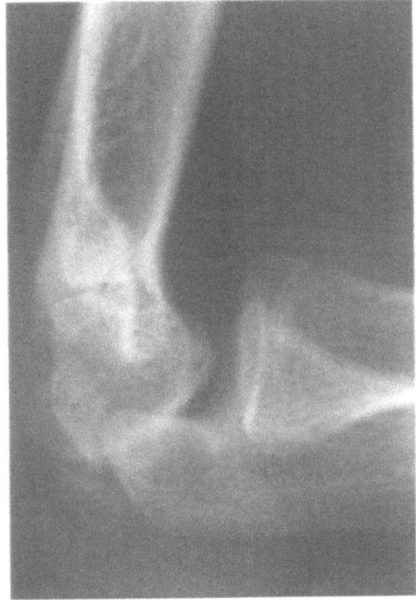

Abb. 4.2 c

Fall 2: Veraltete laterale epikondyläre Fraktur (Abb. 4.3)

5jähriger Junge wird 6 Monate nach Unfall in unserer Poliklinik mit steifem, in 100 Grad Flexion funktionslosem, schmerzfreiem Ellbogen gesehen. Nach Rekonstruktion ordentliche Beweglichkeit von Flexion/Extension: 120/40 Grad, die erst im Laufe mehrerer Monate sich ohne Bewegungstherapie verbesserte.

Abb. 4.3 a–d. Laterale epikondyläre Fraktur, Typ III. Präoperative Aufnahmen **a** a.-p. und **b** seitlich: Das epikondyläre Fragment ist seitlich disloziert und rotiert. **c, d** Postoperative Aufnahmen. Das Fragment ist mit 3 Kirschner-Drähten leicht lateral versetzt fixiert

4 Veraltete distale intraartikuläre Humerusfrakturen im Kindesalter

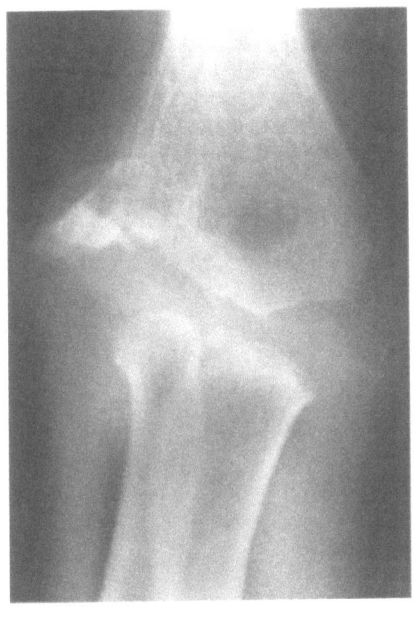

Abb. 4.3 a

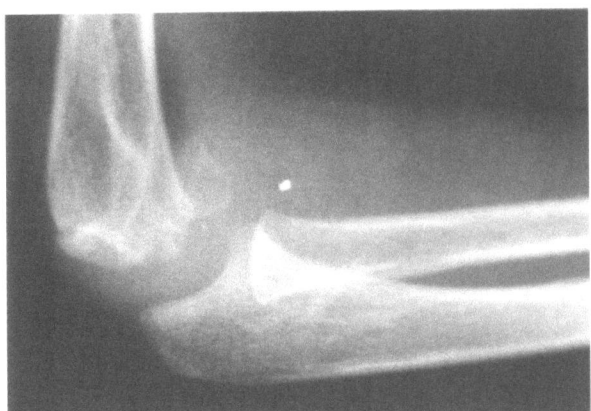

Abb. 4.3 b

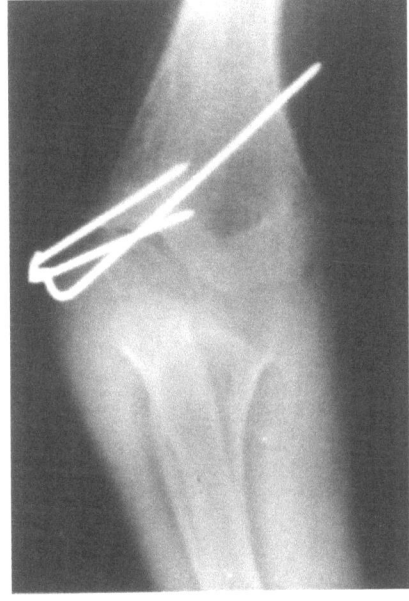

Abb. 4.3 c

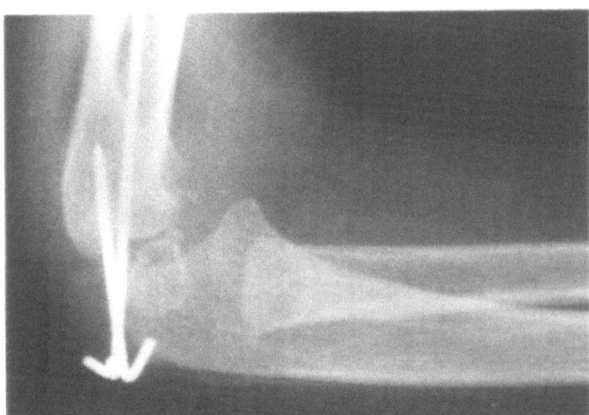

Abb. 4.3 d

Fall 3: Veraltete mediale kondyläre Fraktur (Abb. 4.4)

11jähriger Junge kommt nach konservativer Behandlung mit Gipsruhigstellung 4 Monate nach Unfall mit einem in 110 Grad eingesteiftem, schmerzhaftem Ellbogen zu uns. 1½ Jahre nach Reposition zeigt sich eine gute funktionelle Beweglichkeit mit einem Streckdefizit von 20 Grad bei vorzeitig verschlossener Apophysenfuge.

Abb. 4.4 a–h. Mediale kondyläre Fraktur. Präoperative Aufnahmen: **a** a.-p. und **b** seitlich. Das Fragment ist ins Gelenk eingeschlagen. **c, d** Fragment *schwarz*. **e, f** Postoperative Aufnahmen: **e** a.-p. und **f** seitlich. Das Fragment ist mit 2 Kirschner-Drähten anatomisch fixiert. **g, h** Follow-up-Aufnahmen 2 Jahre nach Rekonstruktion

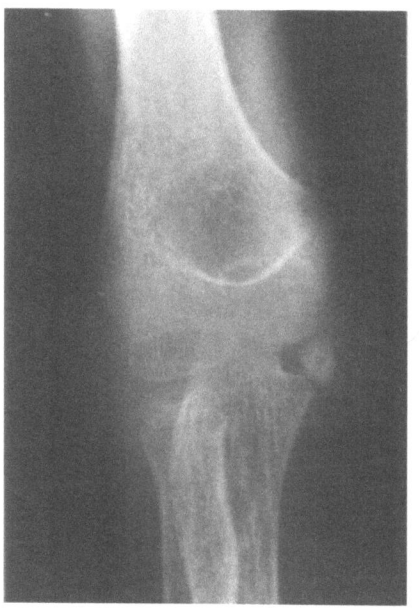
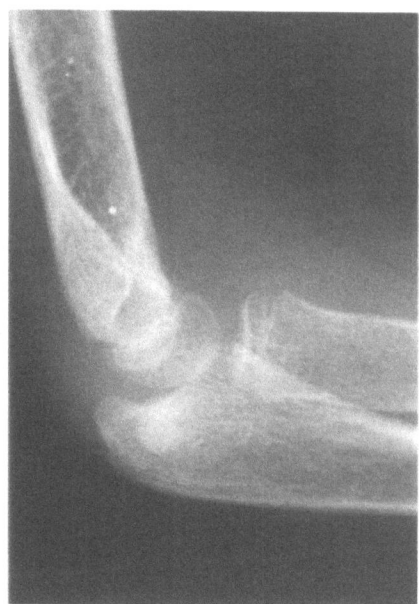

Abb. 4.4 a   Abb. 4.4 b

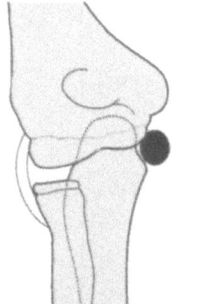
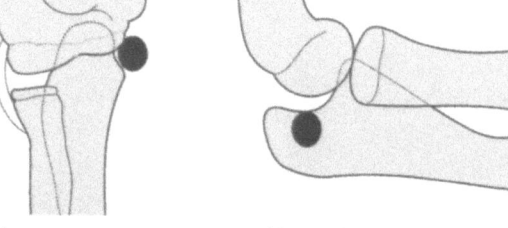

Abb. 4.4 c   Abb. 4.4 d

4 Veraltete distale intraartikuläre Humerusfrakturen im Kindesalter 75

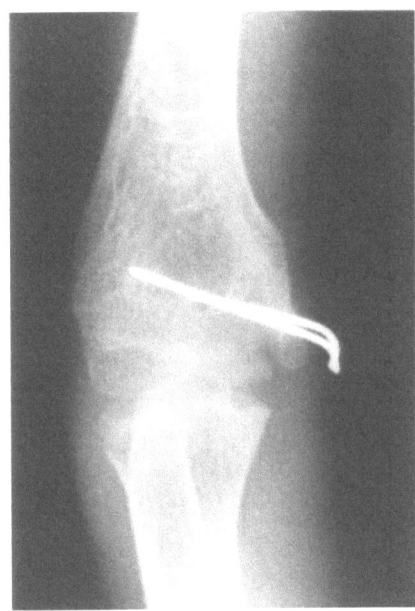

Abb. 4.4 e

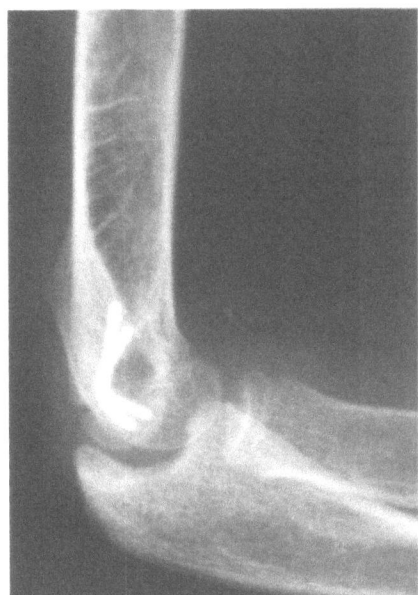

Abb. 4.4 f

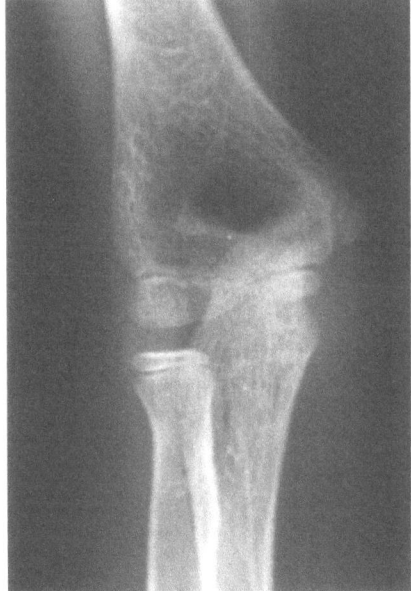

Abb. 4.4 g

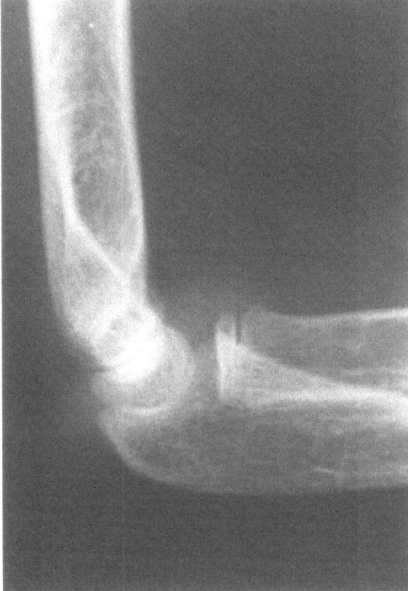

Abb. 4.4 h

Literatur

1. Milch H (1956) Fractures of the external humeral condyle. *JAMA* 160:641
2. Skaggs DL (1997) Ellbow fractures in children: diagnosis and management. *J Am Acad Orthop Surg* 5:303–312
3. Tachdjian MO (1990) Pediatric orthopedics, 2nd edn. Saunders, Philadelphia

5 Ellbogenfrakturen beim Erwachsenen

A. GÄCHTER, R. KRATTER

Einleitung

Aus der Klinik für Extremitätenchirurgie, St. Gallen, stammen die folgenden 13 Fallstudien. Es handelt sich in der überwiegenden Zahl um komplexe Skelettläsionen, die z. T. im Grenzbereich des osteosynthetisch noch Machbaren liegen. Die verschiedenen Stabilisierungsmöglichkeiten bei bikondylären Frakturen werden vorgestellt, wobei die Operateure sich nicht scheuen, auch Versager von Primärosteosynthesen darzulegen und die Gründe des Mißerfolges zu analysieren.

Die Autoren befürworten bei therapieresistenter Bewegungseinschränkung die frühzeitige Metallentfernung nach 3-4 Monaten mit gleichzeitiger offener oder arthroskopisch assistierter Arthrolyse, ein Vorgehen, das nicht genug unterstützt werden kann. Interessant ist der Hinweis auf die im Alltag überraschend gut tolerierten Extensionsdefizite. In die Serie von 13 Ellbogenfrakturen wurden wegen ihrer besonderen Problemstellung auch 2 kindliche Frakturtypen einbezogen.

Fall 1: Bikondyläre Y-Fraktur mit einfachem artikulärem Verlauf und suprakondylärem Mehrfragmentbruch, C2; zusätzliche Ulnaschaftfraktur

Problemstellung
Mehrfachverletzter nach Verkehrsunfall Motorrad gegen Auto. Zusätzlich zur distalen intraartikulären Humerusfraktur besteht eine Ulnaschaftfraktur sowie eine Plexusläsion C5.

Anamnese
34jähriger Motorradfahrer mit einem Auto kollidiert. Polytrauma mit brachialer Plexusläsion C5 und Schädel-Hirn-Trauma (SHT) (Abb. 5.1 a).

Klinik
Patient zeigt am betroffenen Arm neurologische Ausfallserscheinungen C5. Die periphere Zirkulation ist intakt.

Therapie
Hautschnitt dorsoradial, Zugang beidseits des M. triceps brachii. Reposition der Gelenkfragmente und des ulnaren metaphysären Humerusfragmentes sowie Kirschner-Drahtfixation (Abb. 5.1b). Verlagerung des N. ulnaris. Rekonstruktion des ulnaren und des radialen Pfeilers mit Rekonstruktionsplatten. Kortikaliszugschraube mit Unterlagscheibe von radial. Plattenosteosynthese der Ulnafraktur (Abb. 5.1 c, d). Postoperative Nachbehandlung mit einer Oberarmgipsschiene und aktiv assistierter Mobilisation des Ellbogens.

Verlauf
Am 12. postoperativen Tag wurde eine Plattenschraube ulnar entfernt. Nach 2 Monaten ROM (Range of motion) 100/30/0°, P/S (Pro-/Supination) um ⅓ eingeschränkt. 7 Monate postoperativ Revision und Rekonstruktion der Wurzel C5 mit Suralis-Interponat. Nach 14 Monaten schmerzhafte Bewegungseinschränkung ROM 90/15/0°. Daher Osteosynthesematerialentfernung, ventrale Arthrolyse und Mobilisation. Unter der postoperativ forcierten physiotherapeutischen Mobilisation kam es 2 Wochen später zur Refraktur der Ulna, die mit einer 6-Loch-Plattenosteosynthese versorgt wurde (Abb. 5.1 e, f).

Anmerkung
Bei zusätzlicher Osteosynthese einer Ulna- oder Radiusfraktur sollte die Metallentfernung nicht vor 2 Jahren postoperativ erfolgen, insbesondere wenn eine aktiv assistierter Mobilisation des Ellbogens durchgeführt wird. Andernfalls kann bei therapieresistenter Bewegungseinschränkung eine frühzeitige Metallentfernung mit offener oder arthroskopisch assistierter Arthrolyse nach 3–4 Monaten durchgeführt werden.

Abb. 5.1. a Unfallbild der Ellbogenluxationsfraktur. Größeres Ausbruchfragment an der ulnaren Kondylensäule. Die Epiphyse ist in sich und gegenüber der Metaphyse frakturiert. b Nach primärer geschlossener Reposition. c Die gelenktragenden Fragmente sind mit einer Zugschraube fixiert. Die ulnare Platte liegt seitlich an, die proximalen Schrauben fassen die Gegenkortikalis. Lange, diagonal ansteigende Plattenschraube vom radialen Epikondylus bis in die Kortikalis der ulnaren Kondylensäule reichend. d Am Ulnaschaft wäre wegen der Stabilität einer 8-Loch-Platte der Vorzug zu geben. e Nach Metallentfernung zeigt sich der distale Humerus in korrekter Stellung konsolidiert. f Refraktur der Ulna unter Mobilisation

5 Ellbogenfrakturen beim Erwachsenen

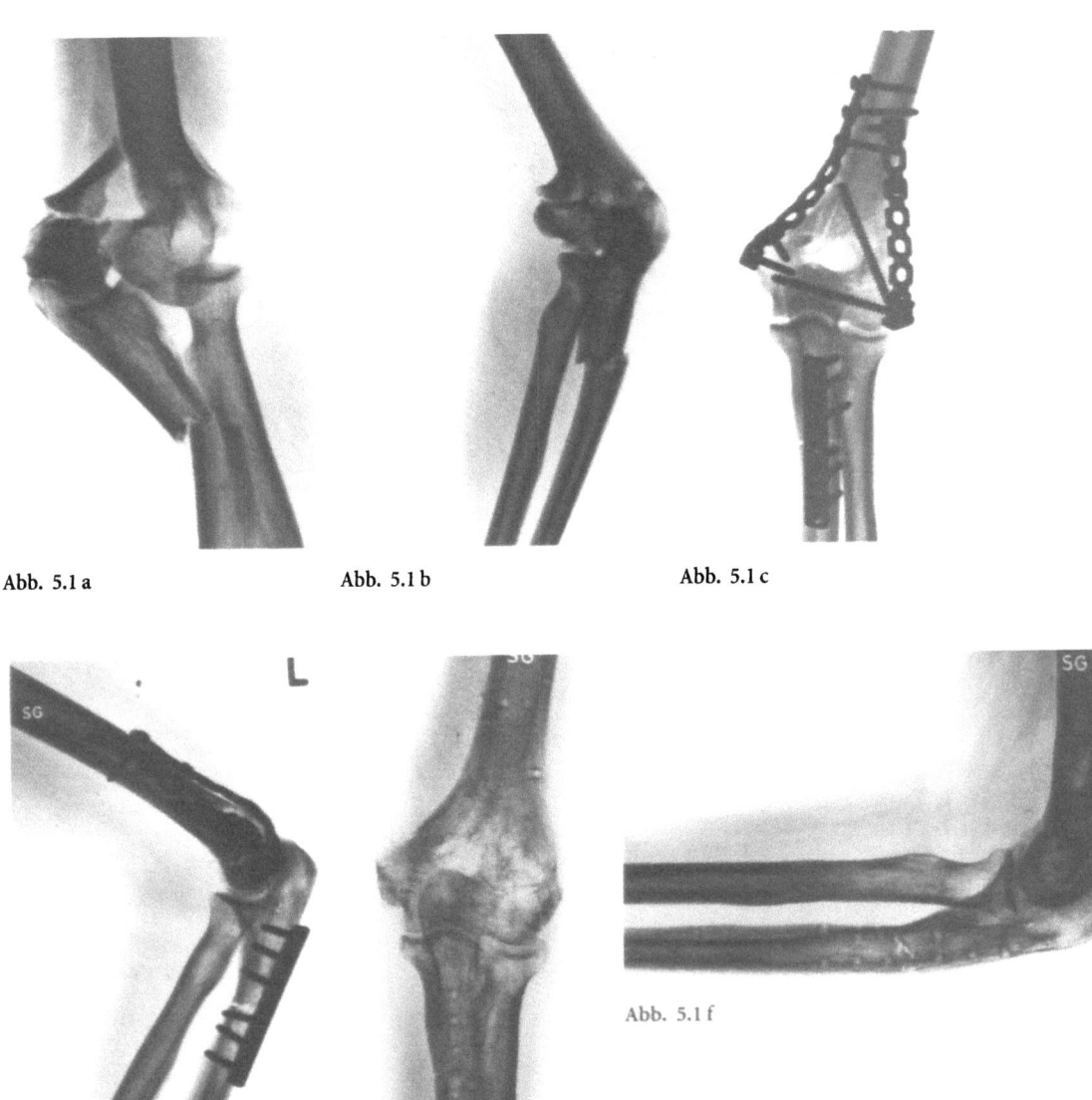

Abb. 5.1 a Abb. 5.1 b Abb. 5.1 c

Abb. 5.1 d Abb. 5.1 e Abb. 5.1 f

Fall 2: Intraartikuläre bikondyläre Fraktur mit epi-/metaphysär reichender Trümmerzone, C3.3

Problemstellung
Instabile primäre Osteosynthese führt zu Plattenbruch.

Anamnese
52jähriger Patient stürzt bei der Arbeit vom Gabelstapler aus 2,5 m Höhe.

Klinik
Offene distale Humerusfraktur 1. Grades ohne pathologische Neurologie. Starke Schwellung des Ellbogens (Abb. 5.2 a).

Therapie
Am gleichen Tag Osteosynthese mit Olekranonosteotomie. Stabilisierung der Gelenkfragmente. Stabilisierung des radialen Pfeilers mit einer dorsalen Rekonstruktionsplatte und einer Zugschraube bis in den ulnaren Epikondylus. Ulnare Rekonstruktion mit einer Drittelrohrplatte mit Zugschraube in den radialen Epikondylus (Abb. 5.2 b,c). Postoperative Nachbehandlung mit einer Oberarmgipsschiene und aktiv assistierter Mobilisation des Ellbogens.

Verlauf
Bei Entlassung Flexion/Extension (F/E)80/40/0°. Nach einem Monat subjektiv wenig Beschwerden, ROM 75/3010° und freie Pro-/Supination. Weglassen der Gipsschiene. 8 Wochen postoperativ Varusfehlstellung ohne Trauma, ROM F/E 90/30/0°. Die Frakturlinie verläuft quer auf Höhe der Fossa olecrani (Abb. 5.2 d, e). Reosteosynthese mit Spongiosaplastik metaphysär durch die Fossa vom hinteren Beckenkamm. Ersetzen der Platten mit einer dorsalen Drittelrohrplatte radial und einer Rekonstruktionsplatte ulnar (Abb. 5.2 f, g). Nachbehandlung mit einem Oberarmgips für 6 Wochen. Radiologische Konsolidierung 4 Monate postoperativ bei einer ROM F/E 100/35/0°. 6 Monate postoperativ bei voller Arbeitsfähigkeit, aber eingeschränkter Beweglichkeit Osteosynthesematerialentfernung und Resektion des Bindegewebes in der Fossa olecrani. Intraoperatives Streckdefizit von 25°.

Anmerkung
Die primäre osteosynthetische Versorgung war metaphysär instabil und konnte die Rotationskräfte unter der aktiv assistierten Mobilisation nicht auffangen. Dies führte zum Ermüdungsbruch der ulnaren Platte. Der Schaft dislozierte nach ulnar und ventral. Mit der Ruhigstellung im Gips wird eine gewisse Einsteifung zugunsten der ossären Konsolidierung in Kauf genommen. Die Pannus- und Kallusbildung in der Fossa olecrani schränkt die Extension ein. Resektion und Arthrolyse können eine gewisse Verbesserung der Beweglichkeit bewirken.

Abb. 5.2. a Die metaphysäre Zone mit der dünnwandigen Fossa olecrani ist vollständig zertrümmert, der radiale Pfeiler in mehrere Ausbruchfragmente zersplittert. b Im a.-p.-Bild der Primär-Osteosynthese hängt die metaphysäre Stabilisierung im ulnaren Pfeiler an der im freien Loch geknickten Drittelrohrplatte. c Im Seitenbild scheint die Rotationsfehlstellung zwischen Schaft und Epiphyse nicht korrigiert. d, e Die Drittelrohrplatte bricht an der schwächsten Stelle im geknickten Plattenloch. Der Schaft rotiert ulnar nach ventral und der distale Humerus kippt in Varusstellung nach dorsal. Die Rekonstruktionsplatte ist verbogen, aber intakt. f, g Konsolidation mit ausgeprägter Kallusbildung metaphysär, die in der Fossa olecrani die Extension limitiert

5 Ellbogenfrakturen beim Erwachsenen 81

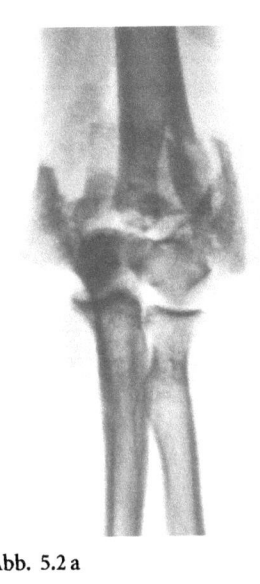

Abb. 5.2 a

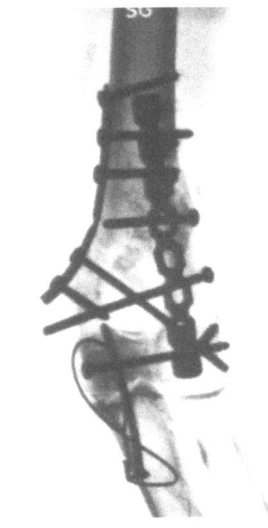

Abb. 5.2 b

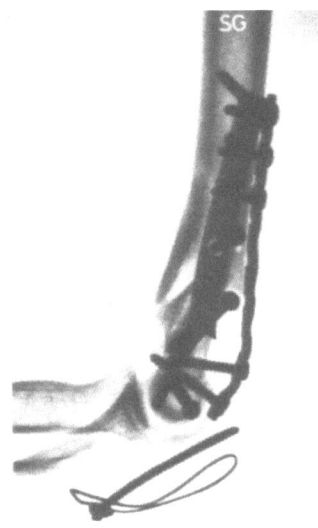

Abb. 5.2 c

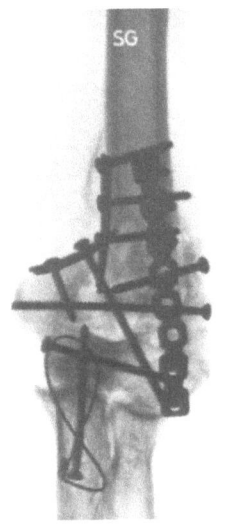

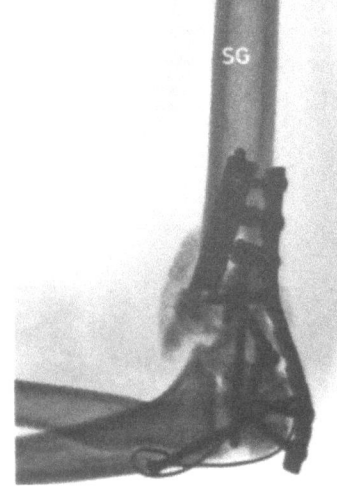

Abb. 5.2 d, e

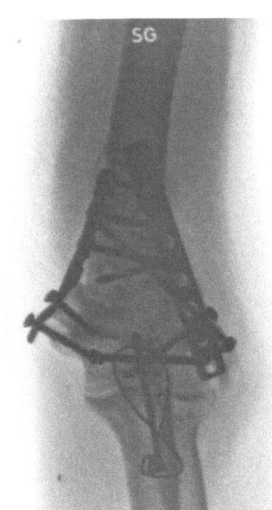

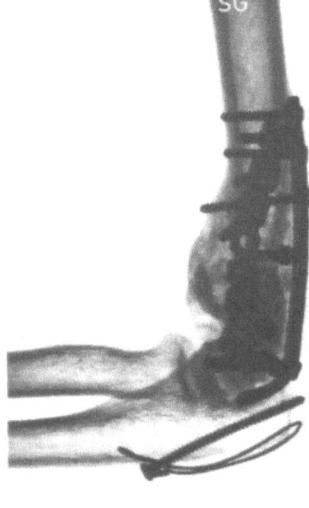

Abb. 5.2 f, g

Fall 3: Y-Fraktur mit einfachem Verlauf, artikulärer und suprakondylärer Mehrfragmentbruch, C2

Problemstellung
Offene, komplexe Humerusfraktur bei mehrfachverletztem Patienten mit Schädel-Hirn-Trauma. Instabile primäre Osteosynthese.

Anamnese
26jähriger Patient stürzt in betrunkenem Zustand aus einem Fenster 5 m in die Tiefe.

Klinik
Polytrauma mit 1. Grades offener distaler intraartikulärer Humerusmehrfragmentfraktur rechts (Abb. 5.3. a, b), Schädel-Hirn-Trauma mit Läsion der Hirnnerven VII und XI sowie Hämatopneumothorax.

Therapie
Dorsoradiale Inzision. Eingehen radial durch Ablösen der Trizepssehne von der Olekranonspitze. Der N. ulnaris ist traumatisch aus dem Sulcus luxiert. Reposition der zweifragmentären Fraktur der Trochlea und transkondyläre Fixation mit Kirschner-Draht und Kortikaliszugschraube. Reposition des ulnaren und radialen Pfeilers, Rekonstruktionsplatte radial. Am ulnaren Kondylus dorsale Drittelrohrplatte, die wegen Beeinträchtigung des Sulcus ulnaris aber wieder entfernt wird (Abb. 5.3 c, d). Postoperative Nachbehandlung mit einer Oberarmgipsschiene und aktiver Mobilisation des Ellbogens.

Abb. 5.3. a, b Die gelenktragenden Fragmente sind nicht disloziert. Die radiale Kondylensäule ist nach ventral wegrotiert, Ausbruchfragment am ulnaren Kondylus. c Postoperativ persistiert eine Varusfehlstellung. Das distale Ende der Platte liegt auf Höhe der metaphysären queren Hauptfrakturlinie. d Im Seitenbild ist die Rotation korrigiert

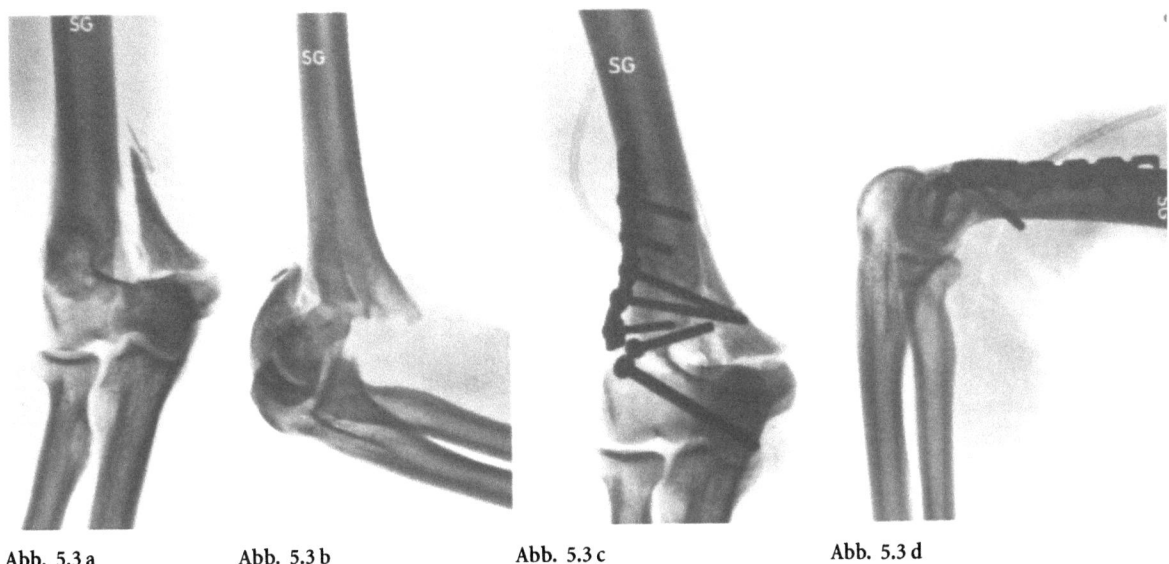

Abb. 5.3 a Abb. 5.3 b Abb. 5.3 c Abb. 5.3 d

Verlauf

Am 15. postoperativen Tag kommt es zu einer sekundären Dislokation (Abb. 5.3 e). Reosteosynthese über zusätzlichen ulnaren Zugang. Freilegung des N. ulnaris. Anlegen einer Rekonstruktionsplatte dorsoradial sowie Fassen beider Pfeiler durch eine proximale Kortikalis- und eine distale Spongiosaschraube. Der ulnare Kondylus wird zusätzlich mit einer Drittelrohrplatte stabilisiert (Abb. 5.3 f, g). In den folgenden 2 Wochen muß ein Wundhämatom 2mal punktiert und schließlich offen revidiert werden. Dabei wird eine schwartige Hämatomhöhle ausgeschält. 2 Monate nach Reosteosynthese persistieren eine Bewegungseinschränkung (ROM 70/55/0°) und Hyperästhesien. 4 Monate postoperativ werden Metallentfernung, Arthrolyse und Abtragung der ektopen Ossifikationen, u. a. in der Fossa olecrani und am Olekranon, durchgeführt (Abb. 5.3 h–j). Dies führt zu einer Verbesserung der Beweglichkeit ROM 90/2510°. Im Medianusgebiet persistiert eine Hyposensibilität. Bei der Ein-Jahreskontrolle leidet der Patient weiter an Schmerzen, die Beweglichkeit ist subjektiv und objektiv zufriedenstellend (ROM 120/20/0°).

Anmerkung

Polytraumatisierte Patienten mit einem Schädel-Hirn-Trauma entwickeln oft ektope Ossifikationen an Extremitätenfrakturen, die periartikulär die Beweglichkeit einschränken und operativ entfernt werden müssen. Prophylaxe durch postoperative NSAR (nichtsteroidale Antirheumatika) oder lokale Radiotherapie. Voraussetzung für eine primär übungsstabile Osteosynthese am distalen Humerus ist eine feste Verbindung zwischen den Kondylenpfeilern und den gelenktragenden Fragmenten.

Abb. 5.3. e Die primäre Osteosynthese vermag die Rotationskräfte nicht aufzufangen. **f, g** Die proximal im Schaft verankerten Platten stützen die beiden Kondylensäulen und stabilisieren die Verbindung zur Epiphyse. Das ulnare Ausbruchfragment ist mit 2 Zugschrauben gefaßt. **h** Ausgeprägte ektope Verkalkungen 4 Monate postoperativ. **i, j** Nach Metallentfernung, Arthrolyse und Abtragung der ektopen Verkalkungen, was vorwiegend die Extension verbessern kann

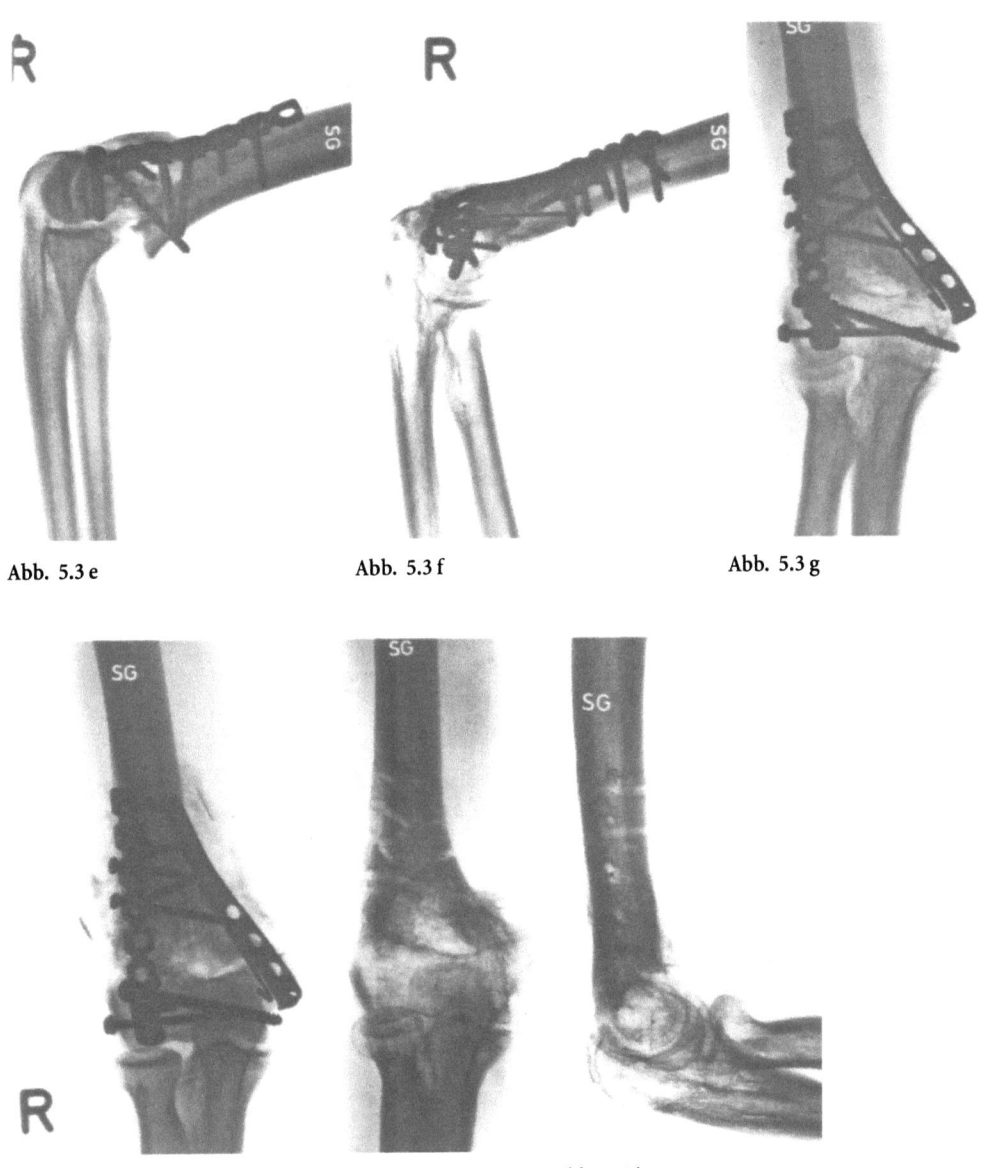

Abb. 5.3 e

Abb. 5.3 f

Abb. 5.3 g

Abb. 5.3 h

Abb. 5.3 i

Abb. 5.3 j

Fall 4: Intraartikuläre bikondyläre Fraktur mit epi-/metaphysär reichender Trümmerzone, C3.3

Problemstellung
Plattenausriß infolge instabiler primärer Osteosynthese.

Anamnese
61jährige Patientin stürzt beim Aussteigen aus dem Bus auf den linken Arm.

Klinik
Offene intraartikuläre distale Humerustrümmerfraktur 1. Grades links C3.31. Keine neurologischen Ausfälle (Abb. 5.4 a, b).

Therapie
Hautschnitt dorsal, Zugang beidseits des M. triceps brachii. Darstellung des N. ulnaris. Reposition und Kirschner-Drahtfixation des Condylus ulnaris sowie radialis. Reposition und Fixation der gelenktragenden Fragmente an den Kondylen mit je einer von radial und ulnar eingebrachten 3,5 mm-Kortikalisschraube. Stabilisierung des radialen Pfeilers mit einer dorsal angelegten sowie des ulnaren Pfeilers mit einer seitlichen Rekonstruktionsplatte. Eine intraoperative Antekurvation der distalen, Capitulum und Trochlea tragenden Anteile kann nicht vermieden werden (Abb. 5.4 c). Postoperative Nachbehandlung mit einer Oberarmgipsschiene und aktiv assistierter Mobilisation des Ellbogens.

Verlauf
Die Röntgenkontrolle zeigt 3 Wochen postoperativ bei subjektiv schmerzfreier Patientin den Ausriß dreier Schrauben der radialen Rekonstruktionsplatte. Bei der Reosteosynthese 3 Tage später wird die radiale Platte und die distalste Plattenschraube ulnar entfernt. Die gelenktragenden Fragmente werden reponiert und mit je einer 4,5 mm-Zugschraube von radial und ulnar mit den Kondylen verschraubt. Der Knochendefekt proximal der Fossa olecrani wird mit autologer Spongiosaplastik aufgefüllt (Abb. 5.4 d, e). Postoperative Nachbehandlung mit Oberarmgipsschiene für 4 Wochen. 4 Monate später wird wegen Bewegungseinschränkung des Ellbogens (ROM 90/30/0°) die Metallentfernung und gleichzeitig eine Arthrolyse durchgeführt. Dabei fällt eine Bewegungshemmung durch Pannusbildung am Processus coronoideus auf. Nach Entfernung wird ein intraoperativer ROM von 130/10/0° erreicht. Gleichzeitig wird die eingesteifte Schulter mobilisiert. 7 Monate nach Unfall ist das Ergebnis subjektiv und objektiv gut. Keine Schmerzen bei freibeweglicher Schulter und praktisch wenig eingeschränktem Ellbogen (ROM 120/10/0°), trotz einer Varusfehlstellung von 10° (Abb. 5.4 f, g).

Anmerkung
Die Fixation des rekonstruierten, gelenktragenden Blocks als Ganzes an die dia-/metaphysären Fragmente sollte möglichst anatomisch und übungsstabil erfolgen. Kleinere, devitalisierte Fragmente der Trümmerzone können entfernt, der Defekt mit Spongiosaplastik oder Zement aufgefüllt werden. Der Zement hat gegenüber einer Spongiosaplastik den Vorteil der primär stabileren Strukturbildung. Dabei sollte die Fossa olecrani zur Vermeidung eines Extensionsdefi-

Abb. 5.4. a, b Die gelenktragenden distalen Humerusfragmente sind kaum untereinander disloziert. Ausgeprägt ist die suprakondyläre Trümmerzone bei osteoporotischem Knochen. c Im postoperativen Bild wird das Ausmaß der suprakondylären Trümmerzone, die beide Hauptsäulen mitbetrifft, deutlich. Dadurch ist eine primäre Stabilisierung zwischen den gelenktragenden Fragmenten und dem Schaft erschwert. d, e In der 2. Osteosynthese wird durch die langen, die Gegenkortikalis fassenden Schrauben nach Anbringen einer ulnaren Neutralisationsplatte eine bessere Stabilität erreicht. Eine leichte Varusstellung wird in Kauf genommen. f, g Vollständige Konsolidation der Fraktur. Der Gelenkspalt ist kaum verschmälert trotz Anzeichen arthrotischer Veränderungen im Sinne osteophytärer Ausziehungen

5 Ellbogenfrakturen beim Erwachsenen

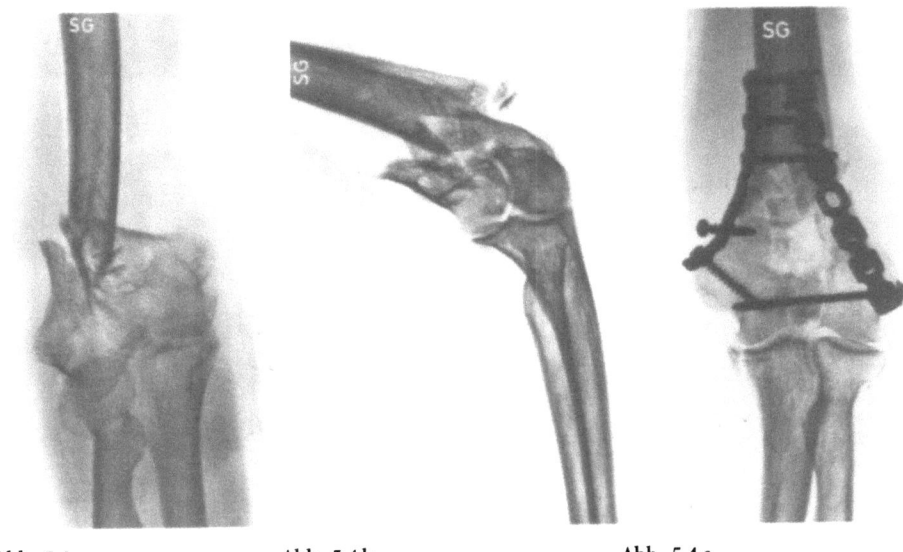

Abb. 5.4 a   Abb. 5.4 b   Abb. 5.4 c

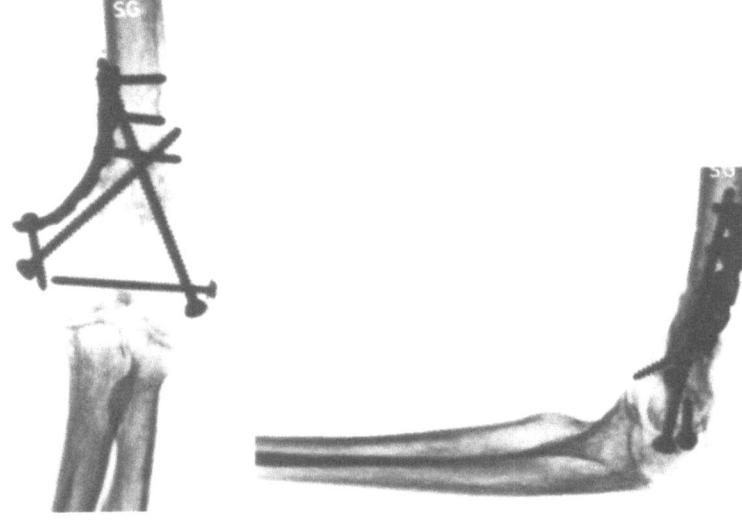

Abb. 5.4 d   Abb. 5.4 e

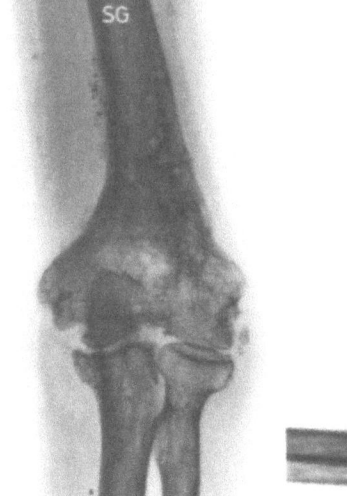
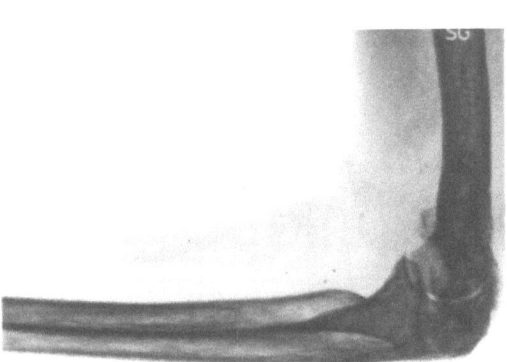

Abb. 5.4 f   Abb. 5.4 g

zits freigelassen werden. Das Prinzip der Fixation mit Schrauben und 2 Platten entlang der Kondylensäulen wurde im vorliegenden Beispiel zwar beachtet, die biomechanisch ungünstige Antekurvation, die stets mit einem Rotationsfehler zwischen Kondylen und Epiphyse einhergeht, konnte jedoch nicht ausreichend stabilisiert werden.

Abb. 5.5. a Sagittale Abscherfraktur des radialen Kondylus durch Stauchungstrauma des Radius. Die Capitulumgelenkfläche ist imprimiert. b Maximale Stabilität durch minimale Osteosynthese

Fall 5: Fraktur des Condylus radialis mit lateral-sagittalem Verlauf, B1

Problemstellung
Offene radiale Abscherfraktur 1. Grades des Kondylus sowie Radiusköpfchentrümmerfraktur.

Anamnese
22jährige Patientin ist als Beifahrerin mit dem Auto verunglückt.

Klinik
Durchspießungswunde am distalen lateralen Oberarm. Starke Schwellung des Ellbogens (Abb. 5.5.a).

Therapie
In Rückenlage radialseitiger Hautschnitt. Das Capitulum humeri ist vollständig destruiert, der Gelenkknorpel liegt teilweise in der Subcutis. Das Radiusköpfchen wird belassen, da 2/3 der gelenkbildenden Fläche erhalten sind. Anatomische Reposition des radialen Epikondylus und Osteosynthese mit Antigleitplättchen sowie Zugschraube (Abb. 5.5 b). Postoperative Nachbehandlung mit einer Oberarmgipsschiene und aktiv assistierter Mobilisation des Ellbogens.

Verlauf
Bei Austritt am 9. postoperativen Tag wird eine F/E 120/20/0° und eine freie Pro-/Supination notiert. 7 Wochen postoperativ wird subjektiv eine Wetterfühligkeit angegeben, objektiv besteht ein Bewegungsumfang von 100° (F/E 115/5/0°). 1 Jahr postoperativ persistiert eine geringe Wetterfühligkeit, das Streckdefizit stört subjektiv wenig (F/E 125/15/0°). Die Pro-/Supination ist seitengleich. Wegen eines gewissen Operationsrisikos wird vorerst auf eine Metallentfernung verzichtet.

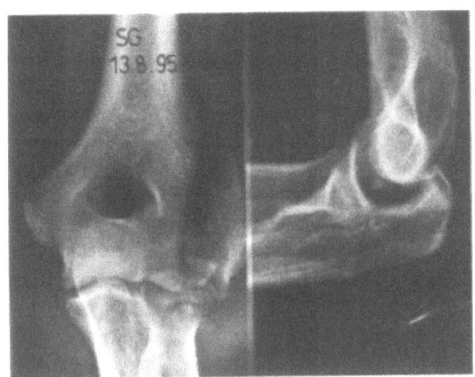

Abb. 5.5 a

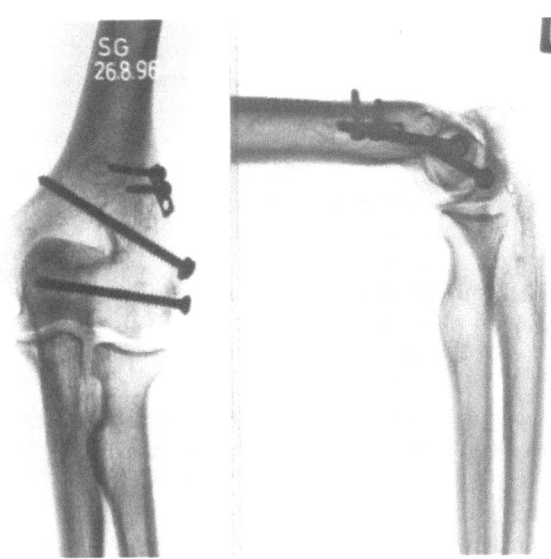

Abb. 5.5 b

Fall 6: Intraartikuläre bikondyläre T-Fraktur mit querem epiphysärem Verlauf, C1.3

Problemstellung
Die Fixation des radialen Kondylenfragmentes an den Humerusschaft zeigt eine Tendenz zur Dislokation.

Anamnese
15jährige Schülerin stürzt im Schulsport beim Hochsprung auf den rechten Arm.

Klinik
Schwellung und schmerzhafte Bewegungseinschränkung des rechten Ellbogens. Periphere Sensomotorik intakt (Abb. 5.6 a).

Therapie
Operation mit Hautschnitt längs zentriert über dem Olekranon. Zugang medial, lateral und durch einen Längsschnitt in der Mitte der Trizepssehne. Reposition und temporäre Kirschner-Drahtfixation des radialen und ulnaren Kondylus. Darstellen und Weghalten des N. ulnaris. Das 2 cm breite Zwischenfragment wird zwischen dem ulnaren Fragment und dem Humerusschaft eingepaßt. Fixation des radialen Hauptsegmentes mit einer 3,5 mm-Zugschraube an den Humerusschaft. Dorsales Antigleitplättchen wegen Tendenz zur Dislokation des radialen Humerusfragmentes (Abb. 5.6 b, c). Postoperativ funktionelle Nachbehandlung mit einer Oberarmgipsschiene und aktiv assistierter Mobilisation des Ellbogens.

Verlauf
3 Monate postoperativ ROM 130/5/0°, Pro-/Supination frei. Nach 5 Monaten keine Verbesserung der Beweglichkeit mit ROM 125/5/10° und Druckdolenz im Sulcus ulnaris. 1 Jahr nach Operation Osteosynthesematerialentfernung bei guter Beweglichkeit.

Anmerkung
Allein mit den 3 Zugschrauben können die Rotationskräfte nicht gehalten werden. Hier genügte eine kleine dorsale Antigleitplatte, um die bereits intraoperativ manifest werdende radiale Dislokationstendenz zu neutralisieren.

Abb. 5.6. a Bei der jugendlichen Patientin ist die suprakondyläre Frakturzone nicht zertrümmert, sondern weist nur ein größeres Fragment auf. b, c Die dorsale Antigleitplatte an der radialen Metaphyse verhindert die Dislokation des radialen Pfeilers. Die queren Zugschrauben vermitteln eine primäre Stabilität, während die Platten der Neutralisation dienen. Deutlich sichtbar ist die mit Spongiosa aufgefüllte suprakondyläre Zone

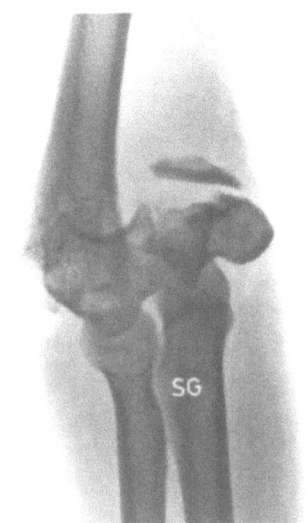 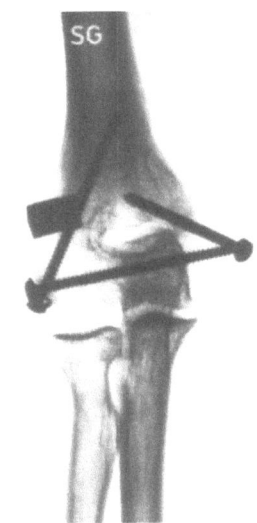

Abb. 5.6 a   Abb. 5.6 b

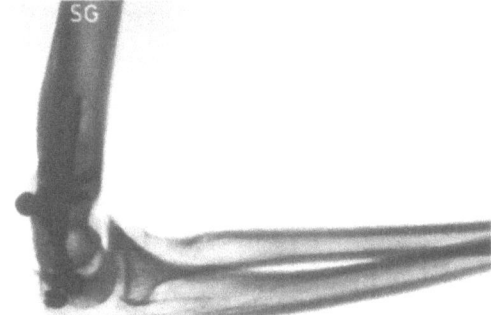

Abb. 5.6 c

Fall 7: Artikulärer und suprakondylärer Mehrfragmentbruch, C3

Problemstellung
Defektfraktur zwischen den gelenktragenden Fragmenten, dem Schaft und den beiden Kondylensäulen bei alter Patientin mit osteoporotischem Knochen (Abb. 5.7 a–c).

Anamnese
79jährige Patientin rutscht vor dem Haus beim Treppensteigen aus und stürzt auf den rechten Ellbogen.

Klinik
Offene transkondyläre Humerusfraktur 1. Grades rechts. Periphere Sensomotorik und Zirkulation intakt.

Therapie
Operation in Bauchlage mit dorsalem Hautschnitt, Zugang beidseits des M. triceps brachii. Zur besseren Darstellung Olekranonosteotomie. Darstellung des N. ulnaris. Aufbau der Trochlea und temporäre Kirschner-Drahtfixation. Rekonstruktion des radialen Pfeilers und Fixation an den Schaft mit einer Drittelrohrplatte. Fixation des ulnaren Kondylus an den Schaft mit einer Rekonstruktionsplatte. Einbringen querer Zugschrauben. Homologe Spongiosaplastik in den Defekt zwischen gelenktragendem Block und Schaft. Cerclage der Olekranonosteotomie (Abb. 5.7 d, e). Postoperative Nachbehandlung mit einer Oberarmgipsschiene und aktiv assistierter Mobilisation des Ellbogens.

Verlauf
2 Wochen postoperativ ROM 100/30/0°. In der Jahreskontrolle persistiert eine klinisch kaum relevante Bewegungseinschränkung ROM 130/10/0°, die Pro-/Supination ist frei.

Anmerkung
Bei osteoporotischem Knochen alter Patienten ist die suprakondyläre Frakturzone häufig zertrümmert und nicht mehr rekonstruierbar. Der Defekt kann mit Spongiosaplastik oder Zement aufgefüllt werden.

Abb. 5.7 a–e. Vollständige Zertrümmerung der suprakondylären Frakturzone und Luxation des ulnaren Pfeilers

5 Ellbogenfrakturen beim Erwachsenen 93

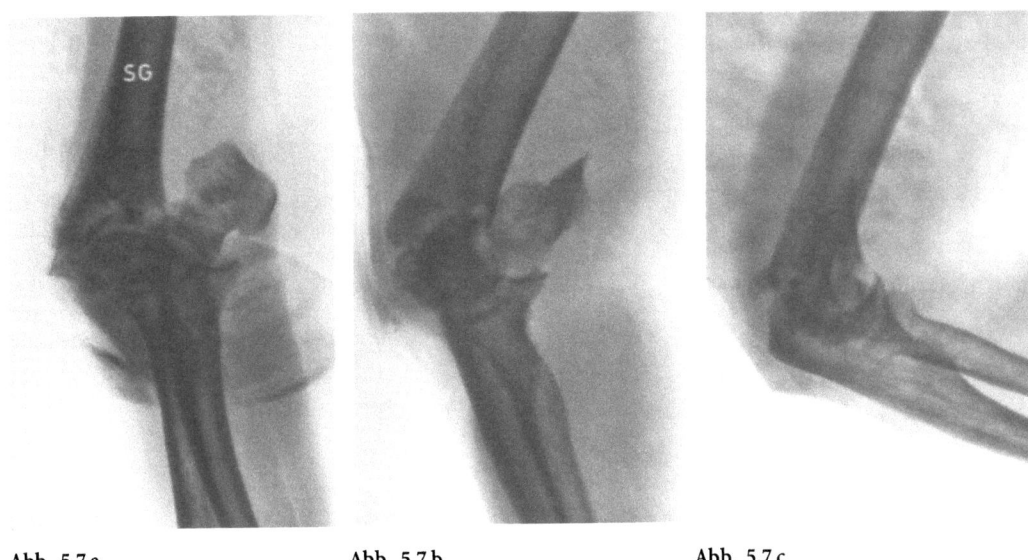

Abb. 5.7 a   Abb. 5.7 b   Abb. 5.7 c

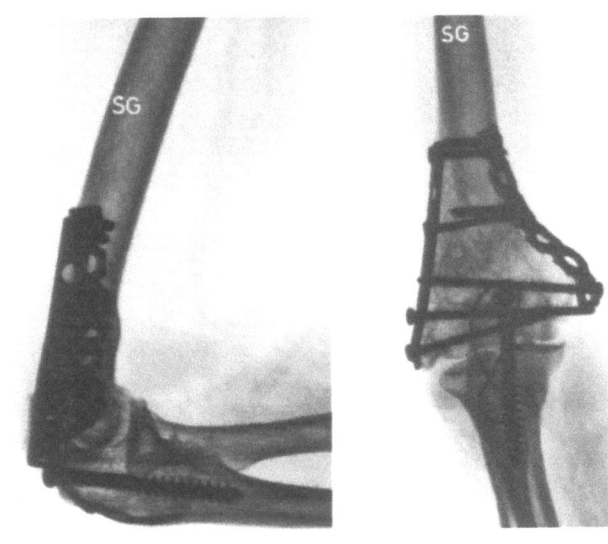

Abb. 5.7 d   Abb. 5.7 e

Fall 8: Intraartikuläre bikondyläre Fraktur mit epi-/metaphysär reichender Trümmerzone, C3.3

Problemstellung
Die Fixation des Kondylenfragmentes an den Humerusschaft zeigt eine Tendenz zur Dislokation.

Anamnese
46jähriger Fahrradfahrer stürzt bei einem Verkehrsunfall.

Klinik
Offene, distale Humerustrümmerfraktur 1. Grades des rechten Ellbogens mit Durchspießung (Abb. 5.8 a, b).

Therapie
Hautschnitt ulnar und radial mit Exzision der Perforationsstelle. Osteosynthese der gelenktragenden Fragmente. Reposition und Fixation des radialen und ulnaren Kondylus. Das 2 cm breite Zwischenfragment wird zwischen dem ulnaren Fragment und dem Humerusschaft eingepaßt. Fixation des radialen Hauptfragmentes mit einer 3,5 mm-Zugschraube mit Unterlagscheibe an den Humerusschaft. Dorsales Antigleitplättchen wegen Tendenz zur Dislokation des radialen Fragmentes (Abb. 5.8 c, d). Postoperativ funktionelle Nachbehandlung mit einer Oberarmgipsschiene und aktiv assistierter Mobilisation des Ellbogens.

Verlauf
Einen Monat postoperativ ROM 115/30/0°, Pro-/Supination frei. Radiologisch ist die Fraktur zusammengesintert. Nach 2 Monaten Verschlechterung der Beweglichkeit mit ROM 90/25/0° aktiv, passiv 100/15/0°. 4 Monate postoperativ ist die Fraktur radiologisch konsolidiert. In den folgenden Monaten nimmt die Extension ab, die Flexion kann verbessert werden. Nach 11 Monaten wird ein ROM 120/30/0° gemessen, die Pro-/Supination ist frei. Der Patient ist mit dem Ergebnis zufrieden und wünscht keine Osteosynthesematerialentfernung.

Anmerkung
Die Trümmerzone zwischen den Kondylen besteht bei diesem biologisch jüngeren Patienten zwar aus wenigen größeren Fragmenten, erschwert aber die Fixation der distalen Fragmente an den Schaft. Häufige Folge einer instabilen Osteosynthese ist die sekundäre Dislokation der Kondylen. Ein postoperatives Extensiondefizit bis zu 30° wird subjektiv oft besser als erwartet toleriert und stellt keine große Beeinträchtigung im Alltag dar.

Abb. 5.8. a, b Die Epiphyse ist in 3 wenig dislozierte Hauptfragmente frakturiert. Die Dislokation des Schaftes in Varusstellung und nach dorsoradial wird durch die metaphysäre Trümmerzone schwieriger zu halten. c, d Die Frakturkonsolidation erfolgt in Varusstellung. Die ulnare Säule ist zusammengesintert, da die beiden schrägen Schrauben ungenügend gegenüber dem Schaft stabilisierten. Die Fossa olecrani ist kollabiert und verhindert eine vollständige Extension

5 Ellbogenfrakturen beim Erwachsenen 95

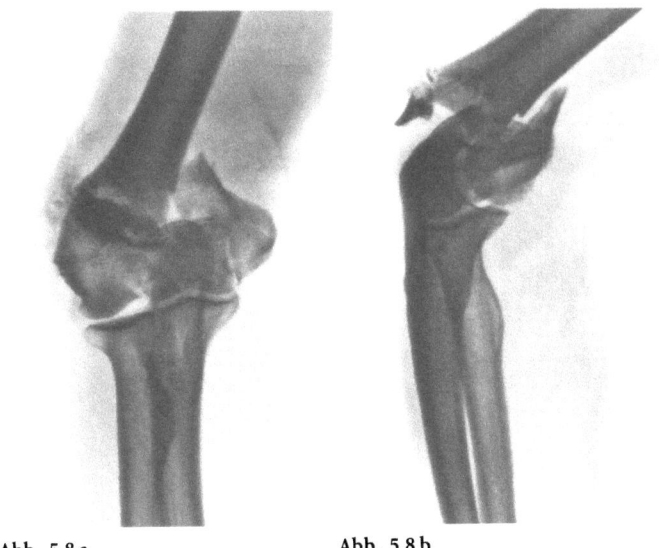

Abb. 5.8 a Abb. 5.8 b

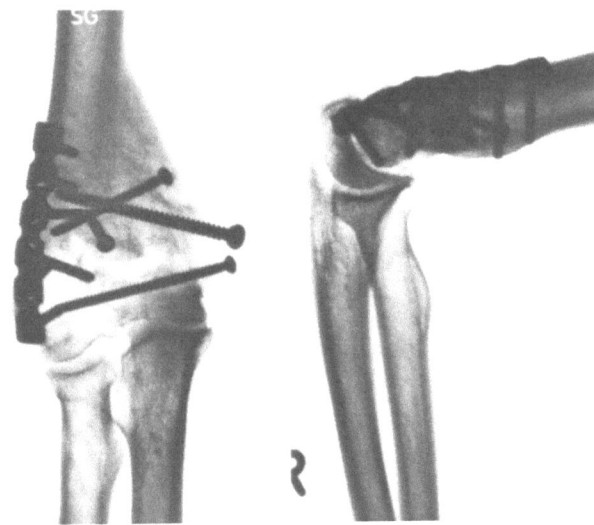

Abb. 5.8 c Abb. 5.8 d

Fall 9: Unikondyläre Epiphysenfraktur mit medial-sagittalem Verlauf, B2

Problemstellung
Epiphysenfrakturen bei Kindern.

Anamnese
11jähriger Schüler balanciert auf einem Faß, verliert das Gleichgewicht und stürzt auf den ausgestreckten rechten Arm (Abb. 5.9 a, b).

Klinik
Schwellung des rechten Armes, schmerzhaft eingeschränkte Beweglichkeit. Radiologisch handelt es sich um eine dislozierte transepiphysäre Fraktur des lateralen Condylus humeri (Salter IV).

Therapie
Hautschnitt über dem Epicondylus radialis. Spalten der Muskelfaszie des M. triceps brachii und der Handextensoren. Offene Reposition und Kirschner-Drahtfixation (Abb. 5.9 c, d). Postoperativ Oberarmgips für 6 Wochen.

Verlauf
Nach 6 Wochen Entfernung des Oberarmgipses und der Kirschner-Drähte. Übergang zu freier, selbständiger Mobilisation. Nach 1 Jahr subjektiv und objektiv gutes Ergebnis mit freier, seitengleicher Beweglichkeit ohne Achsenfehlstellung (Abb. 5.9 e, f).

Anmerkung
Epiphysenfrakturen müssen anatomisch reponiert und meist mit Kirschner-Draht fixiert werden, um Wachstumsstörungen mit asymmetrischem Wachstum und Achsenfehlstellung nach Monaten und Jahren zu vermeiden. Die Nachbehandlung mit Oberarmgips führt bei Kindern zu keiner Bewegungseinschränkung des Ellbogens.

Abb. 5.9. a, b Radial verläuft die Fraktur proximal, schräg zur Epiphysenfuge, dieser entlang nach ulnar und zwischen Trochlea und Capitulum senkrecht ins Gelenk. c, d Die offene Reposition wird mit 2 Kirschner-Drähten gehalten. e, f Korrekte Achsenstellung nach 1 Jahr. Die Epiphysenfuge ist noch sichtbar

5 Ellbogenfrakturen beim Erwachsenen 97

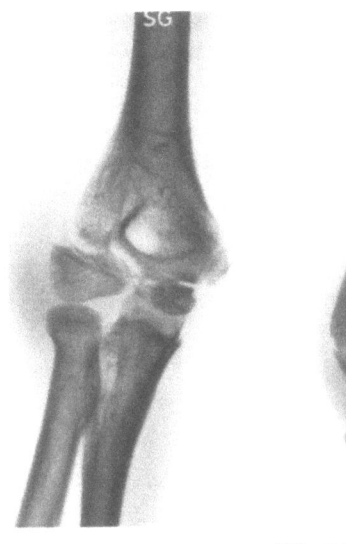

Abb. 5.9 a   Abb. 5.9 b

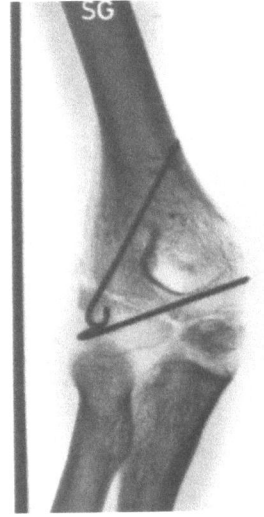

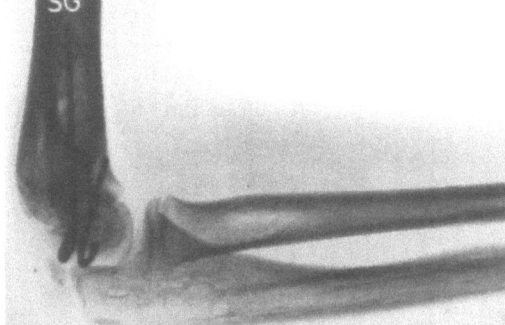

Abb. 5.9 d

Abb. 5.9 c

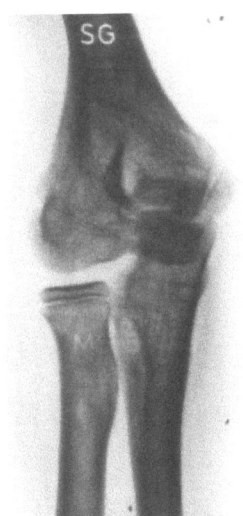

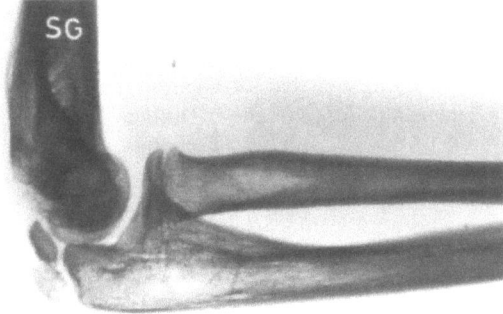

Abb. 5.9 f

Abb. 5.9 e

Fall 10: Bikondyläre Y-Fraktur mit einfachem artikulärem Verlauf und suprakondylärem Mehrfragmentbruch, C2

Problemstellung
Kombination einer Fraktur des distalen Radius mit Subluxation des distalen radioulnaren Gelenkes; postoperative Radialisparese.

Anamnese
12jähriger Schüler stürzt von einer Mauer auf den linken Ellbogen.

Klinik
Suprakondyläre Humerustrümmerfraktur links mit N.-medianus-Schwäche (Abb. 5.10a). Zusätzlich distale Radiusfraktur mit Subluxation des distalen Radioulnargelenkes am selben Arm (Galeazzi-Fraktur) (Abb. 5.10b).

Therapie
Darstellung des N. ulnaris und des N. radialis durch einen ulnaren und radialen Zugang. Der Radialis verläuft direkt über der Fraktur und wird durch ein radiales Fragment überdehnt. Reposition der Fraktur und Kirschner-Drahtfixation (Abb. 5.10c, d). Geschlossene Reposition der distalen metaphysären Radiusfraktur. Postoperativ zuerst Oberarmgipsschiene, dann Oberarmgips für insgesamt 6 Wochen in Supination.

Verlauf
Postoperativ wird eine Radialisparese festgestellt. Am 5. postoperativen Tag wird ein Kirschner-Draht zurückgezogen. In der Folge regrediert die Radialisparese, ein Oberarmgips wird angelegt. Nach 6 Wochen Entfernung des Gipses und der Kirschner-Drähte bei radiologischer Konsolidation der Fraktur. Eine Oberarmgipsschiene wird für 2 weitere Wochen belassen, anschließend der Ellbogen freigegeben zur selbständigen Mobilisation. In der abschließenden Kontrolle nach 5 Monaten besteht ein Streckdefizit im Ellbogen von 10°, die Pro-/Supination ist seitengleich frei (Abb. 5.10e, f). Die Radialisparese hat sich vollständig erholt.

Anmerkung
Die Radialisparese war hauptsächlich frakturbedingt und präoperativ nicht offensichtlich.

Eine zusätzliche Schädigung durch Dehnung bei der intraoperativen Reposition ist denkbar. Die Plazierung der Kirschner-Drähte hatte kaum einen Einfluß.

Abb. 5.10. **a** Die Frakturdislokation im Röntgenbild erklärt die posttraumatische Medianussymptomatik. **b** Im Seitenbild ist die Subluxation im distalen Radioulnargelenk deutlich sichtbar. **c, d** Die Reposition und Fixation ist ohne Rotationsfehler gelungen, der 60°-Winkel zwischen Schaft und gelenktragender Epiphyse ist wiederhergestellt. **e, f** Ausheilung der Fraktur mit prominenter Kallusbildung am radialen Kondylus. Die Epiphysenfuge ist intakt

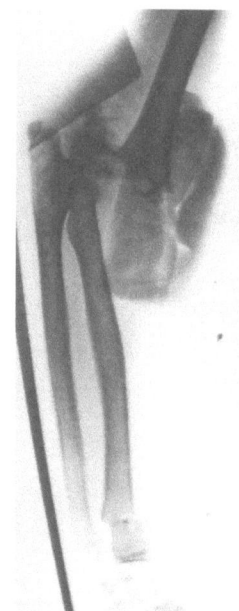

Abb. 5.10a

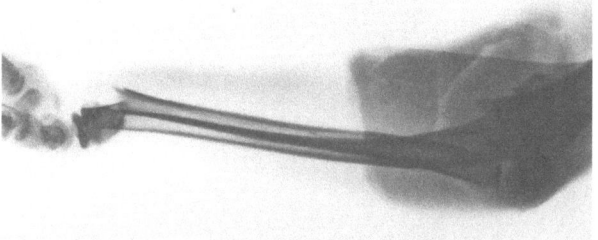

Abb. 5.10b

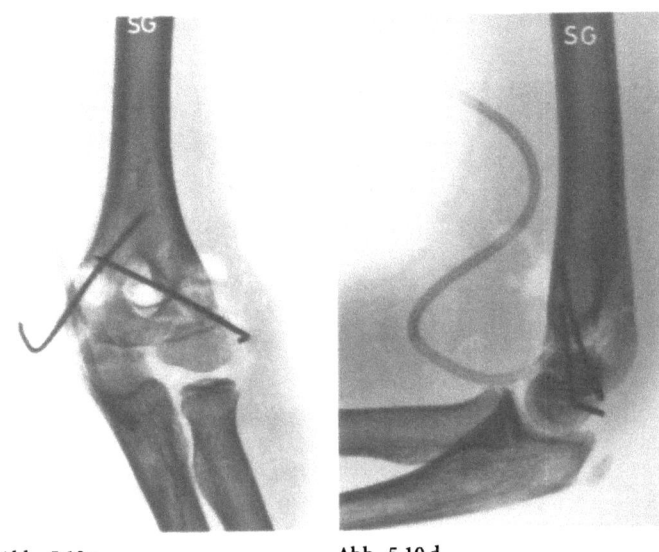

Abb. 5.10 c Abb. 5.10 d

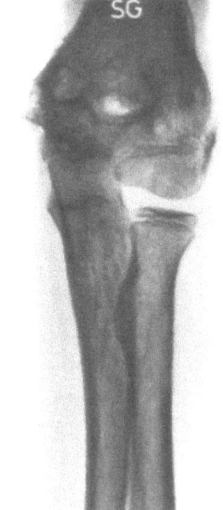
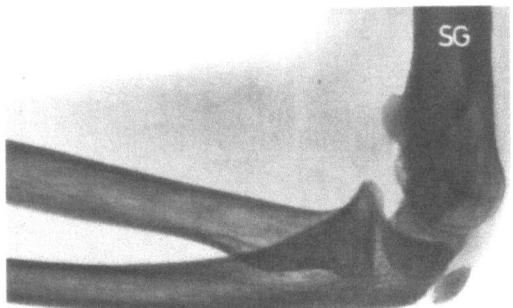

Abb. 5.10 e Abb. 5.10 f

Fall 11: Intraartikuläre bikondyläre Fraktur mit epi-/metaphysär reichender Trümmerzone, C3.3

Problemstellung
Plattenbruch.

Anamnese
85jähriger Patient stürzt auf einer Treppe auf den linken Ellbogen (Abb. 5.11 a, b).

Klinik
Schmerzhafte Schwellung und Bewegungseinschränkung des linken Ellbogens. Periphere Sensomotorik und Zirkulation intakt.

Therapie
Dorsoradialer Hautschnitt. Reposition sowie Kirschner-Drahtfixation des ulnaren und radialen Fragmentes. Ulnar wird eine Drittelrohrplatte fixiert, durch das distalste Loch lange Zugschraube nach proximal. Verbindung des Fragmentes mit dem Humerusschaft durch eine schräge Stellschraube. Eine transversale Verschraubung ist wegen der schalenförmigen Konfiguration des radialen Fragmentes nicht möglich (Abb. 5.11 c, d). Postoperative Nachbehandlung mit einer Oberarmgipsschiene für 4 Wochen.

Verlauf
3 Monate postoperativ bricht die Drittelrohrplatte, die Fraktur fällt auseinander. Die Trochleafragmente sind nicht konsolidiert (Abb. 5.11 e, f). 3 Wochen später wird eine Reosteosynthese über den gleichen Zugang durchgeführt. Der N. ulnaris wird mit Narbenspatel mobilisiert, er liegt luxiert neben dem Epicondylus ulnaris. Entfernung der Drittelrohrplatte; die radiale Kondylensäule ist stabil, die ulnare instabil (Abb. 5.11 g, h). Eine Halbrohrplatte wird ganz ulnar als Antigleitplatte befestigt, sie hält die Trochlea in Position. Zusätzliche Stabilisierung der Trochlea zum Epicondylus radialis mittels einer Schraube. Verschrauben des proximalen T-Fragmentes mit dem radialen Humerusschaft. Intraoperative Flexion bis 140°. 3 Wochen postoperativ ROM 110/40/0°, die Schulter ist steif. 7 Wochen nach der 2. Osteosynthese tritt eine Ulnarissymptomatik bei Besserung der Extension auf. Weitere 2 Monate später ist der Patient schmerzfrei, verspürt jedoch eine Hyperästhesie im Ulnarisbereich; ROM 120/15/0°.

Anmerkung
Die Osteosynthese war primär nicht stabil und führte zum Plattenbruch.

Abb. 5.11. a Das a.-p.-Unfallbild zeigt das Ausmaß der Fraktur deutlich. b Im Seitenbild lassen nur gewisse Hinweise auf eine ausgedehntere Fraktur schließen: die sanduhrförmige Kontur der Fossa olecrani fehlt, Ausbruchfragmente kubital, der Winkel zwischen Schaft und Epiphysenachse ist zu spitz (vgl. h). c Postoperativ sind die gelenktragenden Fragmente nicht reponiert und fixiert. Der Schaft steht nach radial versetzt. d Rotationsfehlstellung des ulnaren Kondylus. e, f Verglichen mit den Unfallbildern ist die Fraktur nach 3 Monaten ulnar in die ursprünglichen Fragmente zerfallen. Die Drittelrohrplatte bricht an der schwächsten Stelle durch Materialermüdung, da die Osteosynthese die Fraktur nicht ruhigstellte. g, h Die Reosteosynthese gestaltet sich einfacher, da die Fixation an die konsolidierte radiale Kondylensäule möglich ist

5 Ellbogenfrakturen beim Erwachsenen

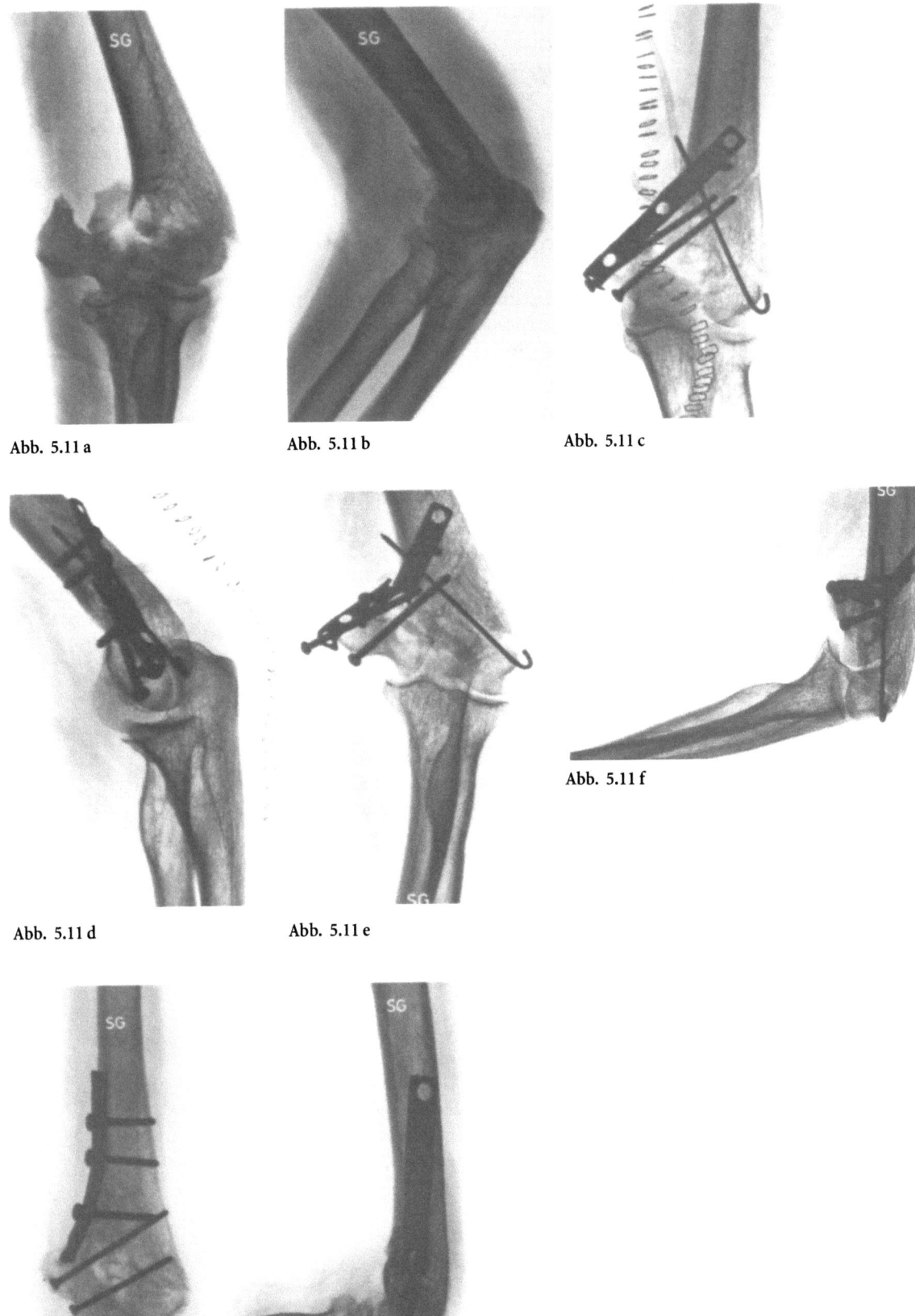

Abb. 5.11 a

Abb. 5.11 b

Abb. 5.11 c

Abb. 5.11 d

Abb. 5.11 e

Abb. 5.11 f

Abb. 5.11 g, h

Fall 12: Artikuläre unikondyläre Fraktur mit Fraktur des Capitulums und der Trochlea humeri, B3.1

Problemstellung
Capitulumfraktur.

Anamnese
35jähriger Patient rutscht aus und stürzt auf den linken flektierten Ellbogen.

Klinik
Schmerzhafte Schwellung und Bewegungseinschränkung des linken Ellbogens. Periphere Sensomotorik und Zirkulation intakt. Radiologisch Trümmerfraktur des radialen Kondylus (Abb. 5.12 a).

Therapie
Radialer Hautschnitt und Zugang auf den Epikondylus nach Durchtrennung der Extensorenaponeurose. Spongiosaunterfütterung des schalenförmigen, konvexen Fragmentes und Fixation an das Capitulum humeri mit einer Herbert-Schraube. Ein 2. Fragment wird mittels Kirschner-Draht fixiert. Die dorsale Defektzone wird mit einer homologen Spongiosaplastik aufgefüllt. Reposition des Epikondylus, der in sich transversal gespalten ist. Fixation mit Kirschner-Draht und Spongiosazugschraube mit Unterlagscheibe dorsal längs (Abb. 5.12 b, c). Postoperative Nachbehandlung mit einer Oberarmgipsschiene.

Verlauf
Am 14. postoperativen Tag scheint das mit der Herbert-Schraube fixierte Fragment verkippt. 6 Wochen postoperativ ist die Fraktur radiologisch noch nicht konsolidiert. Aktiv assistierte Mobilisation des Ellbogens. 2 Monate postoperativ ist die Extension stark eingeschränkt (ROM 120/65/0°). Radiologisch ist die Fraktur konsolidiert; die Spongiosaschraube ist nicht sicher in der Fossa olecrani fixiert. 5 Monate postoperativ persistiert ein großes Extensionsdefizit (ROM 120/ 50/0°). Radiologisch ist es zu einer Fragmentnekrose und Ausbildung einer pseudoarthrotischen Verbindung am Capitulum humeri gekommen. Die Indikation zur Fragmententfernung, Arthrolyse und Metallentfernung wird gestellt.

Nach Osteosynthesematerialentfernung tritt intraoperativ keine Besserung der Extension ein. Entfernung der Herbert-Schraube und des nekrotischen Fragmentes. Nach Arthrolyse ist die Beweglichkeit deutlich besser (ROM 130/15/0°). Als Platzhalter wird ein distal gestielter Sehnenstreifen der Extensorenmuskulatur ins Gelenk eingeschlagen. 6 Wochen nach dem Eingriff ist der Patient subjektiv zufrieden. Teilweise treten radial Schmerzen auf; die Pro-/Supination ist seitengleich frei. Ein Flexionsdefizit von 10° und ein Extensionsdefizit von 5° persistieren.

Anmerkung
Defektfrakturen am Capitulum können zu einer radialen Instabilität des Ellbogens führen, wenn das Radiusköpfchen keine Abstützfläche am Humerus hat.

Abb. 5.12. a Das ulnare Kompartiment ist intakt geblieben, wohingegen das Radiusköpfchen das Capitulum durch den Sturz auf den Ellbogen in Flexion und Valgus zertrümmert hat. b, c Die Herbert-Schraube im gelenktragenden Teil kann tief genug versenkt werden, ohne den Knorpel der korrespondierenden Gelenkfläche zu zerstören. Die Spongiosaschraube und der proximale Kirschner-Draht fixieren das Capitulum an die radiale suprakondyläre Säule

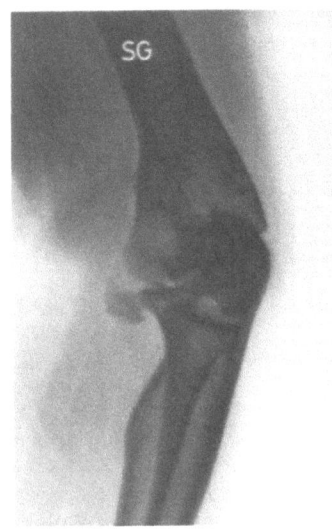 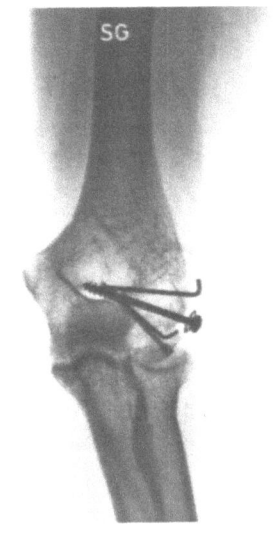 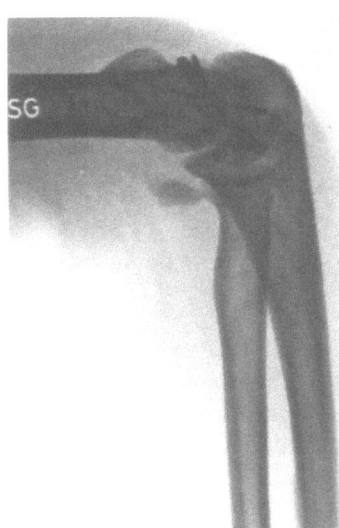

Abb. 5.12 a   Abb. 5.12 b   Abb. 5.12 c

Fall 13: Artikuläre bikondyläre Mehrfragmentfraktur mit epi-/metaphysär bis diaphysär reichender Trümmerzone, C3.2

Problemstellung
Plattenausriß.

Anamnese
64jährige Patientin kollidiert als Fahrradfahrerin mit einem Lastwagen und stürzt.

Klinik
Schmerzhafte Schwellung und Bewegungseinschränkung des rechten Ellbogens. Periphere Sensomotorik und Zirkulation intakt. Offene distale Humerusfraktur 1. Grades (Abb. 5.13 a, b).

Therapie
Dorsaler Längsschnitt und Zugang radial und ulnar des M. triceps brachii. Anschlingen des N. ulnaris. Reposition und Fixation der gelenktragenden Fragmente mit einer Kortikalisstellschraube von radial her. Reposition des Gelenkkomplexes an den Humerusschaft. Überbrückung der suprakondylären Frakturzone mit 2 Kleinfragmentrekonstruktionsplatten radial und ulnar (Abb. 5.13 c, d). Postoperative Nachbehandlung mit einer Oberarmgipsschiene.

Verlauf
Am 18. postoperativen Tag Plattenausriß (Abb. 5.13 e, f) und Reosteosynthese über den gleichen Zugang. Anschlingen des N. ulnaris. Ulnar wird das Osteosynthesematerial entfernt, radial nur die distale Spongiosaschraube. Reposition und Anpassen einer Rekonstruktionsplatte ulnar, längere Spongiosaschrauben ulnar und radial (Abb. 5.13 g, h). Mit autologer Spongiosaplastik aus dem dorsalen Beckenkamm wird der Defekt im mittleren Bereich aufgefüllt. Postoperativ Parästhesien des N. ulnaris. 2 und 3,5 Monate postoperativ ist die Flexion/Extension eingeschränkt (ROM 120/40/0°), die Pro-/Supination zu 1/3. Radiologisch ist die Fraktur konsolidiert, die Trochlea zeigt jedoch eine Stufe und eine Schraube ist gelockert. 9 Monate nach der Reosteosynthese hat sich die Flexion verbessert (ROM 130/40/0°). Neurologisch unveränderte N.-ulnaris-Symptomatik. Nach 10 Monaten Osteosynthesematerialentfernung sowie Neurolyse und Ventralverlagerung des N. ulnaris. 16 Monate nach der Metallentfernung stürzt die Patientin und zieht sich eine undislozierte intraartikuläre Fraktur des Epicondylus humeri radialis zu (Abb. 5.13 i, j). Konservative Therapie mit einer Gipsschiene. Nach Abnahme deutliches Bewegungsdefizit (ROM 105/50/0°), das sich im folgenden Monat bis zu einem Extensionsdefizit von 90° verschlechtert. Periphere Ulnarissymptomatik. 2 Monate nach der 2. Fraktur kann radiologisch eine vermutete Pseudarthrose ausgeschlossen werden. Die Patientin ist mit einem ROM von 140/45/0° zufrieden.

Anmerkung
Erst durch die längeren, die Frakturzone sicher überbrückenden Schrauben wird eine primäre Übungsstabilität erreicht. Durch Konsolidation der Spongiosaplastik wird die Mittelzone gefestigt. Die Kallusbildung in der Fossa olecrani führt jedoch zu einem durch Physiotherapie und Mobilisation nicht beeinflußbaren Extensionsdefizit.

Abb. 5.13. **a, b** Metaphysäre Trümmerzone zwischen den Hauptfragmenten der beiden Kondylen und des Schaftes. **c, d** Eine primäre Stabilität zwischen den Hauptfragmenten kann durch die beiden Platten nicht erreicht werden. Die Trümmer der Metaphyse können nicht dazu beitragen, den Hebelarm zwischen Schaft und Epiphyse aufzufangen. **e, f** Die Metaphyse ist eingebrochen und die distalen Plattenschrauben aus den gelenktragenden Fragmenten ausgerissen. **g, h** Die seitlich angebrachte ulnare Platte sitzt proximal fest verankert durch die in die Gegenkortikalis reichenden Schrauben. Dadurch kann der distal gehaltene Kondylus nicht gegenüber dem Schaft wegrotieren. **i, j** Metaphysäre Refraktur mit geringer Dislokation im Bereich der 1. Hauptfrakturlinie durch ein adäquates Trauma (Abb. 5.13. g–j S. 106)

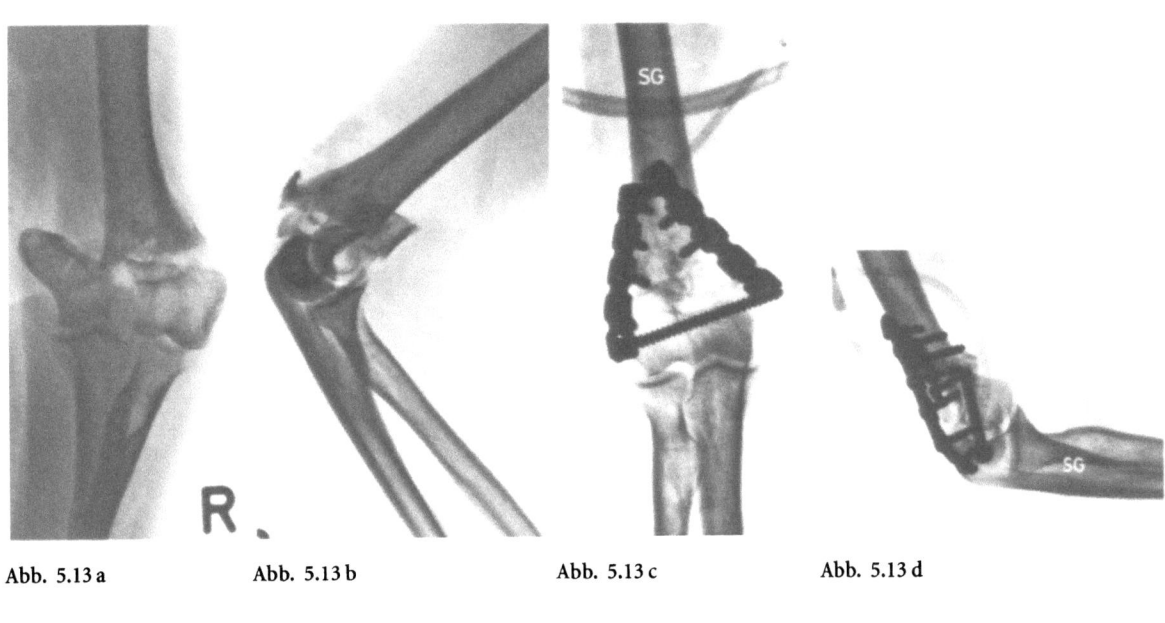

Abb. 5.13 a Abb. 5.13 b Abb. 5.13 c Abb. 5.13 d

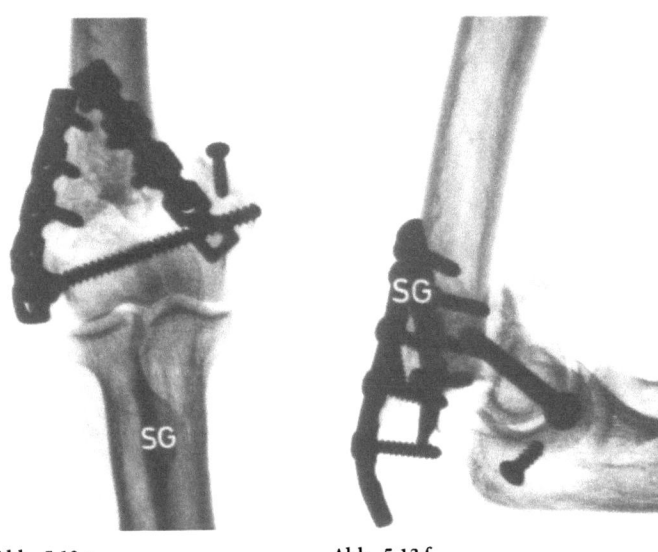

Abb. 5.13 e Abb. 5.13 f

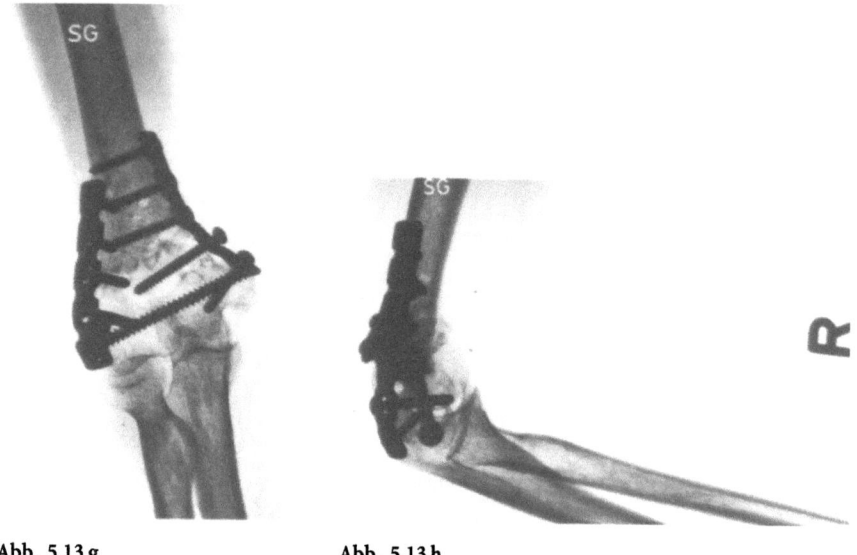

Abb. 5.13 g   Abb. 5.13 h

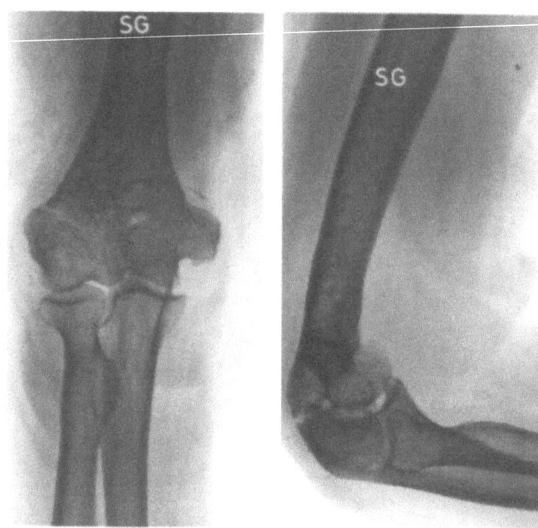

Abb. 5.13 i   Abb. 5.13 j

6 Radiusköpfchenfrakturen

F. Schuind, P. Putzeys, R. De Roover

Einleitung
Die Fraktur des Radiusköpfchens ist durch ihre Häufigkeit charakterisiert und betrifft 1,7–5,4 % aller Frakturen und 17–19 % aller Ellbogenverletzungen (33 % aller Ellbogenbrüche) [2, 6, 12, 14]. Die Radiusköpfchenfraktur entsteht entweder als Folge einer valgisierend einwirkenden Belastung, welche ein randständiges laterales Segment abschert, oder nach einer hinteren Ellbogenluxation mit ventraler Radiusköpfchenabscherung; letztendlich tritt sie nach einem direkten Aufschlag des Radiusköpfchens gegen das Capitulum humeri auf, unabhängig vom Grad der Ellbogenbeugung während des Traumas und führt zu einer Trümmerfraktur.

Die Mehrzahl der Radiusköpfchenfrakturen beim Erwachsenen (87 %) sind einfache, wenig dislozierte Frakturen. Komplizierte Brüche sind gekennzeichnet durch intraartikuläre Fragmente, durch dislozierte Frakturen sowie durch Trümmerfrakturen und stellen 13 % der komplizierten Frakturen dar [2, 6, 12, 14].

Die Radiusköpfchenfrakturen sind meistens von weiteren Knochen- und Weichteilverletzungen begleitet, insbesondere Frakturen des Capitulum humeri, der medialen Epikondylen, des Processus coronoideus, des proximalen Drittels der Ulna, der distalen Radiusextremität und des Skaphoids [1, 4]. Die Frakturen des Capitulum humeri sind oft schwierig durch Standardröntgenaufnahmen zu bestätigen. Sie werden manchmal erst während der Osteosynthese oder während einer primären Radiusköpfchenresektion diagnostiziert (Abb. 6.1). Weichteilschäden am Ellbogen werden ebenfalls häufig beobachtet und betreffen entweder das ulnare Kollateralband, das Lig. anulare oder die Membrana interossea. Radiusköpfchenfrakturen können aber auch Teil einer meist hinteren Ellbogenluxation sein.

Die röntgenologische Diagnostik der Radiusköpfchenfrakturen ist bei einfacher Standardaufnahme in 2 Ebenen schwierig. Deshalb ist eine schräge Röntgenaufnahme meist unerläßlich. Da die Fraktur i. allg. komplexer ist als es die Röntgenaufnahmen vermuten lassen, ermöglicht z. T. die Computertomographie eine bessere Veranschaulichung (Abb. 6.2). Wir empfehlen außerdem eine systematische Röntgenaufnahme des Handgelenkes, um eine Fraktur oder eine Luxation des distalen radioulnaren Gelenkes auszuschließen [3, 4, 11].

Abb. 6.1 a, b. Osteosynthese durch Verschraubung einer dislozierten Radiusköpfchenfraktur. Perioperative Diagnostik einer Fraktur des Capitulum humeri. **a** Perioperative Ansicht: Die Fraktur des Capitulum ist bereits verschraubt worden. **b** Postoperative Röntgenkontrolle

Abb. 6.2. a Röntgenbild des Ellbogengelenkes nach einem Sturz auf die obere Extremität. Verdacht auf eine Fraktur des Capitulum humeri. Das Radiusköpfchen ist schlecht sichtbar. **b** Computertomographie: Trümmerfraktur mit vorderer Luxationsfraktur des Hauptfragmentes des Radiusköpfchens. **c** Ansicht nach Radiusköpfchenresektion. Ausgezeichnetes funktionelles Ergebnis

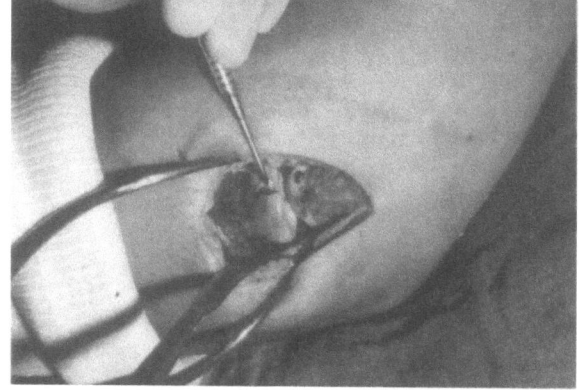

Abb. 6.1 a

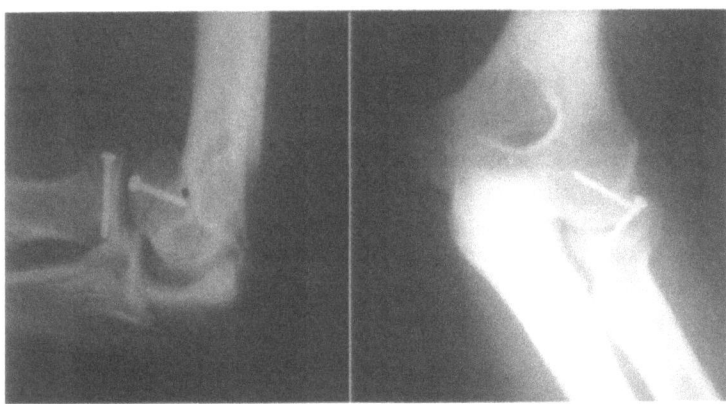

Abb. 6.1 b

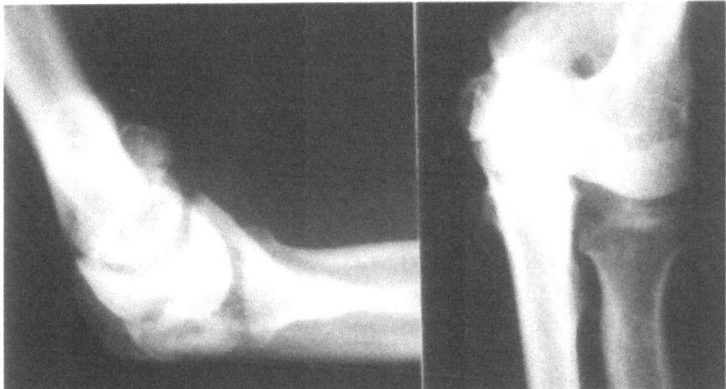

Abb. 6.2 a

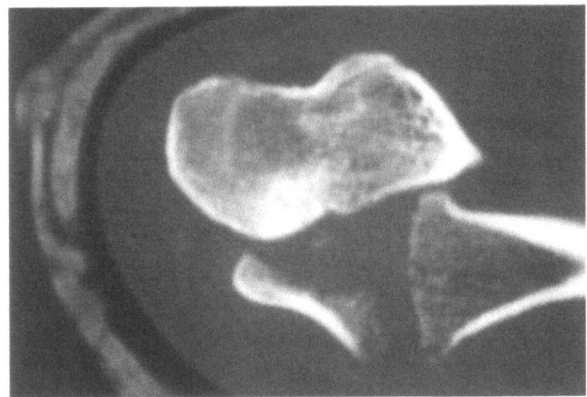

Abb. 6.2 b

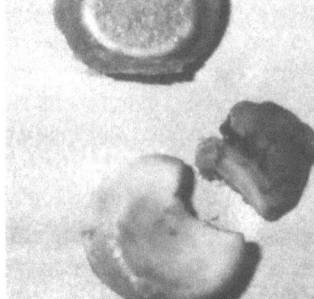

Abb. 6.2 c

Die Behandlung der isolierten Radiusköpfchenfrakturen bleibt umstritten. Wenig oder nichtdislozierte Frakturen werden i. allg., nach einer möglichen Gelenkpunktion des Hämarthros, durch eine frühzeitige Bewegungstherapie behandelt.

Bei Trümmerfrakturen wird eine Resektion des Radiusköpfchens und eine frühzeitige Mobilisierung vorgenommen. Leider sind die klinischen Ergebnisse nach der Resektion nicht immer zufriedenstellend. Es kommt z.T. zu Bewegungseinschränkungen, Schmerzen, humeroulnarer Arthrose sowie proximaler Wanderung des Radius mit radiokarpalem Konflikt und Achsenabweichung nach lateral, welche eine mechanische Kompression des N. ulnaris im Sulcus ulnaris verursachen kann.

Neuere biomechanische Studien haben es ermöglicht, die Gründe dieser nicht zufriedenstellenden Resultate nach Radiusköpfchenresektion zu verstehen.

Das Radiusköpfchen leitet ungefähr 60% der Kraftübertragung vom Unterarm zum Humerus weiter. Die Kraftübertragung ist dabei maximal in Pronationsstellung [5, 8, 13]. Nach einer Radiusköpfchenresektion erfolgt die axiale Kraftübertragung zur Ulna über die distalen radioulnaren Bänder und die Membrana interossea. Bedingt durch die Elastizität dieser Strukturen führt die Radiusköpfchenresektion unweigerlich zur proximalen Wanderung des Radius und zur Schmerzentwicklung am Handgelenk. Im Falle einer Ruptur der Membrana interossea und der radioulnaren Ligamente ist die proximale Wanderung des Radius unter dem Einfluß der axialen Kräfte noch größer und führt zu einer relativen Verlängerung der Ulna mit ulnokarpalem Konflikt und Beeinträchtigung der Pro-/Supination (Essex-Lopresti-Syndrom, Abb. 6.3). Biomechanische Studien haben ebenfalls die Rolle des Radiusköpfchens in der radialseitigen Stabilität des Ellbogengelenkes bestätigt. Bei intaktem medialen Kollateralbandapparat spielt das Radiusköpfchen nur eine zweitrangige Rolle als Valgusstabilisator des Ellbogengelenkes. Wenn der mediale Bandapparat jedoch verletzt ist, wird das Radiusköpfchen zum einzigen Stabilisator des Ellbogengelenkes während der Valgusbelastung [7]. Eine Verletzung des inneren Bandapparates bei einer Radiusköpfchenfraktur kann v.a. nach einer Ellbogenluxation beobachtet werden. In diesem Fall ergibt die Radiusköpfchenresektion eine schwere Valgusinstabilität des Ellbogengelenkes, was eine Bandrekonstruktion erforderlich macht (Abb. 6.4, S. 113). Andererseits kann eine progressive Seitenabweichung nach lateral und eine Vergrößerung des humeroulnaren Winkels („carrying-angle") nach einer Radiusköpfchenresektion beobachtet werden. Dies führt zu einer Traktion des N. ulnaris im Sulcus ulnaris (Abb. 6.5, S. 113).

Abb. 6.3. a Trümmerfraktur des Olekranons, des Radiusköpfchens und diaphysäre Fraktur der Ulna. b Radiusköpfchenresektion, Osteosynthese der Ulna mittels Zuggurtungsmontage mit 2 langen Kirschner-Drähten, die ebenfalls als Marknagelung in der Elle eingesetzt wurden. Sofortige Bewegungstherapie. c Ergebnis nach 12 Monaten: Essex-Lopresti-Syndrom mit ulnokarpalem Konflikt. Nachdruck mit freundlicher Genehmigung von F. Schuind [9]

6 Radiusköpfchenfrakturen

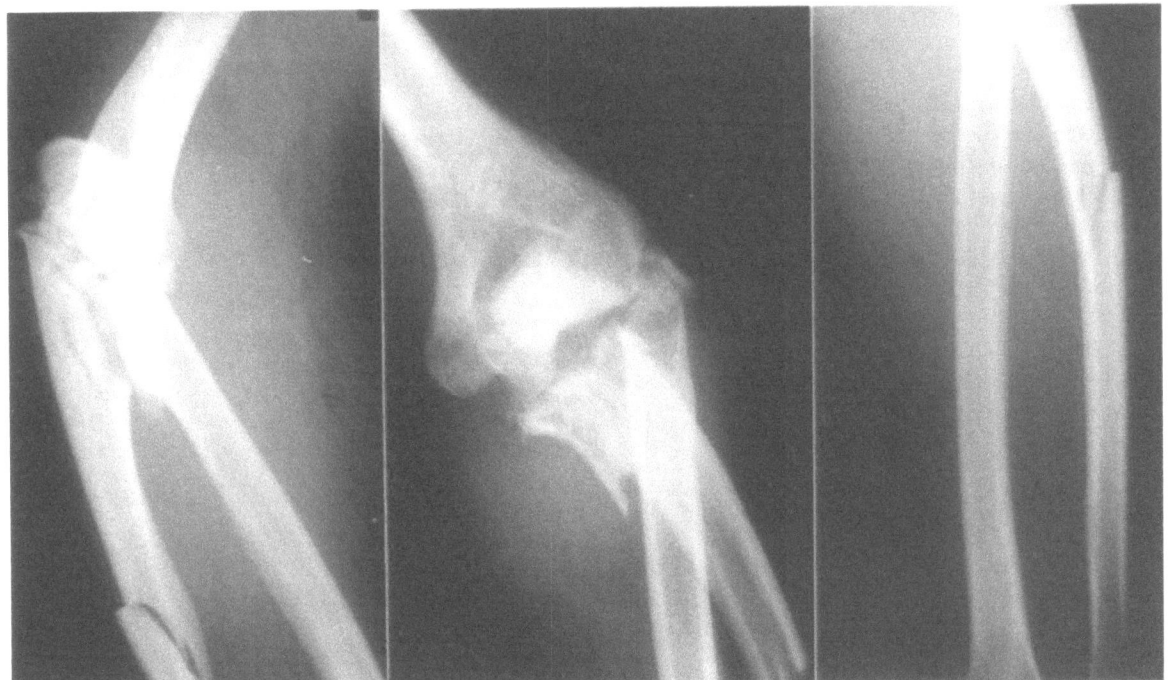

Abb. 6.3 a

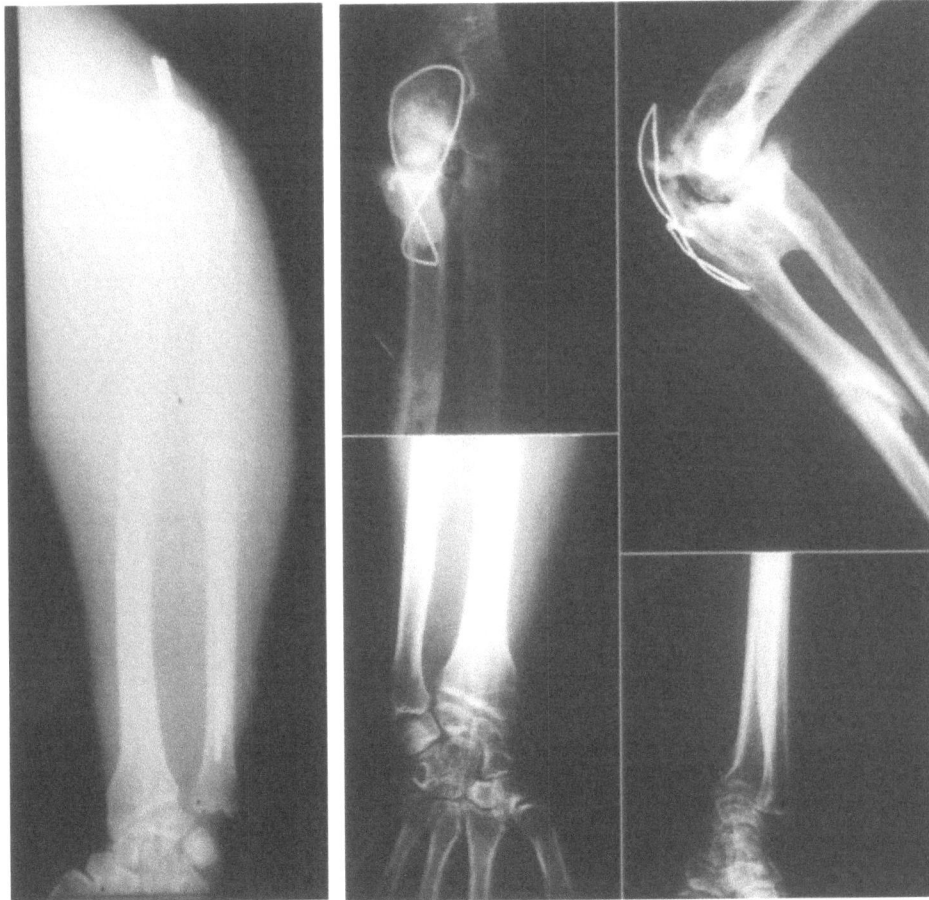

Abb. 6.3 b Abb. 6.3 c

Aus den genannten Gründen raten viele Autoren von der Radiusköpfchenresektion ab: einfache, nichtdislozierte Frakturen werden durch stabile Osteosynthesen behandelt, bei Trümmerfrakturen mit axialer und/oder seitlicher Instabilität wird der Ersatz des Radiusköpfchens durch eine temporäre oder definitive Prothese empfohlen. Die Resultate der Osteosynthese sind jedoch nicht immer zufriedenstellend (Abb. 6.6). Nach eine neueren Studie [10] gewährleisten die Silastikprothesen nur in 14% der Fälle gute Resultate, die durch eine mögliche Synovitis beeinträchtigt werden können. Um die Indikationen von Radiusköpfchenresektionen und Osteosynthesen genauer bestimmen zu können, haben wir 2 retrospektive multizentrische Studien durchgeführt. Die ersten Ergebnisse dieser Studien werden hier vorgestellt.

Abb. 6.4. a Ellbogenluxation und Radiusköpfchenfraktur. **b** Schwere seitliche Instabilität nach Radiusköpfchenresektion offenbar nach dynamischer Röntgenuntersuchung unter „gravity test". **c** Ersatzplastik mit Hilfe der Sehne des M. palmaris brevis. Nachdruck mit freundlicher Genehmigung von F. Schuind [9]

Abb. 6.5. Volar-Verlagerung des N. ulnaris im Sulcus ulnaris nach einem Cubitus valgus, der sich nach einer alten Radiusköpfchenresektion bildete

Abb. 6.6. Mißerfolg nach einer Osteosynthese des Radiusköpfchens mit Wanderung der Kirschner-Drähte, Pseudarthrose und avaskulärer Nekrose des Radiusköpfchens

6 Radiusköpfchenfrakturen 113

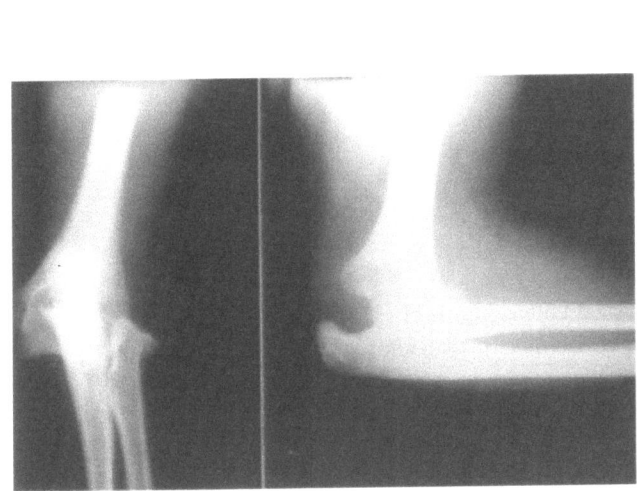

Abb. 6.4 a

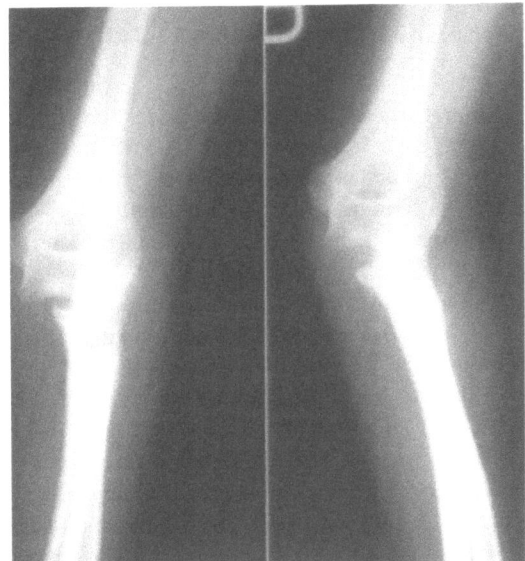

Abb. 6.4 b

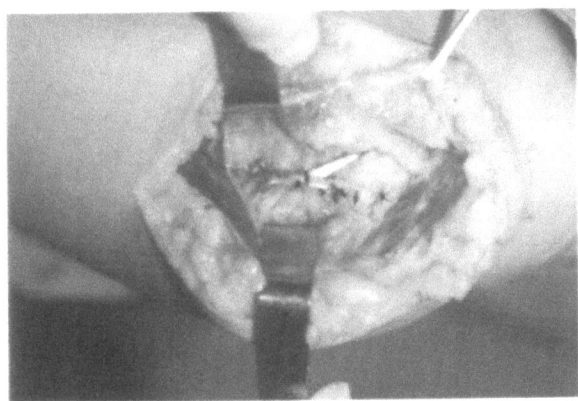

Abb. 6.4 c

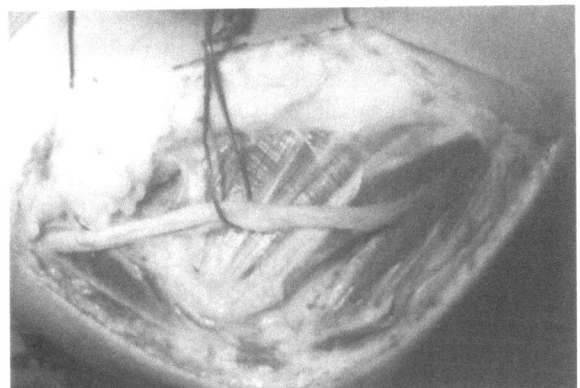

Abb. 6.5

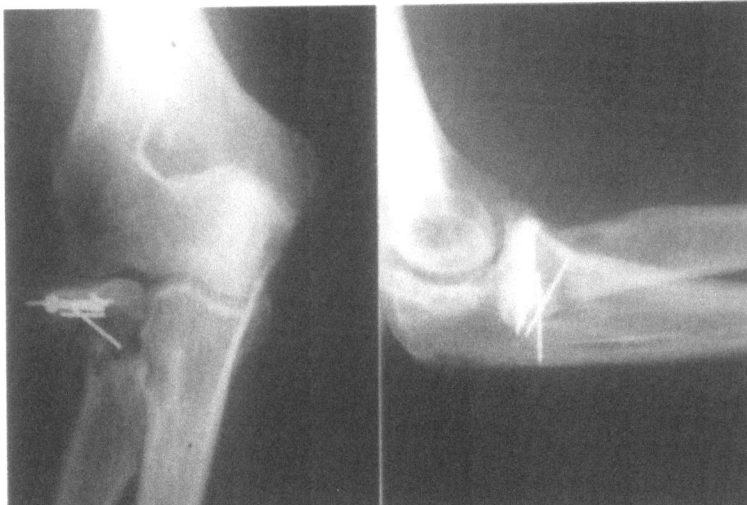

Abb. 6.6

Langfristige klinische Ergebnisse nach Radiusköpfchenresektion

Die retrospektive multizentrische Studie* betraf 58 Patienten, die wegen einer frischen Fraktur (< 3 Monate) mit einer Radiusköpfchenresektion behandelt wurden. Die Patienten wurden nach einem Intervall von mindestens 1 Jahr nachkontrolliert (Durchschnitt: 8 Jahre). In 64 % der Fälle handelte es sich um Trümmerfrakturen, 95 % der Frakturen waren intraartikulär.

Als postoperative Komplikationen fanden wir in 15 % der Fälle eine Ellbogengelenkinstabilität, in 7 % neurologische Verletzungen (N. radialis, N. interosseus posterior) und in 5 % eine Algodystrophie.

Bei der Nachuntersuchung waren nur 36 % der Patienten schmerzfrei. Der andere Patiententeil klagte über mehr oder weniger intensive Schmerzen: bei 7 % der Betroffenen war die tägliche Einnahme von Schmerztabletten erforderlich. Die Schmerzen waren meistens am Ellbogen lokalisiert, 16 % der Patienten klagten jedoch auch über Schmerzen am Handgelenk. Klinische Untersuchungen zeigten ein durchschnittliches Streckdefizit von 10°. Bei 57 % der Patienten wurde ein Cubitus valgus gemessen, der im Extremfall bis zu 25° betrug (durchschnittlich: 10°).

Radiologisch beobachtet man in 67 % der Fälle die Entwicklung von mehr oder weniger schwerer humeroulnarer Arthrose. Eine Demineralisierung des Capitulum humeri wurde bei 23 % der Patienten festgestellt. Die kubitale Varianz war in den meisten Fällen leicht positiv (durchschnittlich: + 1 mm). Kein Fall von radioulnarer Synostose konnte beobachtet werden. In 33 % des Patientengutes wurden heterotope Ossifikationen festgestellt, in 22 % wurde eine proximale Wanderung des Radius diagnostiziert, in 13 % ein ulnokarpaler Konflikt und in 25 % eine laterale Instabilität beobachtet. 67 % der Patienten hatten nach dem Ellbogenleistungsindex der Mayo Clinic ein gutes oder ausgezeichnetes Resultat.

Langfristige klinische Ergebnisse nach Osteosynthesen des Radiusköpfchens

Das Krankengut der multizentrischen Studie** umfaßte 113 Patienten. Die Frakturen waren meistens komplex, mit 2 oder mehreren Fragmenten in 52 % der Fälle. Trümmerfrakturen wurden in 20 % der Fälle diagnostiziert. Bei 81 % der Verletzungen handelte es sich um intraartikuläre Frakturen.

---

* R. De Roover, T. Nguyen, F. Schuind (Brüssel, Belgien), O. Barbier (Louvain-en-Woluwe, Belgien), P. Denuit, S. Van Eeckhoudt (Tournai, Belgien), Y. Hallet (Brüssel, Belgien), D. Pichereou (Caen, Frankreich), B. Vandekerckhove (Brugge, Belgien), F. Van Innis (Charleroi, Belgien), E. Van Oost (Aals, Belgien).

**M. Meulemans, T. Nguyen C. Melot, F. Schuind (Brüssel, Belgien), P. Delincé (Brüssel, Belgien), P. Ducarmois (Charleroi, Belgien), K. Kemper (Köln, Deutschland), C. Jantea (Düsseldorf, Deutschland), J.-P. Moerman (Gand, Belgien), J. Puigdellivol (Barcelona, Spanien), St. Rehart (Köln, Deutschland), P. Reynders (Tielt-Winge, Belgien), G. Senwald (St. Gallen, Schweiz), D. Stoffelen (Leuven, Belgien), F. Van Innis (Charleroi, Belgien), V. Voet (Brüssel, Belgien).

Eine Osteosynthese durch Verschraubung wurde in 77 % der Verletzungen durchgeführt. Eine anatomische Rekonstruktion konnte jedoch nur in 71 % der Frakturen erreicht werden. Signifikante perioperative Komplikationen traten auf: 1 tiefe Sepsis, 2 Verletzungen des N. radialis, sekundäre Dislokationen in 3 %, eine Radiusköpfchennekrose in 6 % der Fälle, 2 Pseudarthrosen und 3 Fälle von Algodystrophie. 32 % der Patienten benötigten eine Reoperation nach einer mittleren Dauer von 3,5 Monaten: entweder zur sekundären Radiusköpfchenresektion oder zur Metallentfernung.

Bei der Nachuntersuchung (durchschnittlich: 14 Monate) waren nur 52 % aller Patienten schmerzfrei. Eine annähernd normale Bewegungsfreiheit konnte bei der Mehrzahl der Patienten festgestellt werden. Dennoch wurde eine Beugung von weniger als 120° bei 12 % der Patienten, bei 12 % ein Streckdefizit von über 30°, bei 12 % eine Pronation unter 60° und bei 27 % eine Supination von weniger als 60° festgestellt. Degenerative arthrotische Veränderungen wurden in 29 % der Fälle beobachtet. Heterotope Ossifikationen wurden bei 7 % aller Frakturen diagnostiziert. Das Endergebnis wurde ebenfalls nach dem Mayo-Clinic-Ellbogenleistungsindex beurteilt: es betrug in 80 % der Fälle ein gutes oder ausgezeichnetes Resultat.

Diskussion

In bezug auf die Ergebnisse der 2 multizentrischen Studien empfehlen wir folgendes Therapiekonzept: Wenig oder nichtdislozierte Radiusköpfchenfrakturen werden einer frühzeitigen Bewegungstherapie unter Kontrolle eines Physiotherapeuten zugeführt. Eine Ruhigstellung durch Gipsverband muß verhindert oder aber auf wenige Tage beschränkt werden. Am Anfang wird eine wöchentliche Nachuntersuchung durchgeführt, bei der die Mobilität des Ellbogengelenkes untersucht wird. Regelmäßige Röntgenkontrollen schließen eine sekundäre Dislokation der Frakturen aus. Der Patient wird nach der primären Untersuchung über das Risiko einer möglichen sekundären Dislokation mit daraus resultierender Operation aufgeklärt. Jede sportliche Tätigkeit oder manuelle Arbeit bleibt während 3 Monaten untersagt.

Unkomplizierte intraartikuläre dislozierte Frakturen werden reponiert, verschraubt und sofort mobilisiert. Im Falle einer Bewegungseinschränkung nach einigen Monaten wird eine Reoperation mit sekundärer Radiusköpfchenresektion oder Metallentfernung in Erwägung gezogen. Dislozierte Halsfrakturen werden verschraubt oder u. U. durch eine sonst bei Kindern übliche Marknagelung versorgt.

Bei intraartikulären Trümmerfrakturen empfehlen wir eine primäre Radiusköpfchenresektion. Wird dabei auf der perioperativen dynamischen Röntgenaufnahme eine axiale oder laterale Instabilität des Ellbogengelenkes diagnostiziert, empfehlen wir eine primäre Radiusköpfchenprothese.

Klinische Beispiele

Fall 1: Nichtdislozierte Fraktur, mit früher Bewegungstherapie behandelt

Problemstellung
Bilaterale nichtdislozierte Fraktur des Radiushalses (Abb. 6.7 a, b).

Anamnese
39jähriger Gynäkologe, Rechtshänder, Sturz beim Snowboarden auf beide Handgelenke in Beugestellung, Ellbogen gestreckt.

Therapie
Frühe Bewegungstherapie unter Aufsicht eines Physiotherapeuten. Wöchentliche Röntgenaufnahmen (Abb. 6.7 c, d) bestätigen die progressive Heilung ohne sekundäre Dislokation. Sportliche Aktivität untersagt während 3 Monaten.

Ergebnis
Volle Funktion beider Ellbogen.

Anmerkung
Der Hämarthros wurde nicht abpunktiert. Die Ruhigstellung durch einen Gipsverband sollte wegen des Risikos der Bewegungseinschränkung vermieden werden. Nachuntersuchungen mit Röntgenkontrollen sind während der ersten Wochen unentbehrlich, um eine mögliche sekundäre Dislokation zu diagnostizieren, die dann durch eine Osteosynthese oder durch eine Radiusköpfchenresektion behandelt werden sollte.

Abb. 6.7. a, b Bilaterale Radiushalsfraktur, nichtdisloziert, sofortige Bewegungstherapie. **c, d** Röntgenkontrolle 2 Monate nach dem Unfall

6 Radiusköpfchenfrakturen

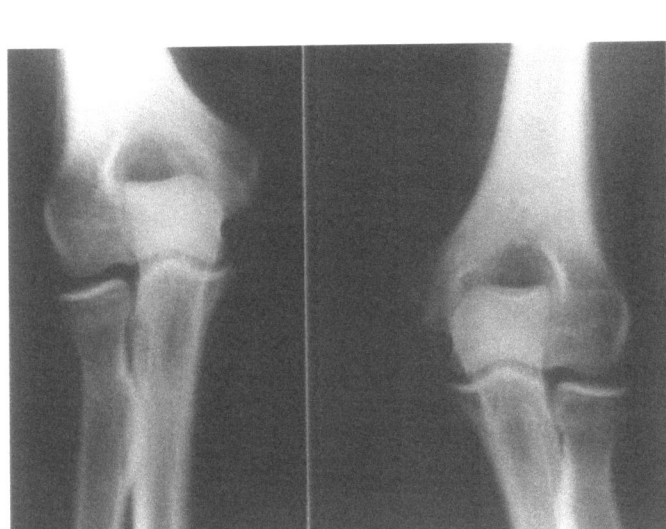
Abb. 6.7 a

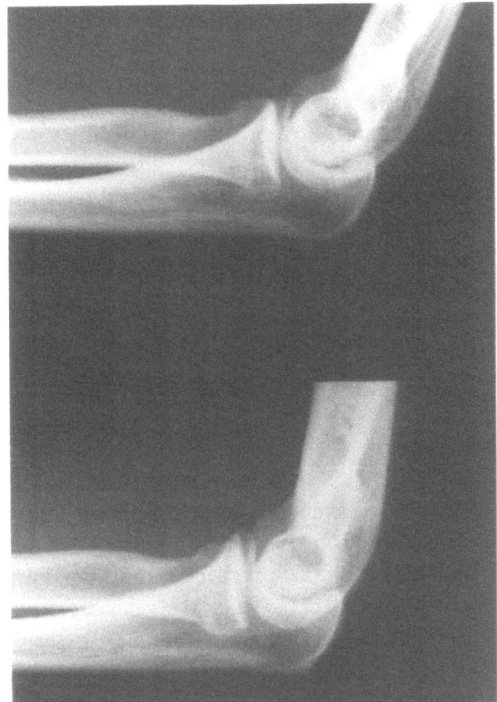
Abb. 6.7 b

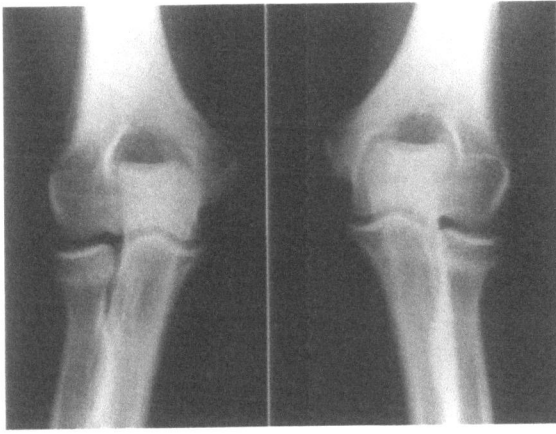
Abb. 6.7 c

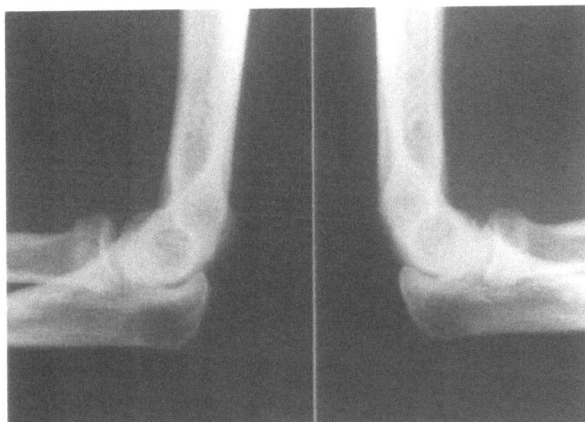
Abb. 6.7 d

Fall 2: Trümmerfraktur, mit Radiusköpfchenresektion behandelt

Problemstellung

Radiusköpfchentrümmerfraktur (Abb. 6.8 a).

Anamnese

59jährige Patientin, im Ausland gestürzt und nach Belgien zurückgebracht.

Therapie

Einige Tage nach dem Sturz Behandlung durch Radiusköpfchenresektion. Anschließend Bewegungstherapie während 2 Monaten.

Ergebnis

Kontrolle nach 5 Jahren (Abb. 6.8 b). Subjektiv sehr zufrieden. Keine Schmerzen, keine Bewegungseinschränkung. Objektiv: Extension −10°, Cubitus valgus von 18°, mäßige laterale Instabilität. Im Röntgenbild leichte Entkalkung des Capitulum humeri, leichte Verkalkungen am Radiushals. Anfang von degenerativer Entwicklung zwischen Trochlea humeri und Ulna.

Anmerkung

Die Radiusköpfchenresektion infolge Trümmerfrakturen führt normalerweise zu einem ausgezeichneten funktionellen Ergebnis, jedoch entwickelt sich mittelfristig ein Cubitus valgus, welcher zu einer Traktion des N. ulnaris im Sulcus ulnaris führen kann. Radiologisch findet man Zeichen degenerativer Entwicklung am humeroulnaren Gelenk mit möglicher später Arthrose, die aber generell gut toleriert wird.

Abb. 6.8. a Schwere, dislozierte Trümmerfraktur des Radiusköpfchens. b Ergebnis 5 Jahre nach der Radiusköpfchenresektion

6 Radiusköpfchenfrakturen

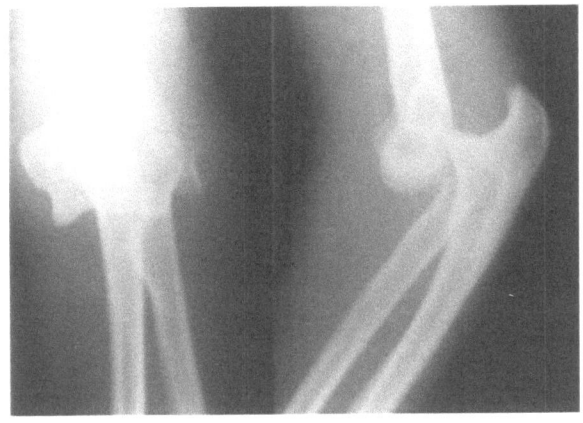 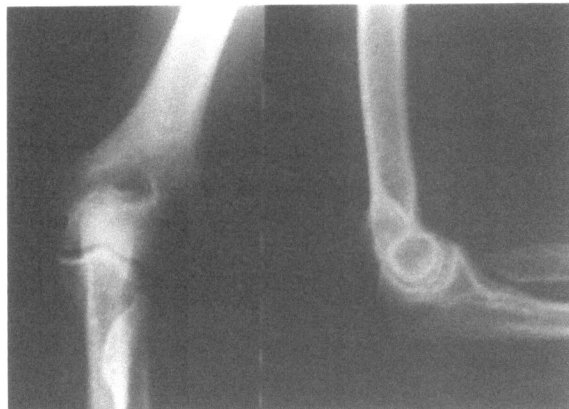

Abb. 6.8 a	Abb. 6.8 b

Fall 3: Extraartikuläre Radiushalsfraktur bei einem Kind nach einer Marknagelung

Problemstellung
3fache Unterarmfraktur: dislozierte Fraktur am Processus styloideus radii, dislozierte Radiushalsfraktur, dislozierte Fraktur des proximalen Drittels der Ulna (Abb. 6.9 a).

Anamnese
14jähriger Junge, Sportunfall.

Therapie
Notfallosteosynthese durch Marknagelung mit einem Kirschner-Draht (1,5 mm), der durch offenen Zugang im mittleren Drittel des Radius eingeführt wurde. Anatomische Reposition des Radiusköpfchens mit Hilfe des Kirschner-Drahtes, dessen proximales Ende vorgebogen wurde. Die Frakturen des distalen Radius und der Ulna wurden ebenfalls mit Kirschner-Drähten behandelt (Abb. 6.9 b, c). Ruhigstellung durch Gipsverband.

Ergebnis
Metallentfernung 6 Wochen nach dem Unfall. Volle Funktionsfähigkeit am Ellbogengelenk sowie am Unterarm und am Handgelenk. Radiologisch: Heilung der 3 Frakturen.

Abb. 6.9. a Diaphysäre Fraktur der Ulna und Etagenfraktur des Radius (Radiushals und Processus styloideus radialis) bei einem 14jährigen Jungen. b 3fache Kirschner-Drahtspickung. c Einzelansicht, Radiusköpfchen

6 Radiusköpfchenfrakturen

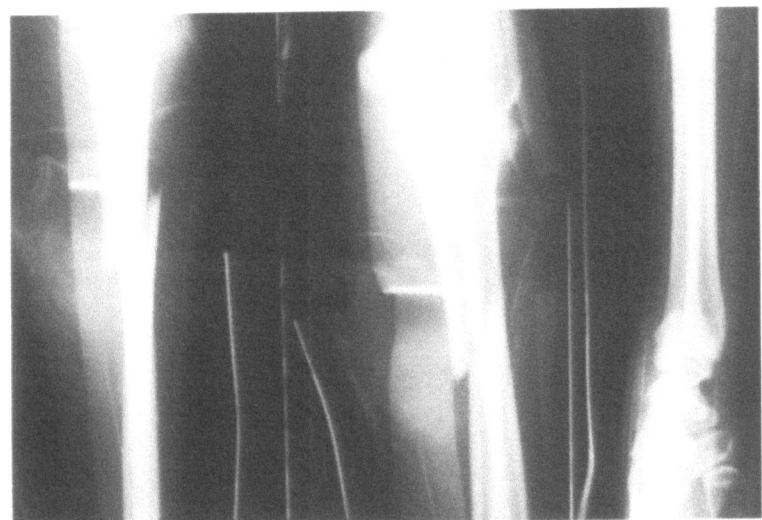

Abb. 6.9 a

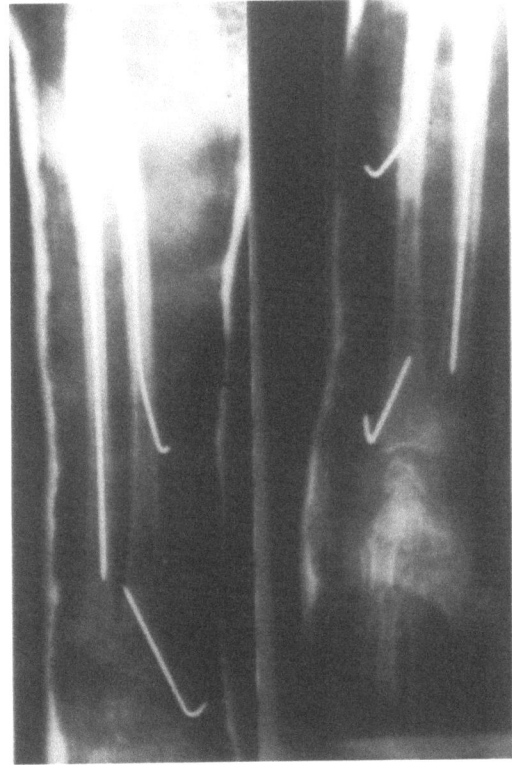

Abb. 6.9 b

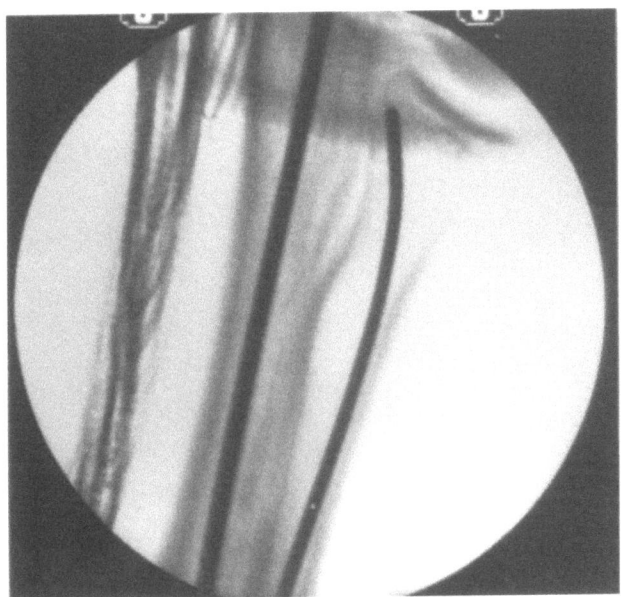

Abb. 6.9 c

Anmerkung

Die Marknagelung kann ebenso bei dislozierten Radiushalsfrakturen beim Erwachsenen durchgeführt werden (Abb. 6.10), eine Alternative ist die Osteosynthese mit Miniplättchen. Das Prinzip der Marknagelung haben wir auch im Falle einer pathologischen Fraktur am Radiushals nach Metastase eines Lebergangkarzinoms vor der Radiotherapie angewendet (Abb. 6.11).

Abb. 6.10. Marknagelung einer dislozierten Radiushalsfraktur bei einem Erwachsenen. (Abdruck freundlicherweise genehmigt von Dr. O. Gailly)

Abb. 6.11. a Pathologische Fraktur des proximalen Drittels der Speiche nach Metastase eines Lebergangkarzinoms. **b** Zugang am distalen Drittel des Radius, um eine Marknagelung auszuführen. **c** Postoperative Röntgenkontrolle

6 Radiusköpfchenfrakturen   123

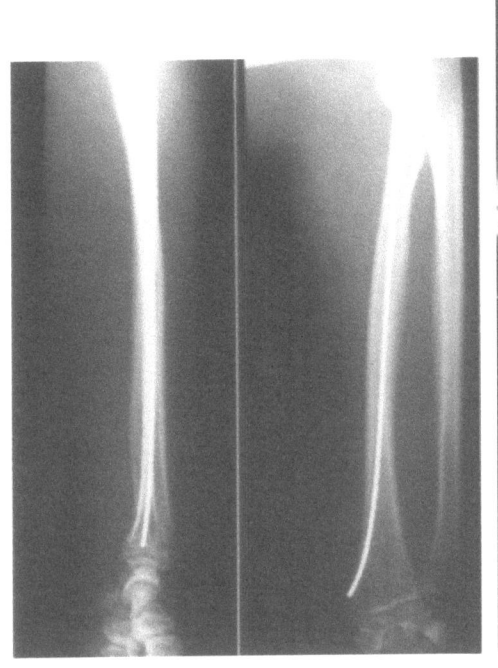

Abb. 6.10

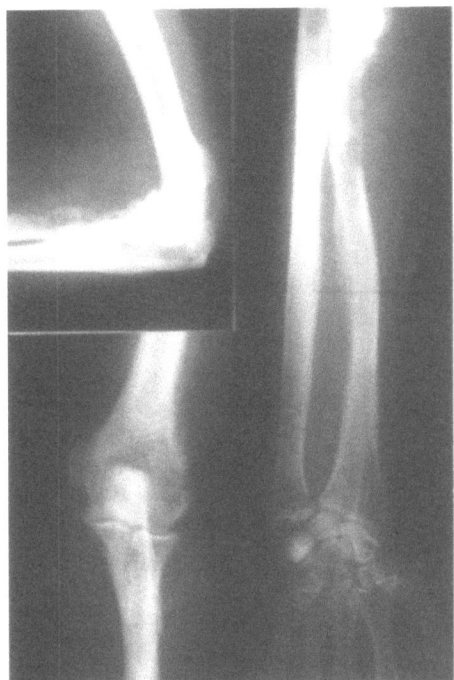

Abb. 6.11 a

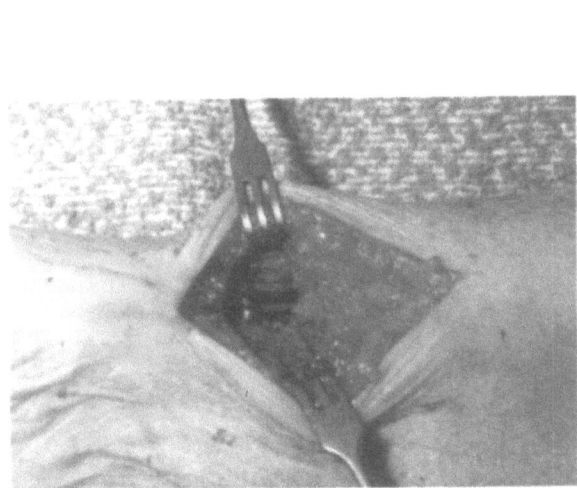

Abb. 6.11 b

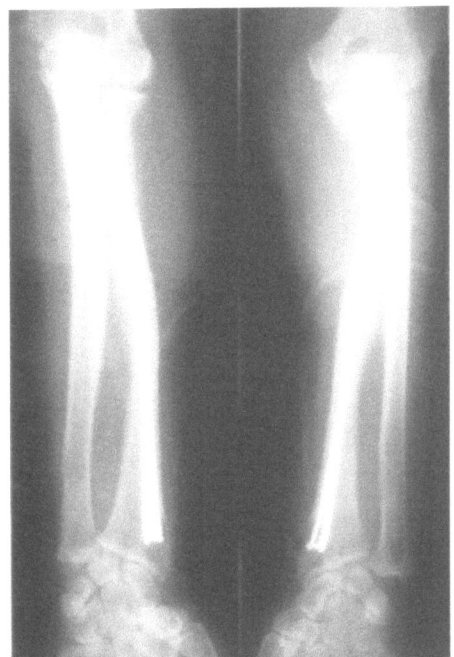

Abb. 6.11 c

Fall 4: Osteosynthese einer dislozierten Radiusköpfchenfraktur

Problemstellung
Intraartikuläre, nichtdislozierte Radiusköpfchenfraktur.

Anamnese
25jähriger Patient, Sturz von einer Leiter.

Therapie
Sofortige Bewegungstherapie, um eine Funktionseinschränkung zu vermeiden. Röntgenkontrollen 29 Tage nach dem Unfall zeigen eine sekundäre Dislokation mit Flexions- und Extensionseinschränkung (Abb. 6.12 a). Reposition und Osteosynthese mit doppelter AO-Verschraubung durch offenen Zugang und Eröffnung des Gelenkes unter Regional-Anästhesie (Abb. 6.12 b, c). Bewegungstherapie am 1. Tag nach der Osteosynthese.

Ergebnis
Fünf Monate nach dem Unfall; Funktionsschmerz und Kraftminderung, Extensionsausfall von 22°, Flexion, Pronation und Supination frei, aber schmerzhaft bei voller Supination. Fraktur geheilt, Metallentfernung. Volle Funktionsfähigkeit nach der Metallentfernung. Kontrolle nach 2 Jahren (Abb. 6.12 d): beschwerdefrei, volle Funktionsfähigkeit, radiologischer Befund normal, keine Arthrose.

Anmerkung
Die frühe Bewegungstherapie bei nichtdislozierten Frakturen kann zu einer sekundären Dislokation führen. Trotzdem raten wir immer von einem Gipsverband ab, da er zu einer Funktionseinschränkung führt. Trotz einer stabilen Osteosynthese mit sofortiger Mobilisierung entwickelte sich eine Funktionseinschränkung am Ellbogen. Eine Metallentfernung 5 Monate nach der Osteosynthese war, wie in vielen Fällen, erforderlich.

Abb. 6.12. a Sekundäre Dislokation einer nichtdislozierten Radiusköpfchenfraktur. b, c Osteosynthese mit 2-AO-Minischrauben. d Röntgenkontrolle nach 2 Jahren

6 Radiusköpfchenfrakturen 125

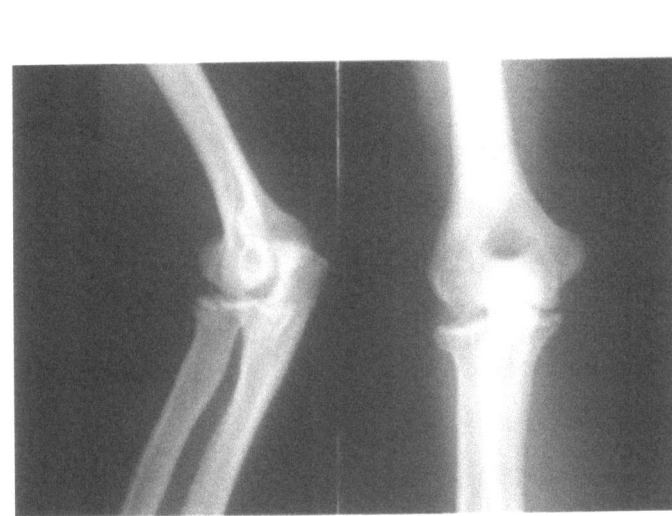

Abb. 6.12 a

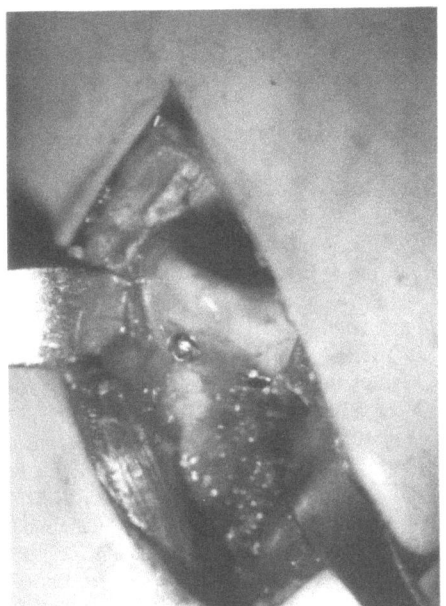

Abb. 6.12 b

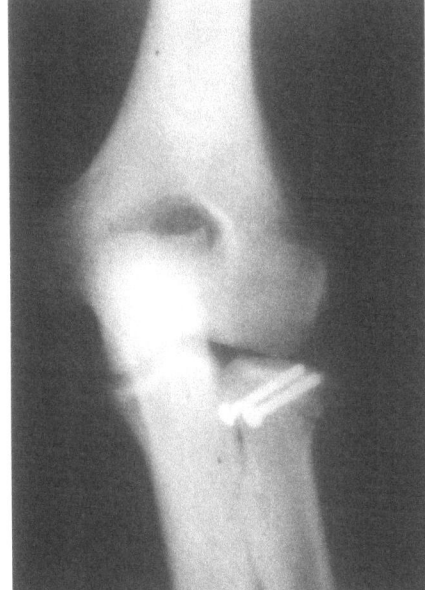

Abb. 6.12 c

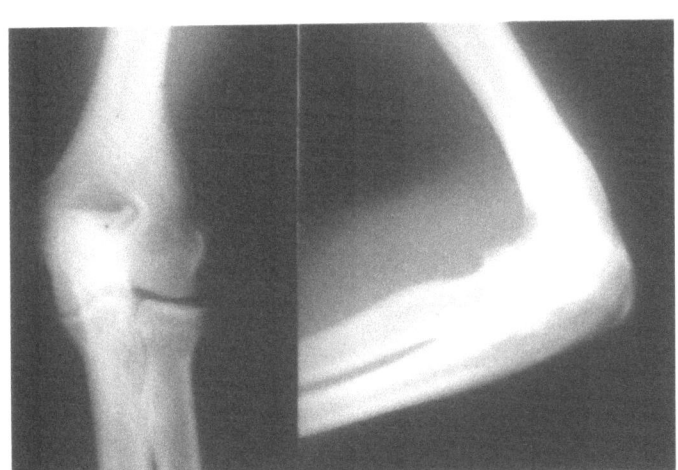

Abb. 6.12 d

Literatur

1. Berger M, Urvoy P, Mesdagh H (1991) Etude comparative du traitement des fractures de la tête radiale par résection ou par implant silastic de Swanson. *Ann Radio* (Paris) 34:330
2. Conn J, Wade P (1961) Injuries of the elbow: A ten year review. *J Trauma* 1:248
3. Edwards G, Jupiter J (1988) Radial head fractures with acute distal radio-ulnar dislocation. *Clin Orthop* 234:61
4. Funk D, Wood M. (1988) Concurrent fractures of the ipsilateral scaphoid and radial head. *J Bone Joint Surg Am* 70:134
5. Halls AA, Travill R (1964) Transmission of pressures across the elbow joint. *Anat Rec* 150:243
6. Johnson G (1962) A follow-up of one hundred cases of fractures of the head of the radius with a review of the literature. *Ulster Med J* 1:31
7. Morrey BF, An KN (1983) Articular and ligamentous contributions to the varus/valgus stability of the elbow. *J Sports Med Phys Fitness* 11:315
8. Morrey BF, An KN, Stormont TJ (1988) Force transmission through the radial head. *J Bone Joint Surg Am* 70(2):250
9. Schuind F (1996) Biomécanique du coude normal et après arthoplastie totale semi-contrainte. *Acta Orthop Belg* 62 (Suppl. 1):28–33
10. Stoffelen D, Holdsworth B (1977) Silastic replacements for comminuted radial head fractures. A long-term follow-up. In: Schuind F., An KN (eds) Recent advances in upper extremity arthroplasty. World Scientific, Singapore, p 276
11. Trousdale R, Amadio P, Cooney W, Morrey B (1992) Radio-ulnar dissociation. *J Bone Joint Surg Am* 74:1486
12. Wagner C (1955) Fractures of the head of the radius. *Am J Surg* 88:911
13. Walker PS (1977) Human joints and their artificial replacements. Thomas, Springfield IL, p 182
14. Watson-Jones R (1941) Fractures and other bone and joints injuries, 2nd edn. Williams & Wilkins, Baltimore, p 336

7 Radiusköpfchenresektionen nach Radiusköpfchenfrakturen

Ch. Chylarecki

Einleitung

Bei der Behandlung von Radiusköpfchenfrakturen wird die Resektion des Radiusköpfchens bisher nur als nachgeordnete Strategie eingesetzt. Primäres Ziel ist der Erhalt des Gelenkes. Bei nichtretinierbaren Radiusköpfchenfrakturen werden (in)stabile Osteosynthesen „erzwungen", die eine zusätzliche Retention im Gipsverband erfordern und so eine Einschränkung der Beweglichkeit vorprogrammieren.

Der therapeutische Stellenwert einer Resektion des Radiusköpfchens bei der Therapie von instabilen Radiusköpfchenfrakturen wird kontrovers beurteilt [1]. Dies ist in erster Linie darauf zurückzuführen, daß in der Vergangenheit versucht wurde, ein globales Urteil ohne Bezug auf das spezielle Verletzungsmuster, insbesondere ohne Berücksichtigung der ligamentären Verletzungen des Ellbogengelenkes, abzugeben. Radiusköpfchenfrakturen erfordern jedoch eine differenzierte Behandlung, da sie zum großen Teil im Zusammenhang mit ligamentären und ossären Verletzungen des Ellbogens auftreten.

Die Indikation zu einer primären Resektion des Radiusköpfchens besteht bei dislozierten, nichtretinierbaren Mehrfragmentfrakturen ohne Begleitverletzungen, die zur Instabilität führen [2]. Liegen hingegen instabilitätsbegünstigende Zusatzverletzungen wie Abriß des Processus coronoideus ulnae, Ruptur der ulnaren Seitenbänder, Abriß des Epicondylus ulnaris humeri vor, ist Zurückhaltung bei der Resektion des Radiusköpfchens angebracht und ggf. die Indikation zur Implantation einer Radiusköpfchenprothese zu überprüfen. Nur so kann die Gelenkstabilität erhalten werden, um eine funktionelle Nachbehandlung zu ermöglichen [3].

Sekundär ist eine Resektion des Radiusköpfchens bei verbleibenden therapieresistenten Beschwerden und einer Einschränkung der Unterarmdrehung indiziert. Die funktionellen Ergebnisse nach sekundären Resektionen von Radiusköpfchen bei isolierten Verletzungen sind im Vergleich zur primären Entfernung schlechter. Dieser Nachteil entsteht bei einer komplexen Verletzung nicht, da das funktionelle Ergebnis durch die Instabilität des Gelenkes geprägt wird [4].

Fall 1: Primäre Radiusköpfchenresektion nach einer isolierten Radiusköpfchenfraktur

Anamnese
23jähriger Kraftfahrer, Sturz auf den rechten Arm, wegen zunehmender Beschwerden Vorstellung am folgenden Tag. Isolierte Radiusköpfchenfraktur ohne Instabilität (Abb. 7.1 a).

Therapie
Primär Retention im Gips, bei Unterschätzung des Befundes 11 Tage nach dem Trauma Revision des Ellbogengelenkes von radial: intraoperativ tiefe Impressionsspaltfraktur des Radiusköpfchens, keine ligamentären Verletzungen. Eine stabile Osteosynthese nicht möglich, daraufhin Resektion des Radiusköpfchens (Abb. 7.1 b), funktionelle Nachbehandlung.

Ergebnis
Im Verlauf keine Arthrosezeichen, freie Beweglichkeit des Ellbogengelenkes, uneingeschränkte Unterarmdrehung (Abb. 7.1 c, d). Nach 10 Jahren unverändert Beschwerdefreiheit bei voller Belastbarkeit des Gebrauchsarmes; isokinetisch 85% der Kraft der Gegenseite (Pt_{max}), keine arthrotischen Veränderungen, Vorschub der Ulna im Handgelenk von 2 mm ohne klinische Konsequenzen (Abb. 7.1 e–h).

Abb. 7.1. a Rechter Ellbogen in 2 Ebenen: Mehrfragmentfraktur des Radiusköpfchens ohne knöcherne Begleitverletzungen. **b** Primäre Resektion des Radiusköpfchens. **c, d** Im Verlauf nach 13 Monaten und nach 7 Jahren keine vorzeitige Degeneration. **e, f** Nach 10 Jahren arthrosefreies Ellbogengelenk beim Vorschub der Elle im Handgelenk. **g, h** Uneingeschränkte Funktion des Armes nach 10 Jahren

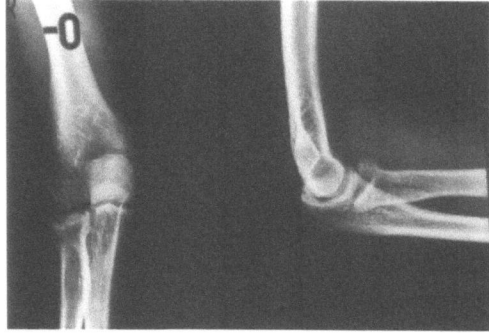
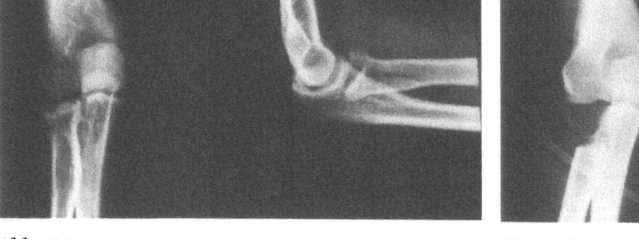

Abb. 7.1 a   Abb. 7.1 b

7 Radiusköpfchenresektionen nach Radiusköpfchenfrakturen

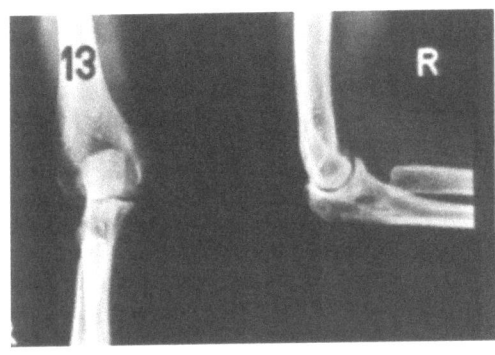

Abb. 7.1 c

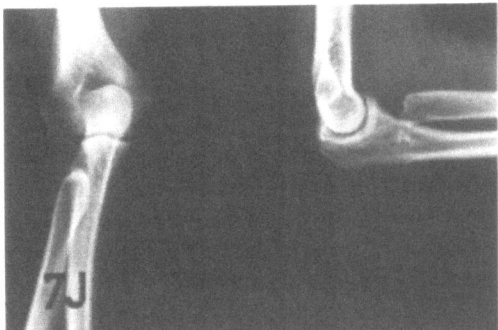

Abb. 7.1 d

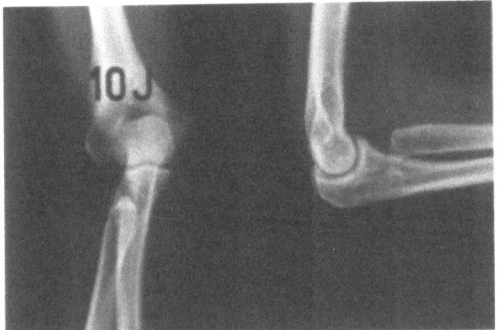

Abb. 7.1 e

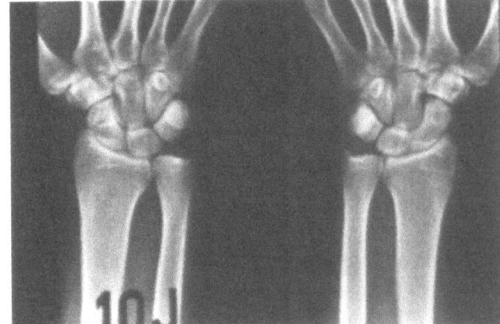

Abb. 7.1 f

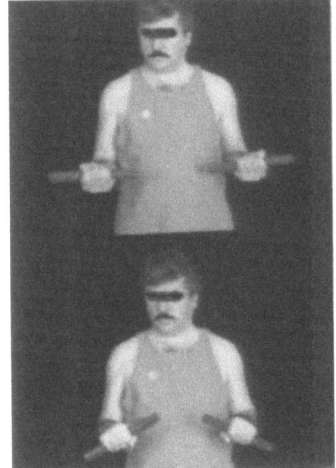

Abb. 7.1 g

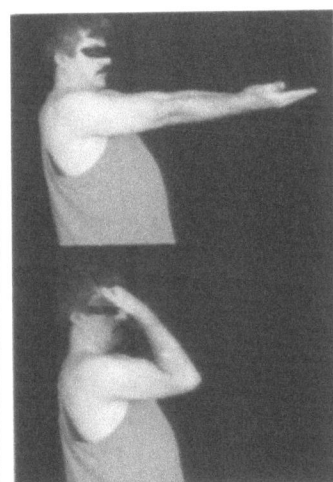

Abb. 7.1 h

Fall 2: Primäre Radiusköpfchenresektion nach einer Radiusköpfchenfraktur mit Ruptur der ulnaren Seitenbänder

Anamnese
29jähriger Maler, fällt beim Radfahren auf den rechten Arm; bemerkte eine abnormale Stellung des Armes. Bei der sofortigen Vorstellung in der Klinik bestand keine Luxation mehr, jedoch eine ulnare Bandinstabilität. Radiologisch disloziert Radiusköpfchenfraktur mit einem knöchernen Ausriß des ulnaren Seitenbandes am Epicondylus ulnaris humeri (Abb. 7.2 a). Ursächlich war eine Luxation des Ellbogengelenkes mit Spontanreposition.

Therapie
Frühsekundär, nach Rückgang der Schwellung, Revision des Ellbogengelenkes von ulnar und radial: Refixation des ulnaren Seitenbandes mit einer Schraube nach Mobilisation des N. ulnaris, bei Mehrfragmentfraktur (5 Fragmente) des Radiusköpfchens Resektion (Abb. 7.2 b). Retention in einer Oberarmgipsschiene für 1 Woche, ab dem 4. Tag Bewegungstherapie aus der Gipsschiene heraus.

Ergebnis
Nach Abschluß der krankengymnastischen Behandlung freie Beweglichkeit des Ellbogengelenkes und uneingeschränkte Rotation des Unterarmes. Nach 1,5 Jahren normale Belastbarkeit des rechten Armes bei stabilem Ellbogengelenk. Nach 7 Jahren gelegentliche Schmerzen an der Innenseite des Ellbogens und im Handgelenk bei regelrechter Funktion (Abb. 7.2 c, d). Im Verlauf trat eine vorzeitige Degeneration des Ellbogengelenkes bei leichter Progredienz des ulnaren Vorschubes im Handgelenk nicht ein (Abb. 7.2 e, f).

Abb. 7.2. a Rechter Ellbogen in 2 Ebenen: dislozierte Mehrfragmentfraktur des Radiusköpfchens mit knöchernem Ausriß des ulnaren Seitenbandes. b Refixation des ulnaren Seitenbandes und primäre Resektion des Radiusköpfchens. c, d Nach 17 Monaten sowie nach 7 Jahren keine wesentlichen Arthrosezeichen bei Verknöcherungen am proximalen Ansatz der ulnaren Bänder als Ausdruck einer „überwundenen" Instabilität. e, f Im Verlauf von 5 Jahren Zunahme der Proximalisierung des Radius (von 2 auf 3 mm)

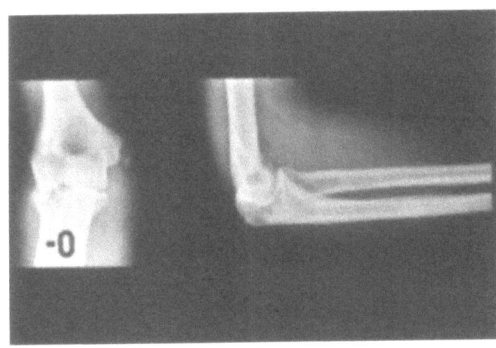

Abb. 7.2 a

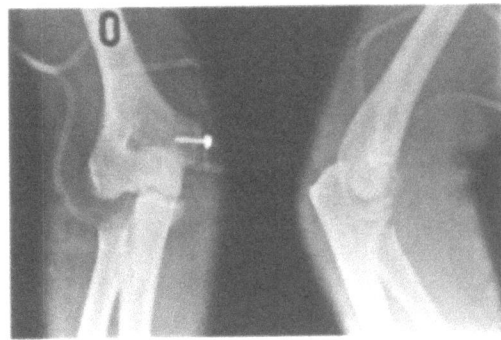

Abb. 7.2 b

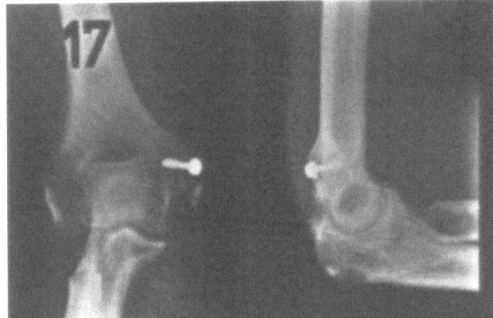

Abb. 7.2 c

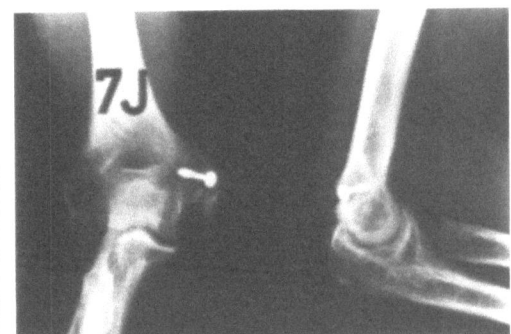

Abb. 7.2 d

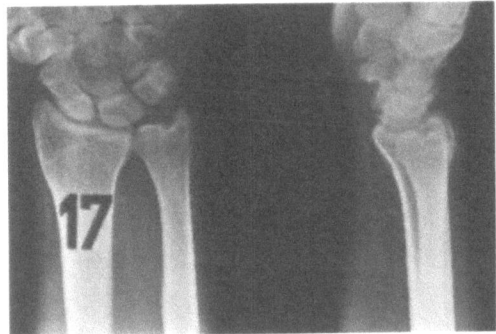

Abb. 7.2 e

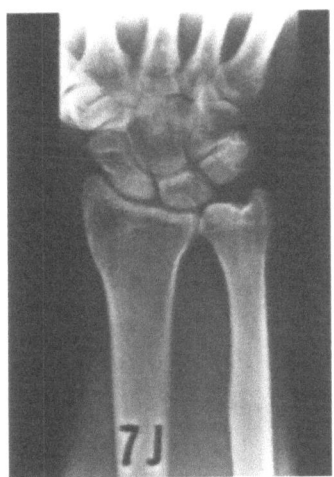

Abb. 7.2 f

Fall 3: Frühsekundäre Radiusköpfchenresektion nach einer instabilen Osteosynthese einer isolierten Radiusköpfchenfraktur

Anamnese
Isolierte Meißelfraktur des Radiusköpfchens mit Impression der Gelenkfläche bei 44jährigem Sportlehrer (Abb. 7.3a); bei hohem Anspruch an die Funktion des Ellbogens wird schon vor der 1. Operation ein alternativ vorgeschlagenes resezierendes Verfahren abgelehnt.

Therapie
Primär eine instabile Kirschner-Drahtosteosynthese des Radiusköpfchens mit konsekutiver Retention im Gips. Sekundär Redislokation (Abb. 7.3 b, c). Nach 1 Monat bei schmerzhafter Bewegungseinschränkung Resektion des Radiusköpfchens und Arthrolyse (Abb. 7.3 d).

Ergebnis
Nach krankengymnastischer Übungsbehandlung freie Funktion des Ellbogengelenkes. Im späterem Verlauf keine Zeichen einer Arthrose, leichte belastungsabhängige Beschwerden, keine Instabilität, bei der isokinetischen Prüfung 82 % der Kraft der Gegenseite (Pt_{max}) (Abb. 7.3 e, f). Patient übt seinen Beruf ohne Einschränkungen weiter aus.

Abb. 7.3. a Rechter Ellbogen in 2 Ebenen: dislozierte Meißelfraktur des Radiusköpfchens ohne knöcherne Begleitverletzungen. b, c Primär Kirschner-Drahtosteosynthese (instabil), sekundär Redislokation eines Köpfchenfragmentes. d Nach 1 Monat Entfernung des in Konsolidierung begriffenen deformierten Radiusköpfchens. e, f Nach 7 Monaten und 2,5 Jahren keine wesentlichen degenerativen Veränderungen, keine periartikulären Verkalkungen

7 Radiusköpfchenresektionen nach Radiusköpfchenfrakturen

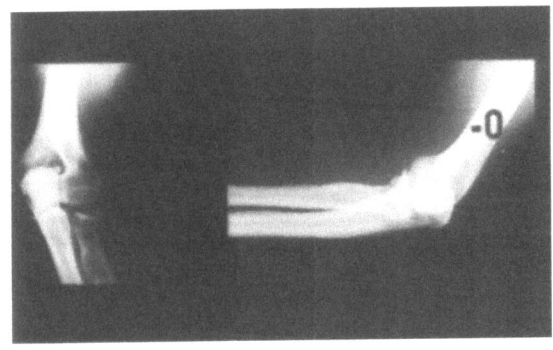
Abb. 7.3 a

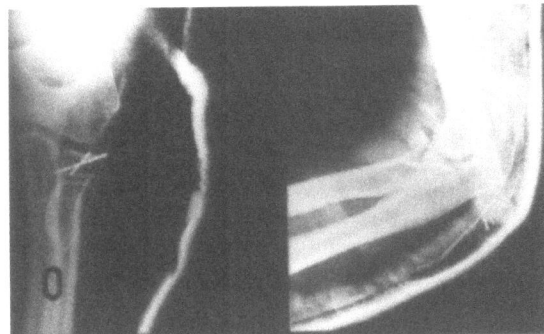
Abb. 7.3 b

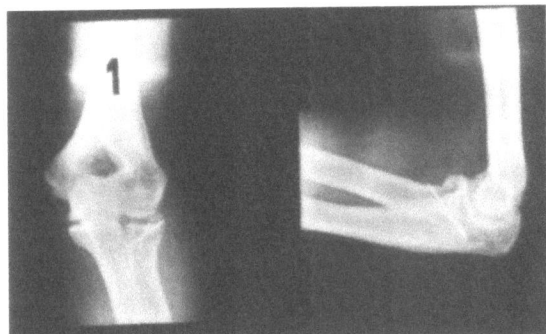
Abb. 7.3 c

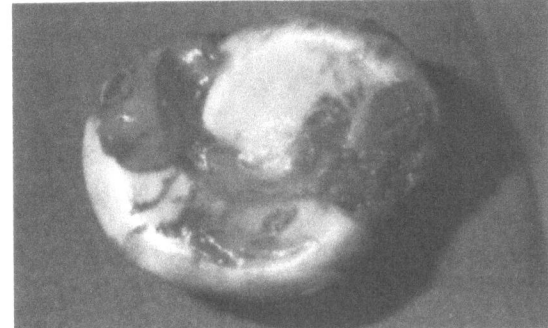
Abb. 7.3 d

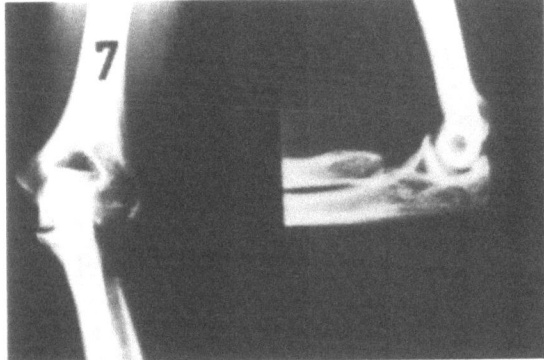
Abb. 7.3 e

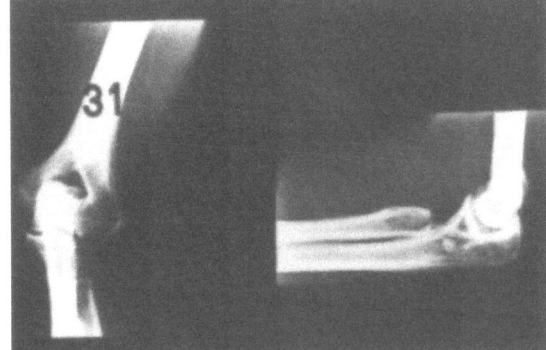
Abb. 7.3 f

Fall 4: Spätsekundäre Radiusköpfchenresektion nach einer konservativen Behandlung einer isolierten Radiusköpfchenfraktur

Anamnese

Isolierte Mehrfragmentfraktur des rechten Radiusköpfchens nach Arbeitsunfall bei 25jährigem Landwirt. Aufgrund der bevorstehenden Ernte wünscht der Patient eine konservative Therapie unter ambulanten Bedingungen (Abb. 7.4 a).

Therapie

Direkt nach dem Unfall Retention der Fraktur im Oberarmgipsverband für 5 Wochen mit anschließender physikalischer Therapie. Bei therapieresistenter, schmerzhafter Bewegungseinschränkung 9 Monate nach dem Unfall Entschluß zur Resektion des Radiusköpfchens und Arthrolyse (Abb. 7.4 b).

Ergebnis

Nach 7 Monaten keine Zeichen einer Arthrose bei stabilem Ellbogengelenk, die Beweglichkeit des Ellbogengelenkes war frei, es verblieb eine nicht schmerzhafte Einschränkung der Unterarmrotation sowie ein Vorschub der Ulna im Handgelenk von 3 mm mit Bewegungseinschränkung (Abb. 7.4 c–g).

Abb. 7.4. a Rechter Ellbogen in 2 Ebenen: isolierte Trümmerfraktur des Radiusköpfchens ohne knöcherne Begleitverletzungen, primär konservativ behandelt. b Nach 9 Monaten Resektion des Radiusköpfchens. c, d, e Im Verlauf keine Zunahme der degenerativen Veränderungen des stabilen humeroulnaren Gelenkes, Proximalisierung des Radius von 3 mm. f, g Nach 7 Monaten freie Funktion des Ellbogengelenkes, dauerhafte Einschränkung der Unterarmdrehung

7 Radiusköpfchenresektionen nach Radiusköpfchenfrakturen 135

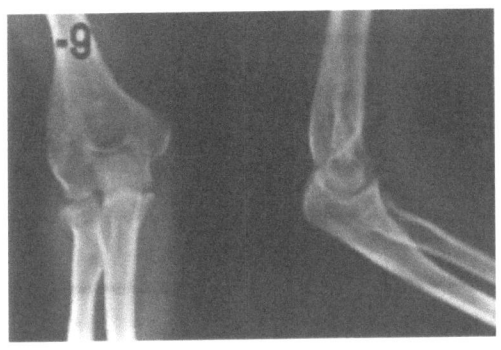

Abb. 7.4 a

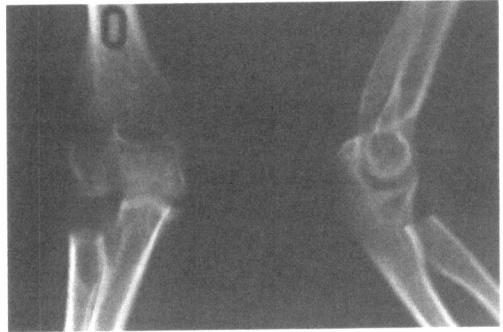

Abb. 7.4 b

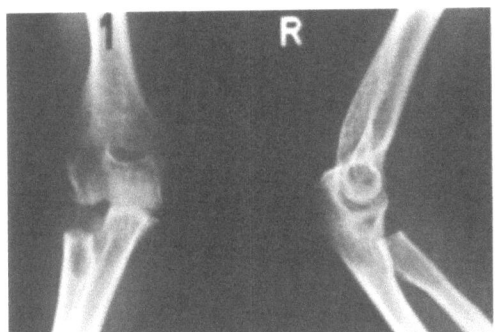

Abb. 7.4 c

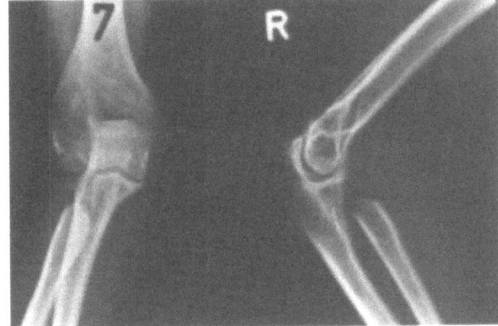

Abb. 7.4 d

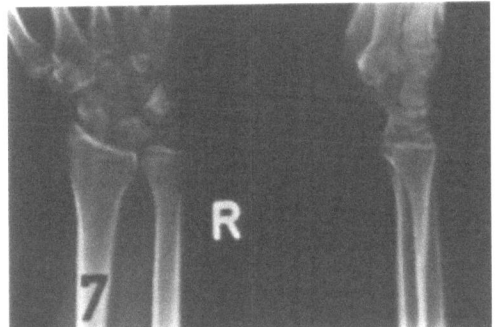

Abb. 7.4 e

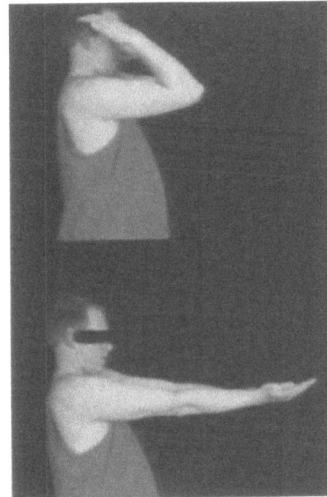

Abb. 7.4 f Abb. 7.4 g

Fall 5: Primäre Radiusköpfchenresektion nach einer Ellbogenluxation mit Radiusköpfchenfraktur und Ruptur der ulnaren Seitenbänder

Anamnese
Nach Sturz auf den ausgestreckten Arm Luxation des linken Ellbogengelenkes mit Impressionsfraktur des Radiusköpfchens und Radialisparese (Abb. 7.5 a). Reposition in Narkose und OP-Bereitschaft, unter Durchleuchtung besteht eine ulnare Bandinstabilität (Abb. 7.5 b).

Therapie
Direkt nach der Diagnosenstellung Revision des Ellbogengelenkes von ulnar und radial: primäre Naht der ulnaren Bänder, Neurolyse des N. radialis (Dehnungsschaden bei erhaltener Kontinuität), Resektion des Radiusköpfchens bei nichtretinierbarer Mehrfragmentfraktur. Nach Operation stabile Bandstrukturen (Abb. 7.5 c). Retention des Ellbogengelenkes für 3 Tage, anschließend geführte Bewegungsübungen des Ellbogengelenkes aus der Schiene heraus.

Ergebnis
Nach 4 Jahren nur geringe Zunahme der Degeneration, endgradige Einschränkung der Extension und Flexion (5-10°), keine Defizite der Unterarmdrehung, Vorschub der Elle von 1 mm, verzögerte, partielle Regeneration des nervalen Schadens mit Verminderung der Gebrauchsfähigkeit der Hand (Abb. 7.5 d-g).

Abb. 7.5. a Linker Ellenbogen in 2 Ebenen: Luxation des Ellbogengelenkes mit Impressionsfraktur des Radiusköpfchens. b In Narkose ulnare Seitenbandinstabiliät. c Intraoperativ nach Bandnaht und Resektion des Radiusköpfchens keine Subluxation mehr nachweisbar. d, e, f, g Im Verlauf keine degenerativen Veränderungen des stabilen humeroulnaren Gelenkes, nach 4 Jahren klinisch nicht relevante Distalisierung der Ulna von 1 mm bei Inaktivitätsosteoporose (Radialisparese)

7 Radiusköpfchenresektionen nach Radiusköpfchenfrakturen 137

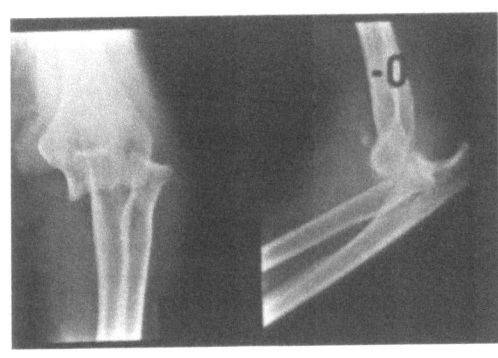

Abb. 7.5 a

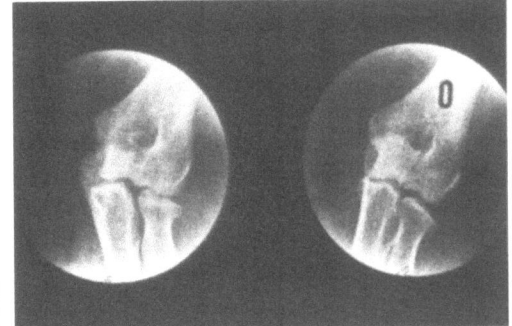

Abb. 7.5 b

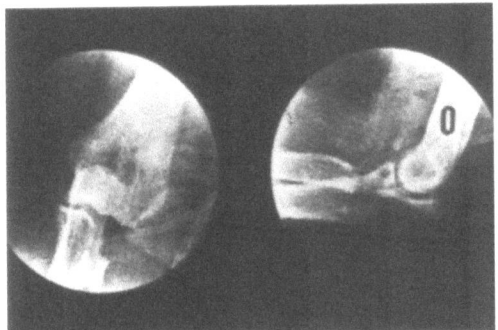

Abb. 7.5 c

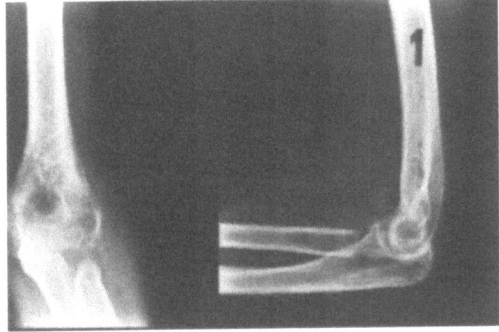

Abb. 7.5 d

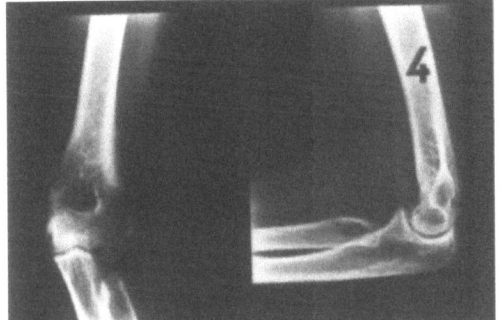

Abb. 7.5 e

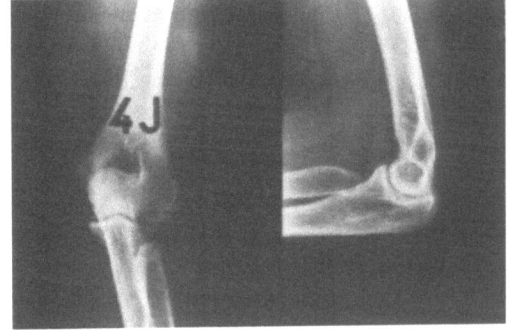

Abb. 7.5 f

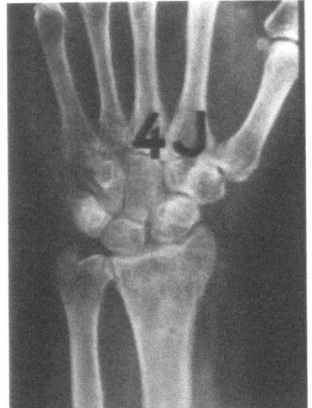

Abb. 7.5 g

Fall 6: Primäre Radiusköpfchenresektion nach einer nicht erkannten, komplexen Ellbogenverletzung

Problemstellung
Die Entscheidung über die primäre Radiusköpfchenresektion bedarf einer sorgfältigen Überprüfung des Ellbogengelenkes und erfordert den Ausschluß von weiteren operationswürdigen ossären und ligamentären Verletzungen (Abb. 7.6 a, b).

Anamnese
Eine 62jährige Rentnerin stürzt auf Glatteis und erleidet eine zunächst als harmlos eingestufte Radiusköpfchenfraktur. Anamnestisch kein Hinweis für Luxation des Ellbogens.

Therapie
Die Arthrotomie erfolgt durch einen dorsolateralen Zugang (zwischen dem M. anconaeus und dem M. extensor carpi ulnaris): bei einer nicht retinierbaren Mehrfragmentfraktur wird eine Resektion des Radiusköpfchens durchgeführt (Abb. 7.6 c). Eine ausgiebige Revision des Gelenkes oder eine intraoperative Prüfung der Stabilität erfolgt nicht, eine Instabilität wird während der anschließenden funktionellen Nachbehandlung nicht beobachtet.

Ergebnis
Im Verlauf berichtet die Patientin über „fehlenden Halt" im verletzten Gebrauchsarm, eine Luxation tritt nicht auf. Klinisch besteht nach 15 Monaten eine endgradige Einschränkung der Ellbogenbeweglichkeit (jeweils von 10°) bei freier Unterarmdrehung sowie eine Instabilität des humeroulnaren Gelenkes in der Streckstellung. Röntgenologisch wird nach 1¼ Jahren ein instabilitätsbedingter Gelenkverschleiß festgestellt (Abb. 7.6 d).

Klinische Konsequenzen
Die retrospektive Betrachtung der Röntgenaufnahmen zeigt eine leicht dislozierte Fraktur des Processus coronoideus ulnae, die in Fehlstellung ausheilte. Es ist sowohl prä- als auch intraoperativ notwendig, die Gelenkstabilität zu überprüfen und von einem adäquaten Zugang (zwischen dem M. extensor digitorum und dem M. extensor carpi radialis brevis) nach den typischen Begleitverletzungen (Ruptur der ulnaren Seitenbänder und Fraktur des Processus coronoideus ulnae) zu suchen, um diese Läsionen in die Therapie einzubeziehen.

Abb. 7.6 a, b. Rechter Ellbogen in 2 bzw. 3 Ebenen: „isolierte Radiusköpfchenfraktur" mit einer retrospektiv erkennbaren, leicht dislozierten Fraktur des Processus coronoideus ulnae. c Primäre Resektion des Radiusköpfchens; auch hier nachträglich erkennbare Fraktur des Processus coronoideus ulnae. d Im Verlauf schon nach 15 Monaten deutliche Progredienz der Arthrosezeichen; der Processus coronoideus ulnae in Fehlstellung ausgeheilt

7 Radiusköpfchenresektionen nach Radiusköpfchenfrakturen

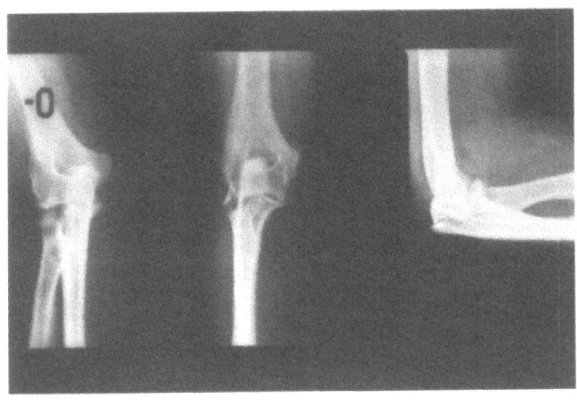

Abb. 7.6 a

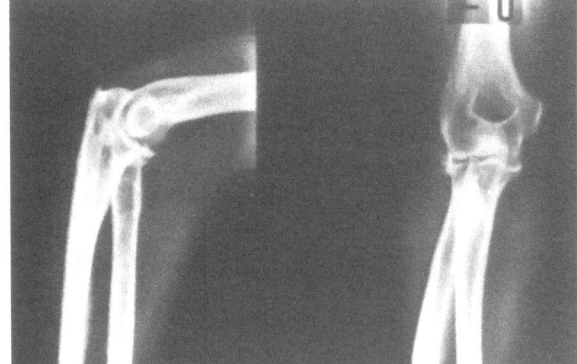

Abb. 7.6 b

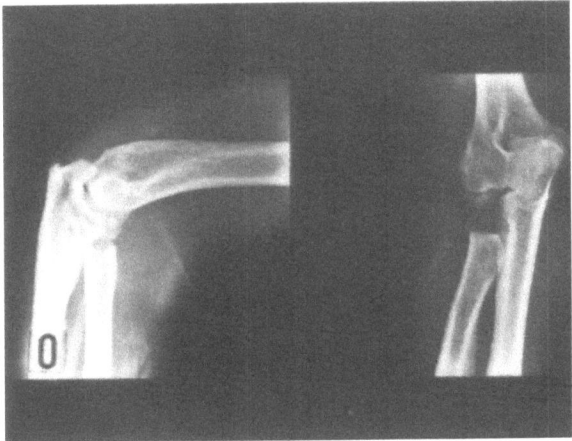

Abb. 7.6 c

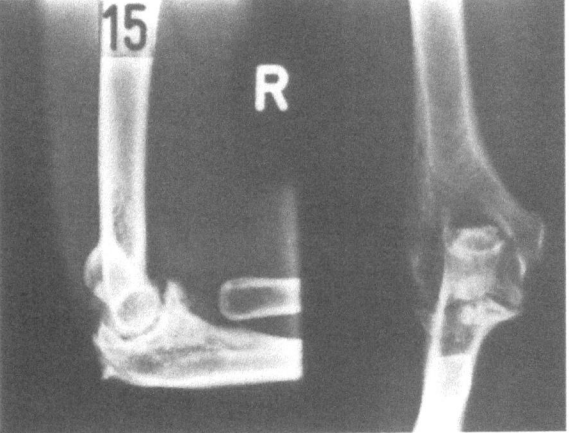

Abb. 7.6 d

Fall 7: Spätsekundäre Radiusköpfchenresektion nach einer isolierten Radiusköpfchenfraktur im Adoleszentenalter

Problemstellung
Mit welchen Folgen muß nach Resektion des Radiusköpfchens im Jugendalter gerechnet werden?

Anamnese
Ein 12jähriges Mädchen zieht sich beim Schlittschuhlaufen eine leicht dislozierte Radiusköpfchenfraktur zu, diese wird konservativ behandelt. Bei therapieresistenten, bewegungsabhängigen Beschwerden im Ellbogengelenk, einer endgradigen Bewegungseinschränkung und Entwicklung von Arthrosezeichen im humeroradialen Gelenk Entschluß 1¼ Jahre nach dem Trauma zur Radiusköpfchenresektion (Abb. 7.7a).

Therapie
Bei abgeschlossenem Wachstum des Ellbogens wird bei dem dann 13jährigen Mädchen eine spätsekundäre Resektion des Radiusköpfchens durchgeführt (Abb. 7.7b). Intraoperativ verbleibt das Gelenk stabil.

Ergebnis
Im Verlauf nach 1¼, 7 und 11 Jahren ist die Patientin beschwerdefrei, die Beweglichkeit des Ellbogengelenkes ist frei, keine Instabilität (Abb. 7.7c–e). Nach 1¼ Jahren besteht ein Vorschub der Ulna von 5 mm mit Subluxation des Ulnaköpfchens im Handgelenk ohne Progredienz und ohne klinische Relevanz (Abb. 7.7f–h). Nach 11 Jahren wird ein Cubitus valgus von 5° gegenüber der Gegenseite und isokinetisch eine Kraftminderung von 22% der Gegenseite (PT_{max}) festgestellt (Abb. 7.7i, j).

Klinische Konsequenzen
Die Resektion des Radiusköpfchens bedarf auch im Adoleszentenalter. nach Abschluß des Wachstums angesichts der verbleibenden anatomischen Veränderungen einer sorgfältigen Abwägung.

Abb. 7.7. a Linker Ellbogen in 2 Ebenen: isolierte Radiusköpfchenfraktur, konservativ behandelt, nach 9 Monaten Arthrosezeichen im humeroradialen Gelenk. b Spätsekundäre Resektion des Radiusköpfchens nach 15 Monaten. c, d, e Nach 15 Monaten, 7 und 11 Jahren keine weitere Progredienz der Arthrose. f, g, h Nach 15 Monaten, 7 und 11 Jahren unverändert Proximalisierung des Radius von 5 mm. i, j Nach 11 Jahren freie Funktion des Ellbogengelenkes

7 Radiusköpfchenresektionen nach Radiusköpfchenfrakturen 141

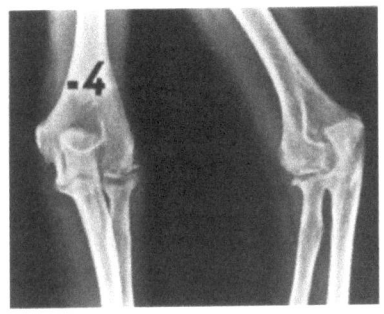

Abb. 7.7 a

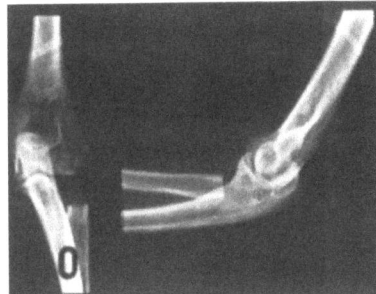

Abb. 7.7 b

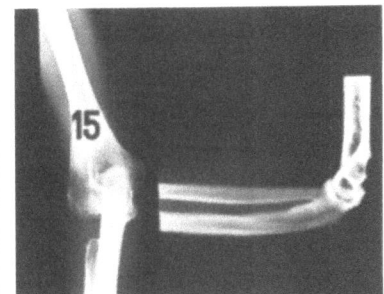

Abb. 7.7 c

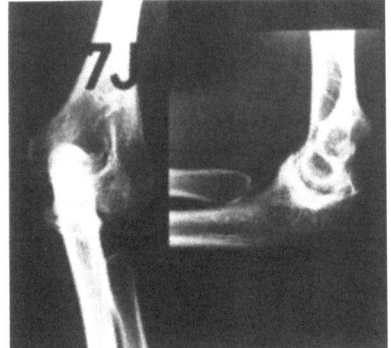

Abb. 7.7 d

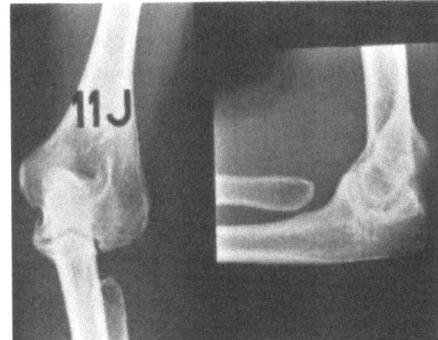

Abb. 7.7 e

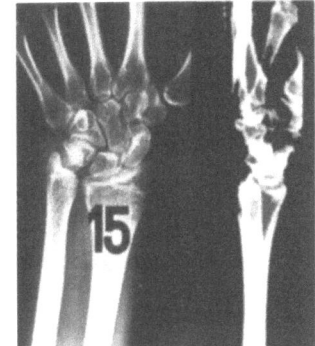

Abb. 7.7 f

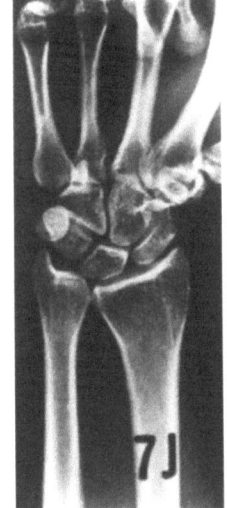

Abb. 7.7 g

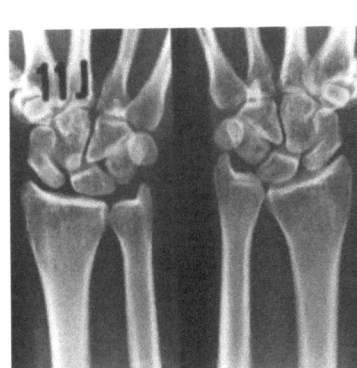

Abb. 7.7 h

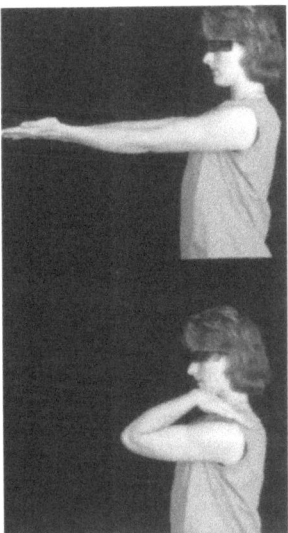

Abb. 7.7 i

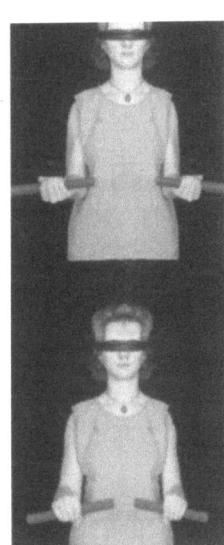

Abb. 7.7 j

Fall 8: Spätsekundäre Radiusköpfchenresektion nach einer Epiphysiolyse des Radiusköpfchens beim Kind

Problemstellung
Welche anatomischen und funktionellen Veränderungen sind nach Resektion des Radiusköpfchens beim Kind zu erwarten?

Anamnese
Ein 8jähriger Junge erleidet infolge eines Sturzes von einem Baum eine Epiphysenlösung des proximalen Radius (Abb. 7.8 a).

Therapie
Die Epiphysenlösung wird primär offen reponiert und transartikulär mit K-Draht stabilisierte (Abb. 7.8 b). Nach 2 Wochen kommt es zum Drahtbruch, 1 Woche später erfolgt die Metallentfernung und bei verbleibender Instabilität der Epiphyse eine erneute Kirschner-Drahtosteosynthese (nicht mehr transartikulär) (Abb. 7.8 c, d). Nach weiteren 4 Wochen wird das Osteosynthesematerial entfernt (Abb. 7.8 e). Nach 1½ Jahren wird bei einer hochgradigen Bewegungseinschränkung eine Nekrose der proximalen Radiusepiphyse diagnostiziert und die Resektion des Radiusköpfchens vorgenommen (Abb. 7.8 f, g).

Ergebnis
Nach 2 Jahren besteht eine valgische Achsenabweichung des Ellbogens von 15° gegenüber der Gegenseite sowie eine starke Einschränkung der Unterarmrotation bei nur endgradigem Beugedefizit des Ellbogengelenkes (Abb. 7.8 h-l). Das Kind ist beschwerdefrei und fühlt sich beim Spielen nicht eingeschränkt.

Klinische Konsequenzen
Die Resektion des Radiusköpfchens (proximale Epiphyse des Radius) ist im Kindesalter kontraindiziert.

Abb. 7.8. a Rechter Ellbogen in 2 Ebenen: isolierte Epiphysenlösung des proximalen Radius. b Primär offene Reposition und transartikuläre Kirschner-Drahtosteosynthese. c, d Nach 2 Wochen Bruch des Drahtes, der entfernt wird; bei Instabilität der Epiphyse erneute Drahtosteosynthese. e Zustand nach Metallentfernung, 6 Wochen nach dem Trauma, 4 Wochen nach der 2. Osteosynthese. f, g 19 Monate nach dem Trauma Nekrose der proximalen Radiusepiphyse mit Redislokation: Resektion des verformten Radiusköpfchens. h, i, j, k, l Zustand 2 Jahre nach Resektion des Radiusköpfchens: keine vorzeitige Degeneration des Ellbogengelenkes, ulnarer Vorschub von 2 mm, Cubitus valgus von 15°, nahezu freie Beweglichkeit des Ellbogengelenkes, hochgradiges Defizit der Unterarmdrehung

Literatur

1. Coleman DA, Blair WF, Shurr D (1987) Resection of the radial head for fracture of the radial head. J Bone Joint Surg Am 385-392
2. Goldberg I, Peylan J, Yosipovitch Z (1986) Late results of excision of the radial head for an isolated closed fracture. J Bone Joint Surg Am 68: 675-679
3. Morrey BF (1997) Complex instability of the elbow. J Bone Joint Surg Am 79: 460-469
4. Morrey BF, Chao EY, Hui FC (1979) Biomechanical study of the elbow following excision of the radial head. J Bone Joint Surg Am 61: 63-68

7 Radiusköpfchenresektionen nach Radiusköpfchenfrakturen 143

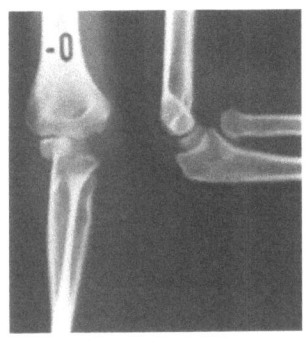
Abb. 7.8 a

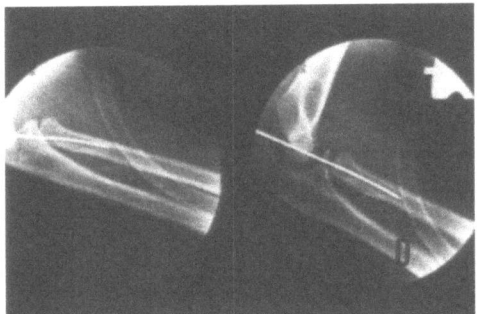
Abb. 7.8 b

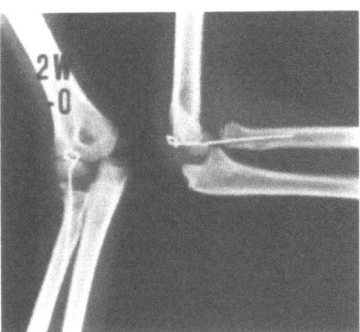
Abb. 7.8 c

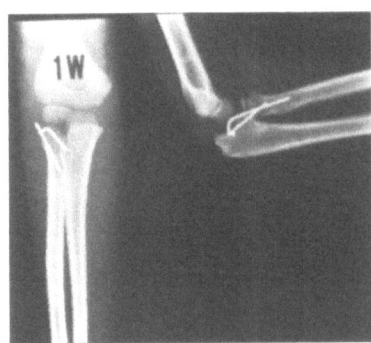
Abb. 7.8 d

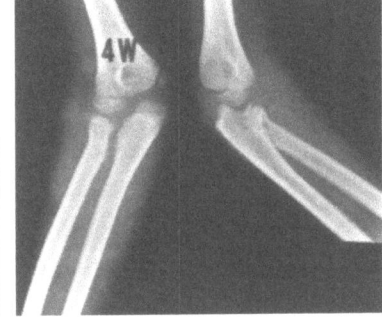
Abb. 7.8 e

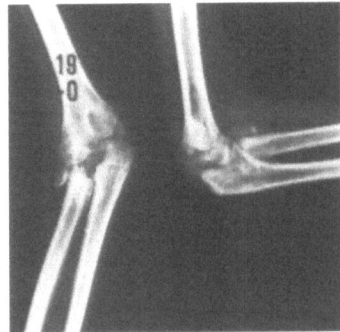
Abb. 7.8 f

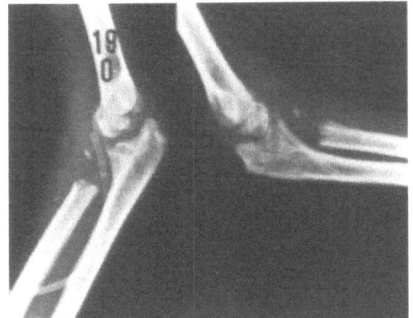
Abb. 7.8 g

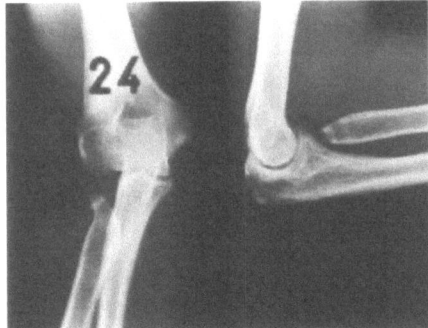
Abb. 7.8 h

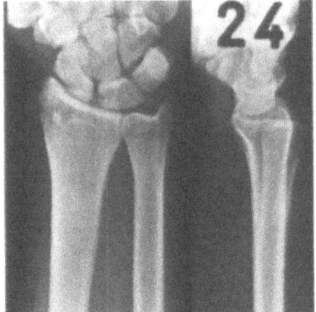
Abb. 7.8 i

7 Radiusköpfchenresektionen nach Radiusköpfchenfrakturen

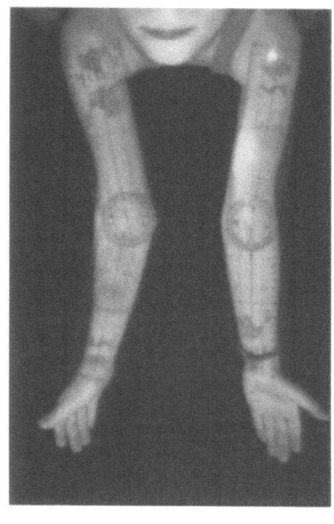

Abb. 7.8 j

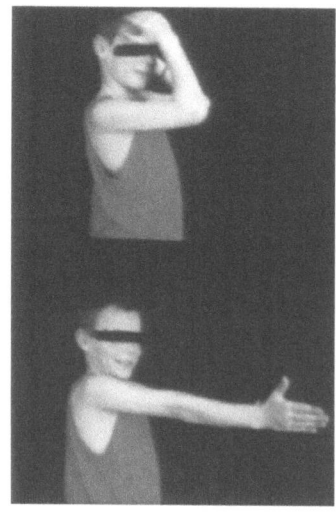

Abb. 7.8 k

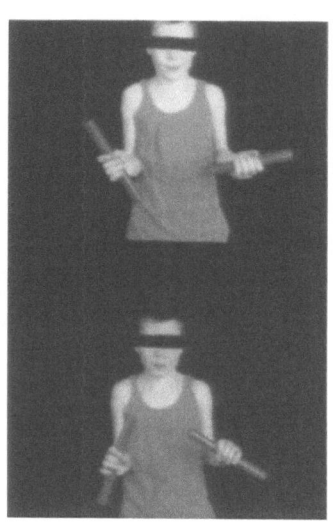

Abb. 7.8 l

8 Traumatische und posttraumatische Spezialfälle am Ellbogen

K. Müller, R. Jakob, M. Kuster

Einleitung

Drei versierte Extremitätenchirurgen stellen hier ihre Lösungsvorschläge zu traumatischen und posttraumatischen Spezialproblemen vor.

Völlig unabhängig voneinander gehen sie, wie beispielsweise bei der distalen Bizepssehnenruptur, die Problemstellung technisch unterschiedlich an. Die Mitek-Anker bieten eine gute Fixationsmöglichkeit bei den gerade im Ellbogenbereich knappen Platzverhältnissen. Dank dieser Verankerungstechnik kann eine Zusatzinzision umgangen werden.

Die Refixation von größeren osteokartilaginären Abscherfragmenten mit Herbert-Schrauben von intra-, aber auch von extraartikulär ist äußerst elegant und wirkungsvoll. Auch die seltene Pseudarthrose am Collum radii kann mit Herbert-Schrauben stabilisiert werden. Nur denken muß man an dieses technische Kabinettstückchen.

Fall 1: Distale Bizepssehnenruptur

Problemstellung
Distale Bizepssehnenruptur.

Anamnese
50jähriger Patient spürt beim Schieben einer schweren Last einen einschießenden Schmerz in der Ellbeuge.

Klinik
Schwellung in der Ellbeuge. Druckdolenz entlang der Bizepssehne. Bei forcierter Flexion deutliches Höhertreten des Bizepsbauches. Verminderte Kraft für Supination sowie Flexion des Ellbogens. Im Röntgenbild keine ossären Läsionen sichtbar (Abb. 8.1 a, b). Die Ultraschalluntersuchung zeigt ein Hämatom am Ansatz der Bizepssehne (Abb. 8.1 c).

Therapie
Operative Refixation der distalen Bizepssehne mit 2 Mitek-Ankern. Gebogener Zugang über der Ellbeuge nach Henry. Darstellen der gerissenen Bizepssehne. Präparation nach distal unter Schonung des N. radialis und der A. radialis. Anfrischen der Tuberositas radii mit dem Kugelbohrer und Versenken von 2 Mitek-Ankern in die ausgefräste Tuberositas. Der Vorderarm muß dabei maximal supiniert und die Anker möglichst ulnar eingebracht werden, damit ein großer Hebelarm für die Bizepssehne entsteht. Anschlingen der Bizepssehne mit zweier Ticronfaden (mod. nach Kleinert) [1]. Refixation der Sehne an die Mitek-Anker.

Vorteile
Vermeidung einer Doppelinzision und Verringerung der Synostosengefahr [2].

Nachbehandlung
Dorsale Gipsschiene in 90° Flexion und Supination für 6 Wochen. Während dieser Zeit passive Bewegungsübungen aus der Schiene heraus. Danach aktiv assistierte Übungen für weitere 3 Wochen. Flexion und Supination gegen Widerstand erst ab dem 3. Monat.

Abb. 8.1. a, b Röntgenbild des Ellbogens, keine ossären Läsionen. a a.-p.-Aufnahme, b seitliche Aufnahme 90°. c Ultraschalluntersuchung der linken Ellbeuge; Hämatom am Ansatz der Bizepssehne

8 Traumatische und posttraumatische Spezialfälle am Ellbogen 147

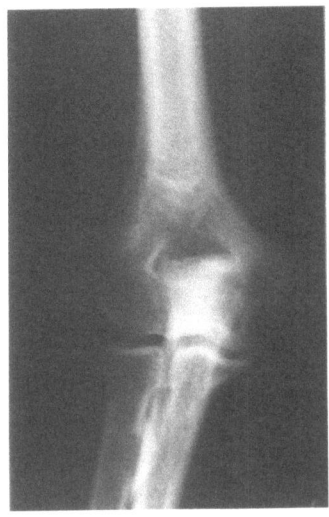
Abb. 8.1 a

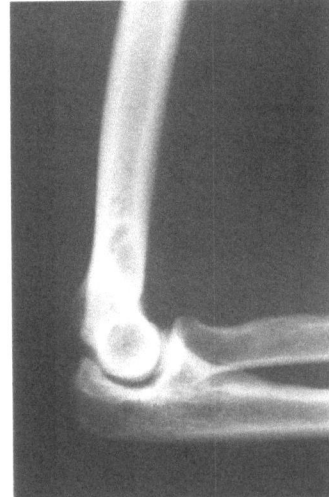
Abb. 8.1 b

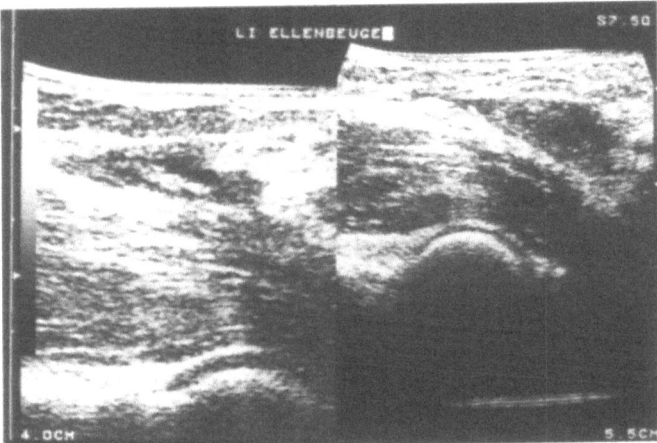
Abb. 8.1 c

Fall 2: Posttraumatischer Cubitus valgus

Problemstellung
Störender Cubitus valgus rechts.

Anamnese
10jähriges Mädchen, zunehmend subjektiv störende Valgusfehlstellung des rechten Ellbogens mit leichten belastungsabhängigen Beschwerden. Wahrscheinlich frühkindliche Salter-IV-Fraktur des lateralen Kondylus im Ausland, nicht behandelt.

Klinik
Volle Ellbogenfunktion. Keine Ulnarissymptomatik. Cubitus valgus von 24° bzw. 12° (Abb. 8.2 a, b). Pseudarthrose des lateralen Kondylus. Unter dem Bildwandler flektiert die Pseudarthrose während der ersten 80° der Ellbogenflexion.

Therapie
Suprakondyläre Varisationsosteotomie von 12°. Auf die Stabilisation der Pseudarthrose wird aufgrund der sonst zu erwartenden Bewegungseinschränkung bewußt verzichtet.

Ergebnis
Volle Funktion. Praktisch beschwerdefreie Patientin. Symmetrischer Cubitus valgus (Abb. 8.2 c, d).

Abb. 8.2. a, b Pseudarthrose des lateralen Kondylus rechts. a Cubitus valgus 24°, b 12°. c Unmittelbar postoperativ, symmetrischer Cubitus valgus. d 3 Monate postoperativ konsolidierte Osteotomie

8 Traumatische und posttraumatische Spezialfälle am Ellbogen

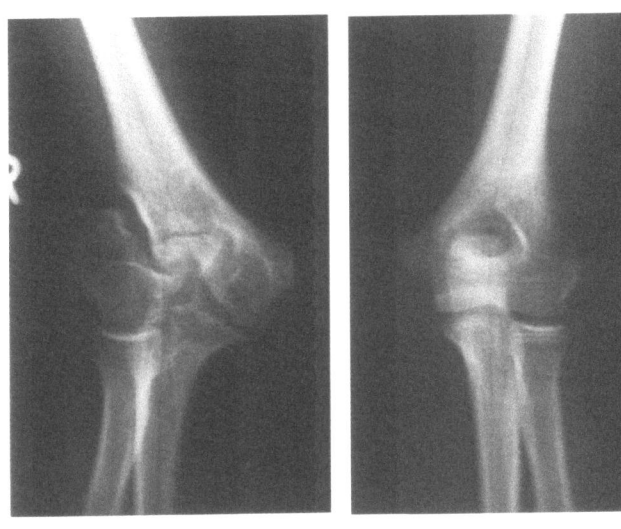

Abb. 8.2 a   Abb. 8.2 b

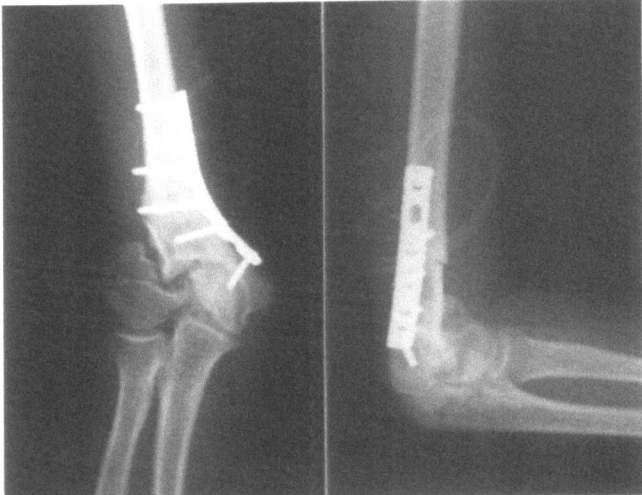

Abb. 8.2 c

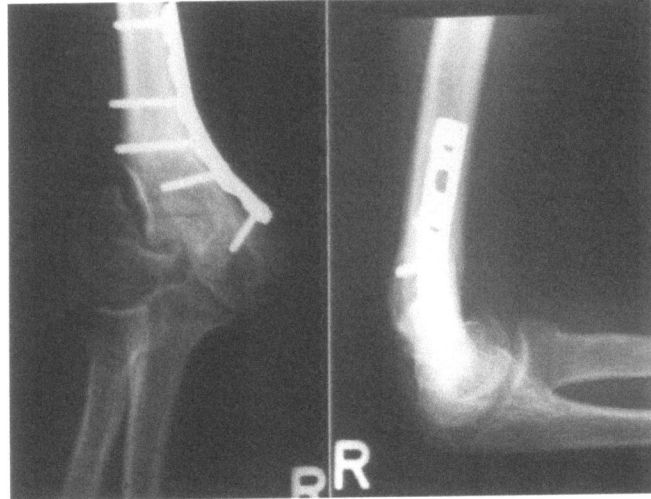

Abb. 8.2 d

Fall 3: Ellbogenluxationsfraktur

Problemstellung
Instabiler Ellbogen bei zerstörtem lateralem Kondylus (Abb. 8.3 a).

Anamnese
Ellbogenluxation links mit Trümmerfraktur des lateralen Kondylus. Minimalosteosynthese und Reinsertion des ulnaren Kollateralbandes (Abb. 8.3 b). Nach 2 Wochen Reluxation im Oberarmgips mit Ausbruch des Osteosynthesematerials (Abb. 8.3 c).

Klinik
90jährige Patientin. Völlig instabiler Ellbogen. Zerstörung des radialen Kondylus, intakte Neurologie.

Therapie
Dorsaler Zugang. Rekonstruktion des lateralen Kondylus mit autologem trikortikalem Beckenspan als Widerlager für das Radiusköpfchen (Abb. 8.3 d). Aufgrund des nun stabilen Ellbogens Verzicht auf die Revision des ulnaren Kollateralbandes.

Ergebnis
3 Monate postoperativ schmerzfreie Flexion 90°, Extensionsdefizit 20°. Stabiler Ellbogen. Integrierter Beckenspan (Abb. 8.3 e).

Abb. 8.3. a Ellbogenluxation links mit Trümmerfraktur des lateralen Kondylus. b Minimalosteosynthese und Reinsertion des ulnaren Kollateralbandes unmittelbar postoperativ. c 14 Tage postoperativ Reluxation und Ausbruch des Osteosynthesematerials im Oberarmgips. d Kondylenaufbau mit autologem trikortikalem Beckenspan unmittelbar postoperativ. e 3 Monate postoperativ integrierter Beckenspan und stabiler Ellbogen

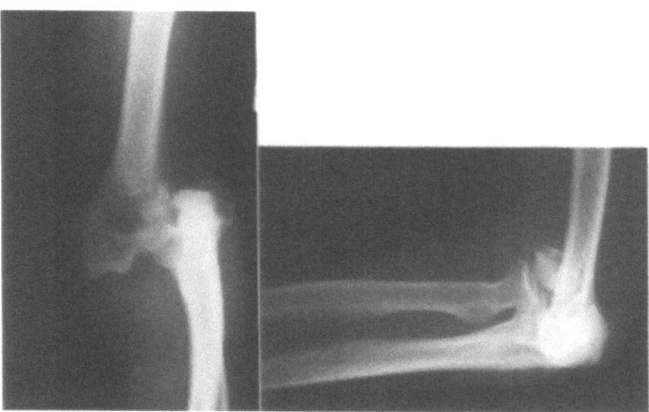

Abb. 8.3 a

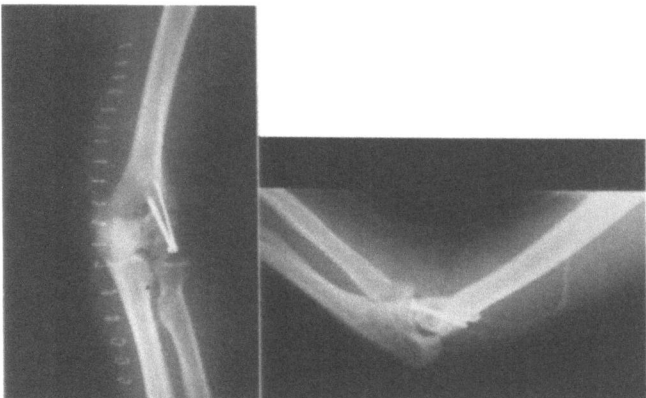

Abb. 8.3 b

8 Traumatische und posttraumatische Spezialfälle am Ellbogen 151

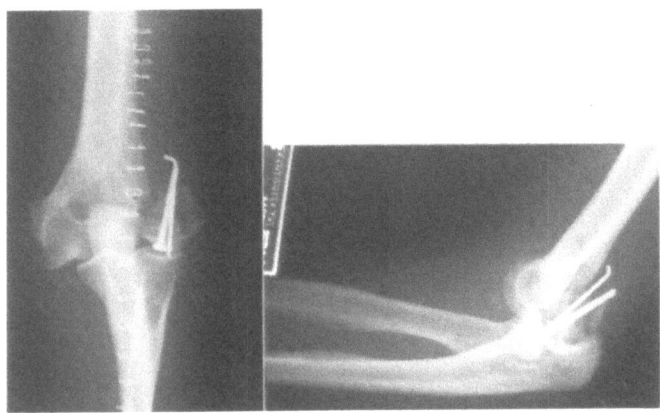

Abb. 8.3 c

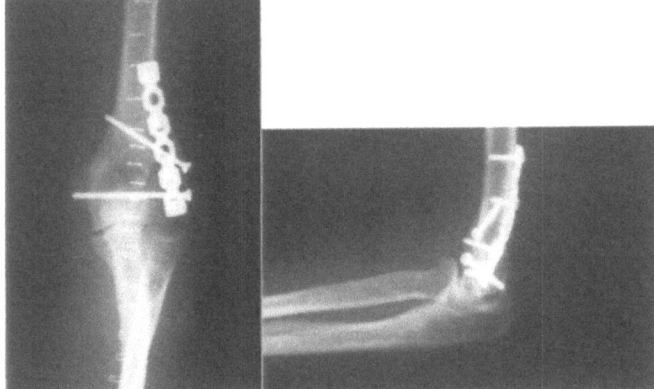

Abb. 8.3 d

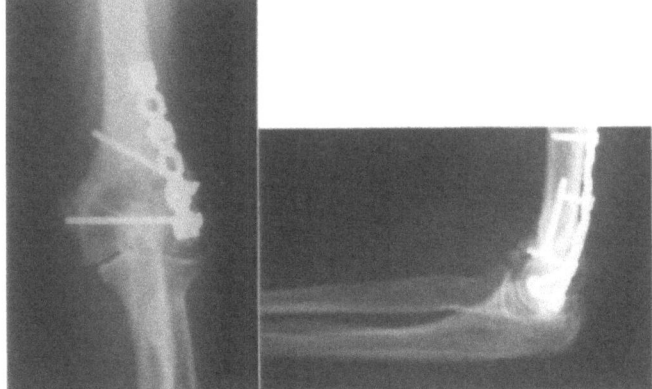

Abb. 8.3 e

Fall 4: Fraktur des Capitulum humeri

Problemstellung
Abscherfraktur des Capitulum humeri links.

Anamnese
Sturz auf den linken Ellbogen.

Klinik
62jährige Patientin. Schwellung und Bewegungsunfähigkeit des Ellbogens. Neurologie intakt. Radiologisch dislozierte Abscherfraktur des Capitulum humeri in der Frontalebene. Radiusköpfchen unversehrt (Abb. 8.4 a).

Therapie
Lateraler Zugang. Ventrale und dorsale Arthrotomie. Reposition und Verschraubung mit 2 Herbert-Schrauben von dorsal (Abb. 8.4 b).

Ergebnis
Beschwerdefreie Patientin, annähernd volle Funktion. Konsolidierte Fraktur.

Fall 5: Veralteter distaler Bizepssehnenausriß

Problemstellung
Schmerzhafter veralteter distaler Bizepssehnenausriß links mit Kraftlosigkeit für Ellbogenflexion.

Anamnese
57jähriger Monteur mit Auffangtrauma links bei angewinkeltem Ellbogen. Zunehmend Schmerzen in der Fossa cubiti mit Kraftlosigkeit bezüglich Ellbogenflexion. Zuweisung einen Monat nach dem Trauma.

Klinik
Sehr sportlicher Patient mit Bizepshochstand Oberarm links. Ausgeprägte Druckdolenz in der Fossa cubiti, palpabler Sehnenstumpf im distalen Oberarm. Eindrückliche Ellbogenflexionsschwäche. Unauffälliger Röntgenbefund (Abb. 8.5).

Therapie
Bizepssehnenrekonstruktion mittels zweier Zehenstrecksehnen (bei fehlendem Palmaris longus und Plantaris) durch Doppelzugang. Zuerst Reinsertion des Sehnentransplantates an der Tuberositas radii durch dorsoradialen Zugang, dann Sehnendurchflechtung in der Fossa cubiti.

Ergebnis
Beschwerdefrei, seitengleiche Kraft für Ellbogenflexion und Supination, kräftige Bizepssehne. Rückkehr an den alten Arbeitsplatz mit voller Leistung.

Abb. 8.4. a Dislozierte Abscherfraktur des Capitulum humeri links in der Frontalebene. b Durchgebaute Fraktur 2 Monate nach Verschraubung mit 2 Herbert-Schrauben

Abb. 8.5. Röntgenbefund unauffällig

8 Traumatische und posttraumatische Spezialfälle am Ellbogen   153

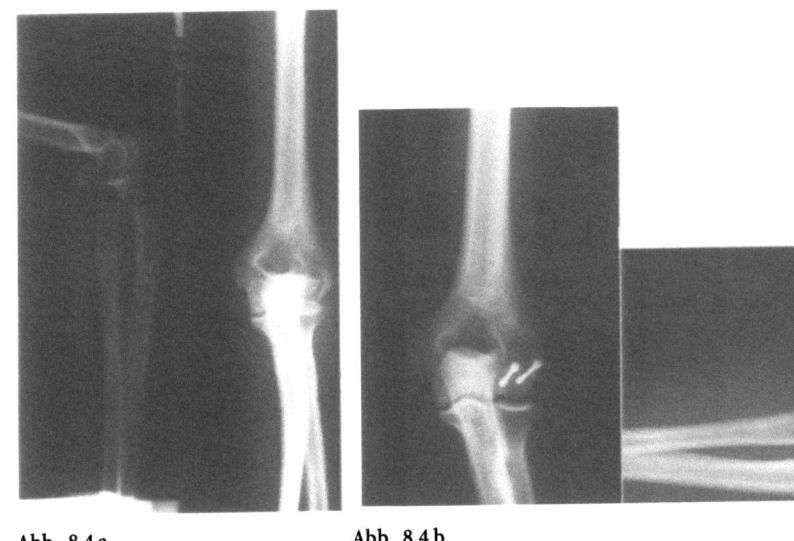

Abb. 8.4 a   Abb. 8.4 b

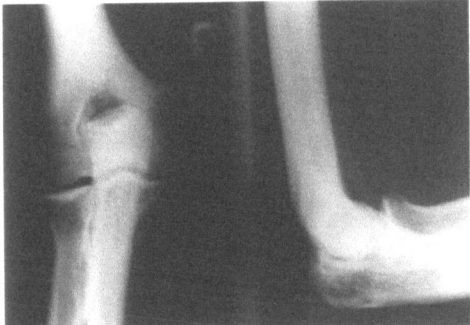

Abb. 8.5

Fall 6: Veralteter distaler Bizepssehnenausriß mit Schmerzen in der Fossa cubitalis

Abb. 8.6. Kleine Knochenfragmente in der Umgebung der Tuberositas radii

Problemstellung
Starke belastungsabhängige Schmerzen in der Fossa cubiti bei gleichzeitiger Ellbogenflexionsschwäche.

Anamnese
50jähriger Mann; im März 1995 akuter Schmerz in der Fossa cubitalis links bei forcierter aktiver Ellbogenflexion. Initiales Röntgenbild: Verdacht auf ossären Ausriß der Bizepssehne im Bereich der Tuberositas radii (Abb. 8.6). Erfolglose symptomatische Behandlung.

Klinik
Palpabler Lacertus fibrosus, fehlende Bizepssehne. Starke Druckdolenz der Fossa cubitalis. Irritation des N. medianus mit Schmerzausstrahlung nach distal. Verminderte Kraft für Ellbogenflexion.

Therapie
Bizepssehnenrekonstruktion mittels beider Palmaris-longus-Sehnen und Reinsertion durch zusätzlichen dorsoradialen Zugang. Gleichzeitig Neurolyse des N. medianus und radialis.

Ergebnis
Problemlose Einheilung des Transplantats mit guter Funktion, jedoch persistierende Schmerzen in der Fossa cubiti. Flexionskraftverminderung im Ellbogen von 30 %. Rückkehr an den alten Arbeitsplatz mit 75%iger Arbeitsfähigkeit.

8 Traumatische und posttraumatische Spezialfälle am Ellbogen

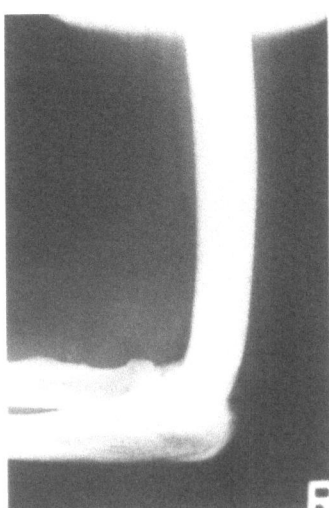

Abb. 8.6

Fall 7: Silikonsynovialitis bei Radiusköpfchenprothese nach Essex-Lopresti-Läsion

Problemstellung
Ausgeprägte Silikonsynovialitis bei Status nach Radiusköpfchenresektion mit Implantation einer Silikonradiusköpfchenprothese. Gleichzeitig Status nach Ulnaköpfchenresektion im distalen Radioulnargelenk.

Anamnese
46jähriger Mann; 1982 Polytrauma mit Essex-Lopresti-Läsion Vorderarm rechts. Initial Osteosynthese des Radiusköpfchens, später Köpfchenresektion und Implantation einer Silikonprothese. Gleichzeitig Caput-ulnae-Resektion nach Darrach (Abb. 8.7 a). Jahre später Entwicklung einer äußerst schmerzhaften Silikonsynovialitis des Ellbogens bei zunehmender Deformation der Prothese (Abb. 8.7 b).

Klinik
Schwellung und starke Druckdolenz des proximalen Radioulnargelenkes mit schmerzhaft eingeschränkten Umwendbewegungen. Massive, schmerzfreie Instabilität des distalen Ulnastumpfes.

Therapie
Prothesenentfernung, Synovektomie. Interposition des proximal abgelösten, distal gestielten M. anconaeus zur Verhinderung einer Proximalisierung des Radius.

Ergebnis
Schmerzfreie Ellbogenbeweglichkeit, schmerzfreie Umwendbewegungen, keine Anzeichen einer Proximalisierung des Radius. Rückkehr an den Arbeitsplatz als Kältetechniker.

Abb. 8.7. a Caput-ulnae-Resektion nach Darrach. b Deformierte subluxierte Silikonradiusköpfchenprothese mit Silikonsynovialitis (Zystenbildung im Radiushals und Capitulum humeri)

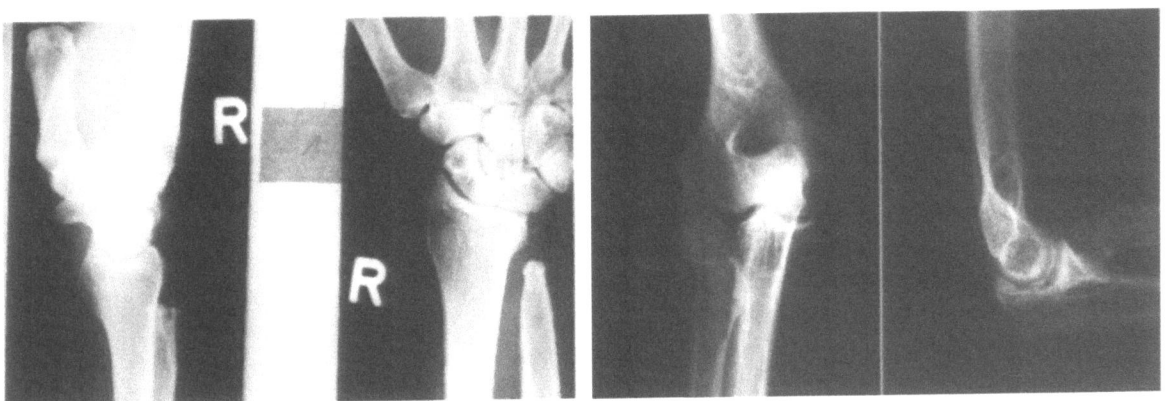

Abb. 8.7 a   Abb. 8.7 b

Fall 8: Radiusköpfchenpseudarthrose

Problemstellung
Schmerzhafte, sehr proximale Pseudarthrose im Collum radii-Bereich rechts.

Anamnese
42jähriger Mann; Sturz mit Motorrad auf den rechten Arm mit Stauchungsfraktur im Caput-Collum-Bereich des Radius (Abb. 8.8 a). Entwicklung einer Pseudarthrose nach inkonsequenter konservativer Behandlung (Abb. 8.8 b).

Klinik
Druckdolenz des Radiusköpfchens. Schmerzen bei Umwendbewegungen und Ellbogenextension.

Therapie
Kompression der Pseudarthrose mittels zweier gekreuzter Herbert-Schrauben (Abb. 8.8 c).

Ergebnis
Konsolidation der Pseudarthrose nach 5 Monaten (Abb. 8.8 d), volle Ellbogenbelastbarkeit, Schmerzfreiheit.

Abb. 8.8. a Stauchungsfraktur des Radiusköpfchens. b Sehr proximale Pseudarthrose. c Postoperativ nach Herbert-Schraubenimplantation (Schraubensitz im Knorpelmantel). d Konsolidierte Pseudarthrose

8 Traumatische und posttraumatische Spezialfälle am Ellbogen 159

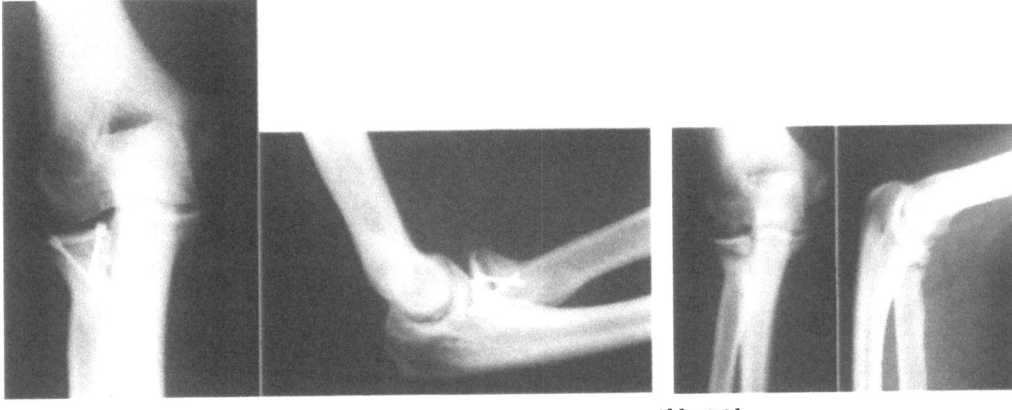

Abb. 8.8 a

Abb. 8.8 b

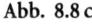

Abb. 8.8 c

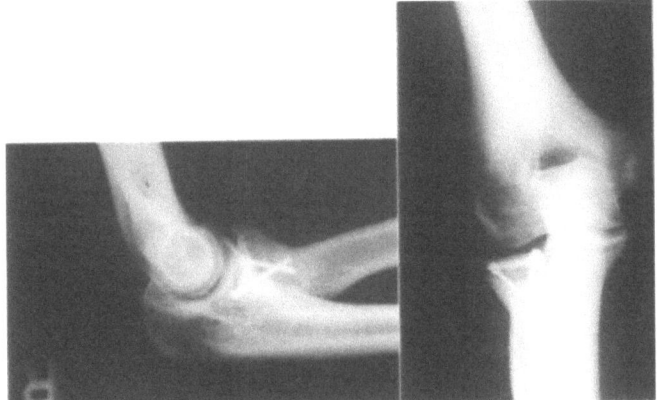

Abb. 8.8 d

Literatur

1. Le Huec D, Moinard M, Liquois F, Zipoli B, Chaveaux D, Le Rebeller A, (1996) Distal rupture of the tendon of the biceps brachii. *J Bone Joint Surg Br* 78: 767-770
2. Lintner P, Fischer T, (1996) Repair of the distal biceps tendon using suture anchors and an anterior approach. *Clin Orthop* 332: 116-119

9 Luxationen und Luxationsfrakturen des Ellbogens – Einsatz des Bewegungsfixateurs

T. Gausepohl, D. Pennig

Einleitung

Die große Bedeutung der Hand als Greiforgan des Menschen steht außer Zweifel. Ihre hervorragende Rolle kann sie jedoch nur spielen, wenn sie sich im Bewegungsraum des Armes frei orientieren kann. Die dafür notwendige Bewegungsfreiheit des Schulter- und Ellbogengelenkes bedingt jedoch auch eine erhebliche Verletzungsgefahr. Bei den Luxationen stehen dementsprechend diese beiden Gelenke an 1. Stelle, wobei das Schultergelenk insgesamt am häufigsten betroffen ist [18]. Während jedoch die Konstruktion des Schultergürtels bis zu einem gewissen Grade die Kompensation einer posttraumatisch eingeschränkten Beweglichkeit gestattet, ist insbesondere die Beugefähigkeit des Ellbogens für die Funktion des Armes unabdingbar.

Bei den Luxationen des Ellbogengelenkes finden sich in mehr als einem Drittel der Fälle knöcherne Begleitverletzungen der gelenkbildenden Knochen [17, 18, 42]. Diese als Luxationsfrakturen bezeichneten Verletzungen sind v.a. durch eine deutlich erhöhte Instabilität des Gelenkes auch nach Reposition gekennzeichnet. Während sich einfache Luxationen mit gutem Erfolg konservativ und frühfunktionell behandeln lassen, müssen die instabilen Luxationen und Luxationsfrakturen nach Meinung einiger Autoren einer operativen Therapie zugeführt werden [5, 42, 43]. Ein wichtiges Ziel der Behandlung ist dabei, die Zeitdauer der Immobilisation, die als wesentliche Ursache der häufig beobachteten posttraumatischen Gelenksteife angesehen wird, so kurz wie möglich zu halten [5, 7, 18, 33, 42, 43].

Der ungünstige Einfluß einer langen Ruhigstellung, die zwangsweise das komplexe Zusammenspiel aller Elemente des aktiven und passiven Bewegungsapparates vorübergehend abstellt, ist heute allgemein anerkannt. Spätestens seit Pauwels [28] die Theorie der „funktionellen Histogenese" populär gemacht hat, wissen wir, daß die funktionelle Beanspruchung wesentlichen Anteil an der Ausformung des Bewegungsapparates hat. Wenn die Knochenbildung und Strukturierung durch unterschiedliche Belastung beeinflußt werden kann, muß vermutet werden, daß sich auch der periartikuläre Bandapparat entsprechend der jeweiligen Funktion ausbildet. Von diesem theoretischen Standpunkt aus erscheint die häufig zu beobachtende Einsteifung nach ausgedehnten Gelenkverletzungen als logische Konsequenz der fehlenden Funktion, denn der in Reparation befindliche Bandapparat kann sich ohne den frühzeitigen Reiz der geführten Bewegung nicht entsprechend der Gelenkmechanik ausrichten. So werden im Gipsverband die reparativen Vorgänge nach Bandzerreißungen durch Proliferation der Fibroblasten und Ausbildung eines kräftigen Narbengewebes schließlich zu einer „ungerichteten" Stabilisierung des Gelenkes führen, die sich klinisch als steifes Gelenk manifestiert. Die Gelenkmechanik verlangt jedoch eine „gerichtete" Stabilität gegenüber Kräften, die nicht in die intendierte Bewegungsrichtung wirken. In diesem Sinne ist eine frühzeitige, geführte Freigabe der Gelenkbewegung unter gleichzeitiger Ruhigstellung des Knochens die anzustrebende Lösung.

Die Einführung von Bewegungsfixateuren mit der Möglichkeit einer Ausrichtung des Fixateurscharniergelenkes auf die Rotationsachse des Ellbogengelenkes verfolgt das Ziel einer mechanisch geführten Bewegung des Gelenkes unter maximaler Entlastung der miteinander gelenkenden Knochen und stellt damit den Ansatz einer solchen Lösung dar. Dabei richtet sich das Augenmerk vorwiegend auf den periartikulären Bandapparat. Dementsprechend ist die Hauptindikation die instabile Luxation und Luxationsfraktur mit Zerreißung wesentlicher Anteile der ligamentären Stabilisatoren.

Anatomische Grundlagen

Die Artikulation der knöchernen Elemente des Ellbogengelenkes wird durch ein komplex aufgebautes gemeinsames Kapselbandsystem geführt (Abb. 9.1).

Der in die Kapsel im Sinne lokaler Verstärkungszüge eingelassene, kräftig ausgebildete Kollateralbandapparat führt die Beuge- und Streckbewegung der beiden Unterarmknochen gegenüber dem Humerus. Medialseitig lassen sich v. a. 3 Hauptbandzüge präparatorisch isolieren. Von ihrem Ursprung am medialen Epikondylus aus zieht ein vorderer Bandanteil zum Processus coronoideus der Ulna, ein hinteres Faserbündel zum Olekranon. Ein 3., quer angelegter Faserzug hat keine Beziehung zum Humerus und dementsprechend auch keine gelenkstabilisierende Wirkung. Der wesentliche Stabilisator des medialseitigen Kollateralbandes ist der vordere Bandzug (AUCL, anterior ulnar collateral ligament) [32, 34, 36] (Abb. 9.1 a). Der radialseitige Bandapparat ist weniger klar gegliedert. Vom Epicondylus radialis humeri aus ziehen die Fasern fächerförmig distalwärts, um in den dorsalen und ventralen Schenkel des Lig. anulare einzustrahlen. Mit diesem erreichen sie ihren Anheftungspunkt an der radialseitigen Ulnafläche. Beide Seitenbänder beziehen sich also auf die Ulna, deren Beuge- und Streckbewegung sie gegenüber dem Humerus führen [16, 26]. Damit wird das Lig. anulare selbst zum Bestandteil des Kollateralbandsystems. Diese Feststellung wird durch die Untersuchung von Söjbjerg et al. [35] gestützt, bei der nach Durchtrennung des Lig. anulare eine erhebliche Varus- und Rotationsinstabilität deutlich wurde. Neben den medial und lateral in die Gelenkkapsel eingelassenen Kollateralbändern kommen im ventralen und dorsalen Bereich der Kapsel noch lokale, weniger kräftig ausgebildete Verstärkungszüge hinzu (Abb. 9.1 b), die die kapsuloligamentäre Einheit unterstreichen [16]. Während die ligamentären Stabilisatoren Zugkräfte aufnehmen, werden die Druckkräfte über die beteiligten Knochen übertragen. Die wesentliche Führung hinsichtlich der Flexions-/Extensionsbewegung wird von der Ulna übernommen, die mit ihrem hakenförmigen proximalen Ende die Trochlea humeri dorsal umgreift (Abb. 9.2). Die durch die muskuläre Wirkung auftretende Druckübertragung im humeroulnaren Gelenk wurde im zweidimensionalen Modell einleuchtend von Pauwels [27] dargestellt. Zu den in dorsoventraler Richtung einwirkenden Kräften kommt jedoch schon aufgrund der als Cubitus valgus bezeichneten Winkelstellung zwischen Ober- und Unterarm bei gestrecktem Ellbogengelenk eine Abduktionskomponente hinzu. Mit zunehmender Beugung wird durch den Muskelzug eine Rotationskomponente deutlich. Derartige Kräfte, die bei entsprechenden (z. B. sportlichen) Aktivitäten erheblich ansteigen, können von der humeroulnaren Verbindung nicht neu-

Unser Dank gilt Professor J. Koebke, Zentrum Anatomie der Universität Köln, für die freundliche Überlassung der anatomischen Abbildungen 9.1 bis 9.3.

Abb. 9.1. a Medialansicht des Kapselbandapparates; *AUCL* anterior ulnar collateral ligament, *PUCL* posterior ulnar collateral ligament, *V* vorne, *H* hinten, Epicondylus lateralis humeri (*Pfeil*), fächerförmige Fasern des radialseitigen Bandapparates (▲). **b** Ventralansicht des Kapselbandapparates; perkutanes Aufsetzen des Kirschner-Drahtes auf den radialseitigen Knochen mit der Spitze des Drahtes im Drehzentrum. **c** Kontrolle der Drahtposition nach Vorbohren. **d** A.-p.-Kontrolle, der Kirschner-Draht darf nicht nach medial durchgebohrt werden

Abb. 9.2. Sagittalschnitt durch das Humeroulnargelenk; *F* Abweichungsrichtung des Drehzentrums bei Flexion, *E* Abweichungsrichtung des Drehzentrums bei Extension

9 Luxationen und Luxationsfrakturen des Ellbogens – Einsatz des Bewegungsfixateurs

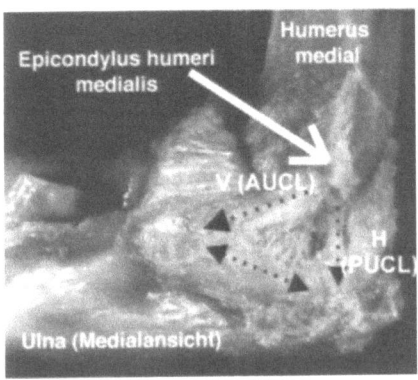

Abb. 9.1 a

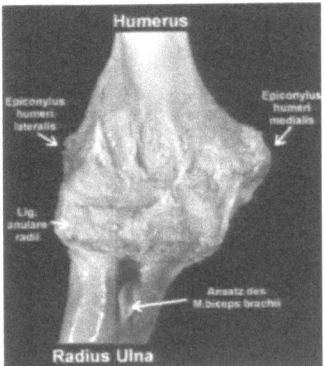

Abb. 9.1 b

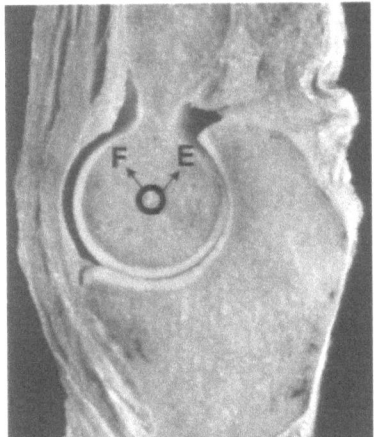

Abb. 9.2

tralisiert werden [39]. Bei Valgusstreß spannt sich das mediale Kollateralband an und nimmt die Zugkräfte auf. Dabei treten im lateralen Anteil des Gelenkes zwangsläufig erhöhte Druckkräfte auf, die durch die humeroradiale Verbindung abgefangen werden [22, 39]. Rotatorisch angreifenden Kräften wirkt dagegen ausschließlich der laterale und mediale Bandapparat entgegen. Je nach Stellung des Unterarms und Innervation der das Ellbogengelenk übergreifenden Muskulatur sind die artikulierenden Skelettelemente wechselnden Druckkräften ausgesetzt [22, 39]. Die in Streckstellung des Unterarms besonders deutliche Abwinkelung des Unterarms gegenüber dem Oberarm (Cubitus valgus) ist bei der Verteilung der wirksamen Druck- und Zugkräfte von besonderer Bedeutung. Diese im angloamerikanischen Schrifttum als „carrying angle" bezeichnete Konfiguration (Abb. 9.3) variiert interindividuell erheblich. Bei weiblichen Individuen ist der Winkel mit durchschnittlich 25° deutlich stärker ausgeprägt als bei männlichen Individuen (10°-15°) [1, 2, 3, 4, 37, 38]. Mit zunehmender Beugung verringert sich der Winkel, bis sich in maximaler Beugung Ober- und Unterarm überlagern. Berechnungen zur Charakteristik dieser Bewegung legen es nahe, die Beugeachse des Ellbogengelenkes als Winkelhalbierende zwischen der Achse des Ober- und Unterarms zu verstehen [8, 9, 21]. Eine geringe Nachgiebigkeit der Kollateralbänder erlaubt, abhängig von der jeweiligen Beugestellung, die passive Ab- und Adduktion des Unterarms gegenüber dem Oberarm und damit eine geringe Änderung der Valgusstellung [31, 41].

Die Speiche ist an ihrem proximalen Ende durch das kräftige, in den radialen Kollateralbandapparat eingelassene Lig. anulare an der Elle fixiert (Abb. 9.4). Im Schaftbereich sind beide Unterarmknochen durch die Membrana interossea miteinander verbunden. Durch diese Fesselung aneinander lassen sich die beiden Unterarmknochen hinsichtlich der Beugung und Streckung gegenüber dem Humerus als Einheit auffassen. Die Charakteristik der Flexions- und Extensionsbewegung der beiden Unterarmknochen gegenüber dem Humerus ist von verschiedenen Autoren untersucht worden [2, 8, 19, 21]. Genaue anatomische Analysen haben gezeigt, daß sich das Rotationszentrum im distalen Humerus während der Bewegung geringgradig verlagert [8, 9, 21]. Abgesehen von der endgradigen Streckung und Beugung dürfte diese Verlagerung der Rotationsachse jedoch für chirurgische Belange keine Rolle spielen. London [19] hat gezeigt, daß sich der im Zentrum von Trochlea und Capitulum befindliche Drehpunkt nur bei maximaler Flexion nach ventral/proximal und bei maximaler Streckung nach dorsal/proximal verschiebt (s. Markierung in Abb. 9.2). Der weitaus größte Teil der Bewegung kann demnach annähernd als Scharnierbewegung um eine Achse durch das Zentrum der Trochlea humeri und des Capitulum humeri aufgefaßt werden [19].

Abb. 9.3. Cubitus valgus, Implantationsorte und Schraubenorientierung für den Fixateur externe

Abb. 9.4. Ligamentäre Verbindung zwischen Ulna und Radius

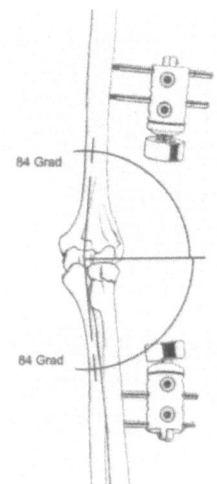

Abb. 9.3

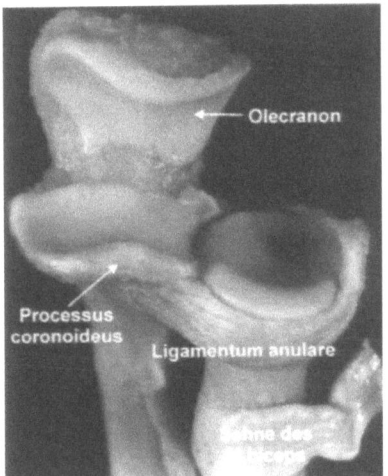

Abb. 9.4

Analyse der Instabilität nach Luxationen oder Luxationsfrakturen

Im allgemeinen wird die Luxation des Ellbogengelenkes durch einen Sturz auf den gestreckten oder überstreckten Arm ausgelöst [18, 42, 43]. Als Erklärung wird die in Überstreckung auftretende Hebelwirkung bei Anschlagen des Olekranons in der Fossa olecrani angeführt [12]. Die Versuche von Söjbjerg et al. [36], dorsale Luxationen an anatomischen Präparaten auszulösen, haben im Gegensatz dazu gezeigt, daß sich dorsale Luxationen v. a. bei leicht gebeugtem Ellbogen durch Valgusstreß bei gleichzeitiger externer Rotation auslösen lassen. Entsprechendes fanden Josefsson et al. [14] bei 34 Luxationen des Ellbogengelenkes, von denen sich allerdings nur 9 unter Narkose in halbgebeugter Stellung leicht reluxieren ließen. Nach Auffassung von Poigenfürst u. Iselin [30] spielen beim Auftreten von Verrenkungen auch konstitutionelle Faktoren wie etwa eine flache Fossa semilunaris eine Rolle.

Luxationen im Ellbogengelenk werden konventionell nach der Stellung des Unterarms gegenüber dem Oberarm im luxierten Zustand bezeichnet.

Das Auftreten einer Luxation mit oder ohne begleitenden ossären Schaden setzt eine erhebliche Verletzung der periartikulären Strukturen voraus. Die Luxationsrichtung läßt dabei zu einem gewissen Grade Rückschlüsse auf die verletzten Strukturen zu. Ventrale Luxationen sind selten und bedingen zwangsläufig eine Mitverletzung des Olekranons. Rein radiale oder ulnare Luxationen werden ebenfalls selten angetroffen [14, 17, 18, 42, 43]. Die dorsalen Luxationen lassen sich je nach Richtung der Abweichung in dorsoradiale und dorsoulnare sowie rein dorsale Luxationen unterteilen. Die weitaus häufigste Verrenkung sind mit mehr als 80% die dorsale und die dorsoradiale Luxation [5, 7, 33, 42, 43]. Experimentell von Söjbjerg et al. [36] an Knochen-Bänder-Präparaten erzeugte dorsale Luxationen zeigten als häufigste Verletzung eine Zerreißung des vorderen Schenkels des ulnaren Kollateralbandes. Zerreißungen im lateralen Gelenkbereich fanden sich seltener und betrafen den dorsalen Anteil des Lig. anulare. Das experimentelle Ergebnis korreliert mit den weiter oben angesprochenen Studien zur Funktion des medialen Kollateralbandes und entspricht auch klinischer Erfahrung, denn nach Reposition einer derartigen Luxation zeigt sich in der Regel eine erhebliche Valgusinstabilität des betroffenen Gelenkes. Auch die Untersuchungen von Morrey et al. [23] haben gezeigt, daß nach Durchtrennung des ulnaren Kapselbandapparates eine wesentliche Valgusinstabilität auftritt, während die alleinige Entfernung des Radiuskopfes weniger Instabilität erzeugt. Bei der aufgrund ihrer Häufigkeit als typisch zu bezeichnenden dorsoradialen Luxation muß also vorwiegend mit einer Ruptur des vorderen Schenkels des ulnaren Kollateralbandes und mit einer Verletzung des Lig. anulare gerechnet werden. Aus den Untersuchungen von Söjbjerg et al. [35] wird aber auch deutlich, daß bei derartigen Luxationen nicht alle ligamentären Stabilisatoren der ulnaren oder radialen Seite gleichermaßen betroffen sind. In der Hälfte ihrer Fälle war der posteriore Schenkel des medialen Bandes nicht verletzt, aber in fast allen Fällen war das Lig. anulare als Teil des lateralen Bandsystems betroffen. Dieser Umstand erklärt auch die relativ geringe Reluxationstendenz ihrer Präparate. O'Driscoll et al. [25] fanden bei ihren Präparaten nach sequentieller Durchtrennung der medialen Bandstrukturen dorsale Luxationen bei gleichzeitig intaktem AUCL. Dagegen fanden Josefsson et al. [14] in ihrer klinisch-operativen Untersuchung bei allen 31 von ihnen operierten Ellbogen eine komplette Ruptur des medialen Kollateralbandes sowie eine erhebliche Valgusinstabilität. Nur 9 von 31 ließen sich unter Anästhesie ohne Mühe reluxieren. Es muß also davon ausgegangen werden, daß trotz ausgedehnter Bandläsionen in vielen Fällen nach Reposition noch ausreichend gelenkstabilisierende Strukturen vorhanden sind, die eine Reluxation verhindern. Darüber hinaus sind bei dieser Dislokationsrichtung erhebliche Einrisse im Bereich der ventralen Kapsel und der gelenknahen Muskulatur anzunehmen [14]. Sie sind weniger aufgrund ihrer akut destabilisierenden Wirkung bedeutsam als vielmehr im Sinne „posttraumatischer Reaktionssubstrate". Gemeint ist die generell narbenbildende Reaktion des Körpers nach entsprechendem Trauma in solchen Geweben.

Die Schlußfolgerungen führen zur Diskussion über die Notwendigkeit der primären Bandnaht nach derartigen Verletzungen. Einfache Luxationen, d.h. Luxationen, bei denen klinisch nur eine geringe Reluxationstendenz besteht, werden übereinstimmend von nahezu allen Autoren konservativ behandelt. Die oben angeführten Untersuchungen legen jedoch nahe, daß auch bei diesen Verrenkungen erhebliche Bandzerreißungen vorliegen. Die konservative Therapie mit frühfunktioneller Übungsbehandlung führt dennoch in den meisten dieser Fälle zu einem befriedigenden Ergebnis. Die Indikation zur primären Bandnaht wird von einigen Autoren vom Grad der klinisch feststellbaren Instabilität abhängig gemacht. Dabei richtet sich die Indikationsstellung offensichtlich nicht nach der Frage, ob der Bandapparat verletzt ist, sondern nur danach, ob die jeweils betroffenen Bandanteile eine klinisch erkennbare Instabilität hervorrufen. Sind also nach der Reposition genügend stabilisierende Strukturen erhalten, um eine frühfunktionelle Behandlung durchzuführen, werden die rupturierten Bandzüge ihrer natürlichen Heilung überlassen. Wesentlich für die Indikation zur Bandnaht ist also nicht, ob wichtige Bandanteile gerissen sind – denn dies ist nach den oben angeführten, experimentellen Untersuchungen grundsätzlich der Fall – sondern nur, ob die noch erhaltenen Strukturen frühzeitig eine geführte Bewegung ermöglichen. Aus dem Gesagten wird deutlich, daß Instabilität nicht per se eine Indikation zur Bandnaht darstellt, sondern vielmehr auf die Notwendigkeit der Erzeugung einer stabilen, d.h. geführten Bewegung hinweist. Josefsson et al. selbst, die zunächst aufgrund der erheblichen Zerreißungen eine Indikation zur primären Bandnaht sahen [13], stellten in einer retrospektiven Studie fest, daß die konservativ behandelten Fälle in keiner Weise ein schlechteres funktionelles Ergebnis gezeigt haben als die Gruppe mit primärer Bandnaht. Die Ergebnisse anderer Autoren bestätigen ihre Feststellung [12, 15, 17, 24, 42]. Aus einer Statistik von Schnettler [33] wird deutlich, daß nicht die Art der operativen oder konservativen Therapie für das funktionelle Ergebnis ausschlaggebend ist, sondern v.a. die Zeitdauer der Ruhigstellung. Ähnliche Feststellungen finden sich in Übereinstimmung auch bei den anderen oben genannten Autoren.

9 Luxationen und Luxationsfrakturen des Ellbogens – Einsatz des Bewegungsfixateurs

Den Sonderfall einer Luxation stellt Abb. 9.5 dar. Hierbei zeigt sich zusätzlich zur dorsalen Luxation beider Unterarmknochen (Abb. 9.5 a) eine Divergenz von Ulna und Radius im a.-p.-Bild (Abb. 9.5 b). Das morphologische Substrat der Divergenz ist eine Ruptur der Membrana interossei. Der Pfeil in Abb. 9.5 a weist auf ein zusätzliches knöchernes Abscherfragment aus dem Processus coronoideus und einen knöchernen Ausriß des Lig. anulare radii hin. Aufgrund des radiologisch sichtbaren Verletzungsmusters muß man von einer erheblichen Destruktion der medialen und lateralen Kapselbänder ausgehen. Eine operative Rekonstruktion der medialen Kollateralbänder kann vermieden werden, wenn eine geschlossene Reposition ohne Interposition von Weichteilen gelingt und eine stabile Gelenkführung durch einen Bewegungsfixateur sichergestellt werden kann. Im vorliegenden Fall ließ sich die Ulna in Narkose problemlos reponieren. Die geführte Bewegung im Humeroulnargelenk wurde durch die Anlage eines unilateralen Bewegungsfixateurs (Orthofix) erzeugt. Mit der Reposition der Ulna stellte sich gleichzeitig auch der Radiuskopf wieder auf das Capitulum humeri ein und zeigte unter Bildwandlerkontrolle weder in Pro-/Supination noch in Flexion/Extension eine Reluxationstendenz (Abb. 9.6). Aus diesem Grunde wurde auch lateralseits auf ein offenes Vorgehen verzichtet. Nach Abschwellung der Weichteile konnte die Rotation im Ellbogengelenk freigegeben werden (4. postoperativer Tag). Abb. 9.7 zeigt einen schmerzfreien Bewegungsumfang von 0°-0°-130° bei liegendem Fixateur. Die Pro- und Supination war frei. Nach 5,5 Wochen wurde der Fixateur ambulant entfernt. Die radiologische Kontrolle nach 11 Wochen zeigt eine anatomische Gelenkstellung im a.-p.- und im seitlichen Röntgenbild (Abb. 9.8). Es fällt auf, daß trotz der erheblichen initialen Weichteiltraumatisierung und frühzeitiger Bewegungsfreigabe das periartikuläre Gewebe keine heterotope Ossifikation erkennen läßt. Das klinische Erscheinungsbild zeigt Abb. 9.9. Definitionsgemäß handelt es sich in dem dargestellten Fall nicht um eine reine Luxation, sondern aufgrund des begleitenden Ausrisses des Processus coronoideus und des Lig. anulare um eine Luxationsfraktur. Allerdings ist die Frakturkomponente hier nicht sehr ausgeprägt. Die kleinen Knochenfragmente stellen keine Operationsindikation dar, die Bandverletzung steht hier ganz im Vordergrund. Eine gänzlich andere Situation zeigt Abb. 9.10, S. 170. Das Seitbild (Abb. 9.10 b) läßt die nach dorsal verschobene Stellung beider Unterarmknochen gegenüber dem Humerus erkennen. Es handelt sich damit um eine dorsale Luxation. Gleichzeitig sind ausgeprägte ossäre Verletzungen sichtbar. Gelenkflächen der Ulna und des Radiuskopfes müssen offen rekonstruiert und mit Mitteln der internen Osteosynthese stabilisiert werden. Eine ausreichende Stabilisierung des Gelenkes zur frühzeitigen Mobilisierung innerhalb von 6 Tagen ist damit jedoch nicht sicher zu erreichen. Der Bewegungsfixateur wurde hier zusätzlich zur internen Osteosynthese angelegt, um eine ausreichende Führung des Gelenkes unter Entlastung der Osteosynthese und der Knorpelflächen zu erzielen. Auf eine Bandnaht wurde verzichtet. Abb. 9.11, S. 170 zeigt die postoperative Röntgenkontrolle. Ein exaktes Seitbild zur Beurteilung der Gelenkflächenrekonstruktion ist durch die Position des Fixateurs erschwert, kann aber mit Hilfe eines schmalen Dentalfilms, der sich zwischen Fixateur und Ellbogen einschieben läßt, hergestellt werden (Abb. 9.12, S. 170). Die Entfernung des Fixateurs erfolgte 5 Wochen postoperativ ambulant. Zu diesem Zeitpunkt war bereits eine weitgehend unbehinderte, schmerzfreie Bewegung des Gelenkes möglich (Abb. 9.13 und 9.14, S. 171).

Abb. 9.5. a Luxationsfraktur mit b Divergenz zwischen Radius und Ulna; die Pfeile weisen auf ein knöchernes Abscherfragment aus dem Processus coronoideus hin

Abb. 9.6. Radiologische Kontrolle nach geschlossener Reposition und Anlage eines Bewegungsfixateurs (Fall aus Abb. 9.5)

Abb. 9.7. a Extension, b Flexion 12 Tage postoperativ (Fall aus Abb. 9.5)

Abb. 9.8. Radiologische Kontrolle nach 11 Wochen (Fall aus Abb. 9.5)

Abb. 9.9. a Extension, b Flexion nach 11 Wochen (Fall aus Abb. 9.5)

Abb. 9.10. Luxationsfraktur nach dorsal; *Pfeile* knöcherne Begleitverletzungen: Olekranonfraktur, Radiuskopffraktur und kleinere knöcherne Abscherfragmente

Abb. 9.11. Röntgenkontrolle postoperativ nach interner Osteosynthese und Anlage eines Bewegungsfixateurs. Die störende Überlagerung des Seitbildes durch das Fixateurmodul wurde durch die Benutzung eines Dentalfilms, der zwischen Fixateur und Gelenk eingeschoben wurde, verhindert (Fall aus Abb. 9.10)

Abb. 9.12. Dentalfilm zwischen Fixateur und Ellbogengelenk zur Anfertigung überlagerungsfreier Seitbilder (Fall aus Abb. 9.10)

Abb. 9.13. a Flexion, b Extension nach Entfernung des Fixateurs (Fall aus Abb. 9.10)

Abb. 9.14. Supination (Fall aus Abb. 9.10)

9 Luxationen und Luxationsfrakturen des Ellbogens – Einsatz des Bewegungsfixateurs

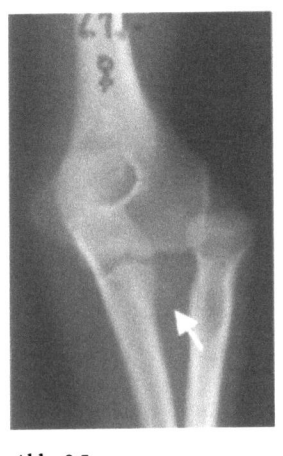

Abb. 9.5 a

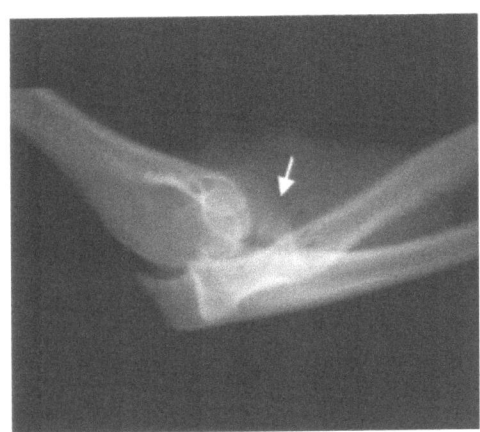

Abb. 9.5 b

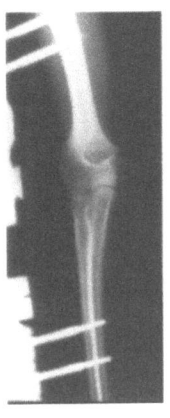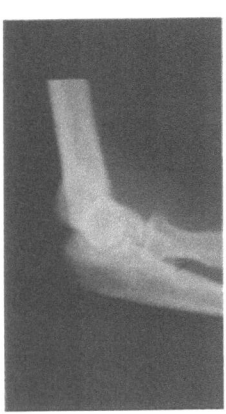

Abb. 9.6

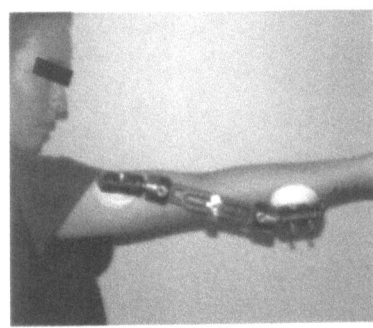

Abb. 9.7 a

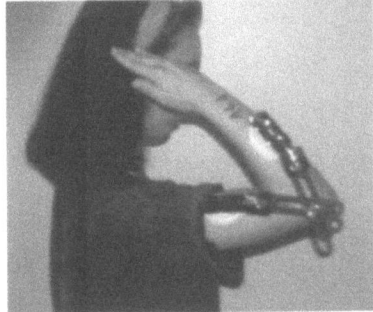

Abb. 9.7 b

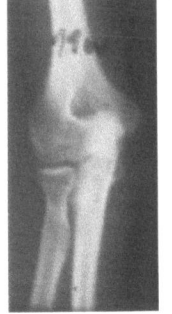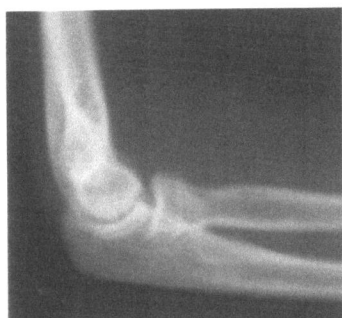

Abb. 9.8

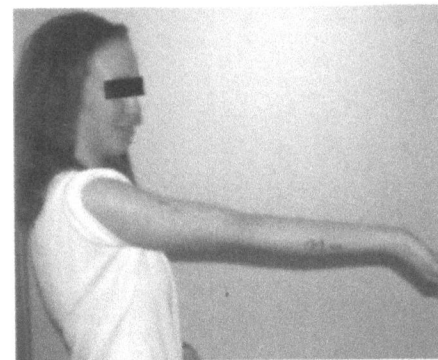

Abb. 9.9 a

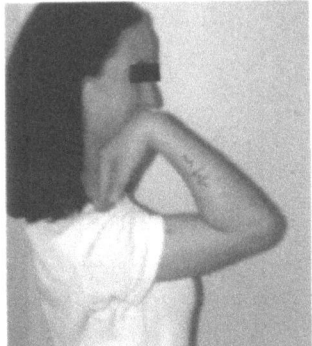

Abb. 9.9 b

170 9 Luxationen und Luxationsfrakturen des Ellbogens – Einsatz des Bewegungsfixateurs

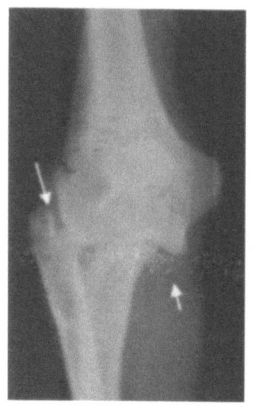
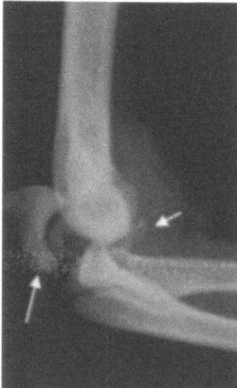

Abb. 9.10

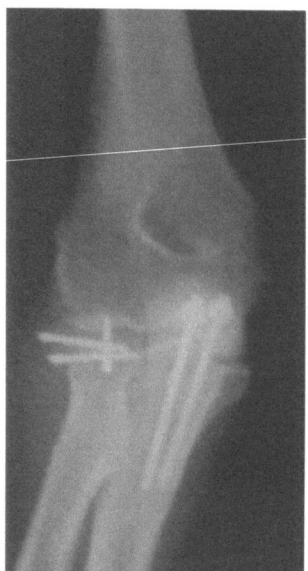
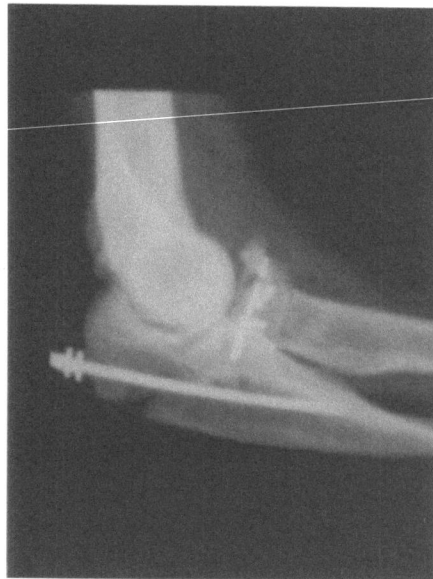

Abb. 9.11

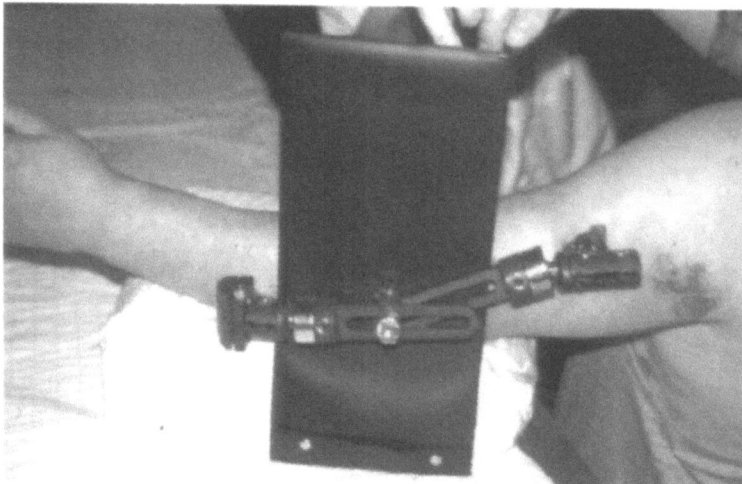

Abb. 9.12

9 Luxationen und Luxationsfrakturen des Ellbogens – Einsatz des Bewegungsfixateurs

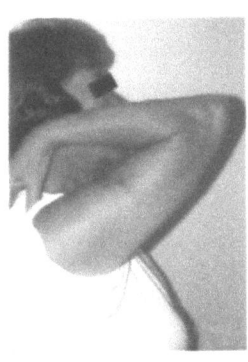

Abb. 9.13 a

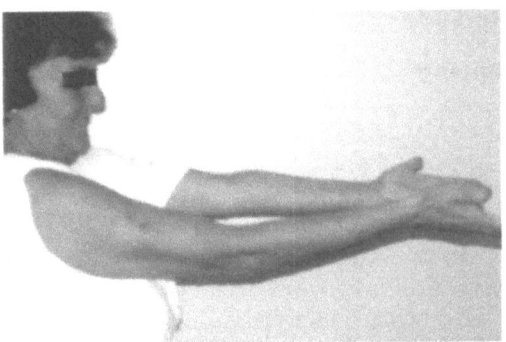

Abb. 9.13 b

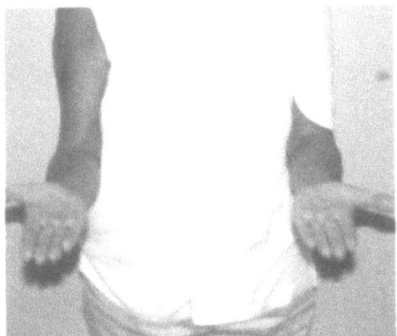

Abb. 9.14

Fixateurtyp und Applikationstechnik

Um in einer akuten Verletzungssituation die Stabilisierung des Gelenkes mit einem Fixateur externe durchführen zu können, müssen die Fixateurschrauben den verletzten Weichteilbereich meiden. Eine gelenknahe Applikation, wie sie bei anderen Systemen beschrieben wird [6, 20, 40], erhöht im traumatisierten Gelenkbereich die Infektionsgefahr über das vertretbare Maß hinaus. Allerdings sind die genannten Systeme auch nicht primär für die Akutphase der Verletzung gedacht, sondern vielmehr für den Einsatz bei rekonstruktiven Problemen. Eine Alternative stellt der von Hotchkiss entwickelte Ringfixateur dar (Compass Elbow Hinge, Fa. Smith, Nephew, Richards) (Abb. 9.15). Dieser Fixateur erlaubt die Plazierung von Schrauben außerhalb des verletzten Bereiches und gestattet bei exakter Applikationstechnik eine begrenzte Gelenkdistraktion und die Freigabe der Beuge- und Streckbewegung. Problematisch erscheint die aufgrund des Ringdesigns unvermeidliche Penetration v. a. der Oberarmstreckmuskulatur und insbesondere der mangelnde Tragekomfort für den Patienten, der den Oberarm aufgrund des Ringmoduls während der gesamten Tragezeit nicht anlegen und den Unterarm aufgrund der Applikationsrichtung der Fixateurschrauben nicht auflegen kann. Nachteilig ist möglicherweise auch der auf 12,5° voreingestellte Cubitus valgus, so daß eine Anpassung an die insbesondere zwischen Frauen und Männern sehr unterschiedlich ausgeprägten Winkel nicht möglich ist.

Der von uns verwendete unilaterale Fixateur (Fa. Orthofix, Italien) besteht aus länglichen, mittig geschlitzten Fixateurmodulen, die mit einer Zentraleinheit zusammengehalten werden. Bei geöffneten Klemmschrauben lassen sie sich beliebig gegeneinander verschieben und in der gewünschten Position durch Festziehen der Klemmschrauben einzeln fixieren (Abb. 9.16). Die Öffnung der Zentralschraube bei gleichzeitig verschlossenen Klemmschrauben erlaubt eine Scharnierbewegung der beiden Module gegeneinander (s. Abb. 9.16).

Abb. 9.15. Compass Elbow Hinge, Fa. Smith, Nephew, Richards

Abb. 9.16. Konstruktion des unilateralen Bewegungsfixateurs, Fa. Orthofix

9 Luxationen und Luxationsfrakturen des Ellbogens – Einsatz des Bewegungsfixateurs

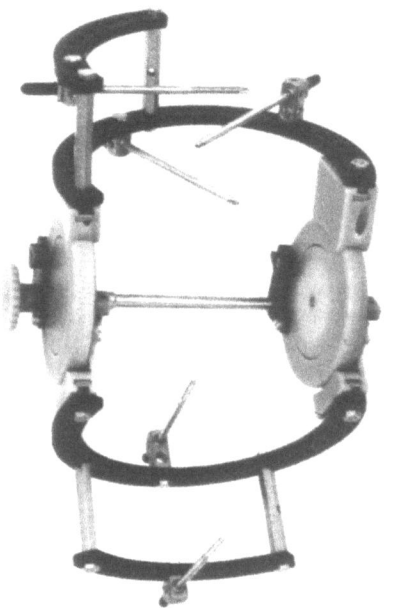

Abb. 9.15

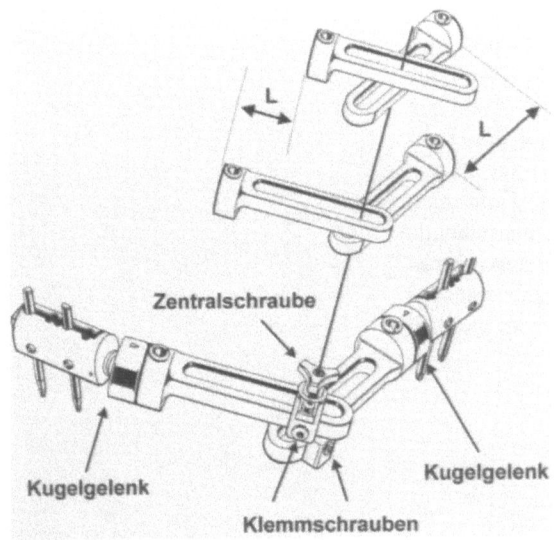

Abb. 9.16

Festlegung des Rotationszentrums

Vor Applikation des Fixateurs muß das Rotationszentrum des Ellbogengelenkes festgelegt werden [10, 11, 29]. Dies geschieht unter Bildwandlerkontrolle. Das distale Humerusende wird so eingestellt, daß sich die im Röntgenbild kreisförmig erscheinenden Gelenkkonturen der Trochlea humeri und des Capitulum humeri symmetrisch überlagern. Abb. 9.17 zeigt eine Röntgenaufnahme des distalen Humerusendes a.-p. und seitlich. Mitte und ulnarer Rand der Trochlea humeri und Capitulum humeri sind mit dünnen Kupferfäden markiert. Im Seitbild überlagert sich die Mitte der Trochlea humeri und das Capitulum symmetrisch, der hervorspringende ulnare Rand der Trochlea kommt kaum zur Darstellung. Das Rotationszentrum liegt in der Mitte der deutlich sichtbaren Kreise. Diese Konfiguration kommt auch im qualitativ schlechteren Bildwandler zur Darstellung. Der auf dem Handtisch aufgelagerte Arm wird so ausgerichtet, daß ein exaktes Seitbild entsprechend Abb. 9.18a angefertigt werden kann. Von radial aus wird ein Kirschner-Draht (Durchmesser 2 mm) perkutan auf den radialseitigen Knochen so aufgesetzt, daß seine Spitze ins Zentrum der Kreise weist (Abb. 9.18b). Meist muß der Bildwandler etwas zur Seite gefahren werden, wenn der Draht nun leicht nach distal absteigend in Richtung auf die Basis des ulnaren Epikondylus vorgebohrt wird. Anschließend erfolgt mit dem Bildwandler die axiale Einstellung des Drahtes zur Kontrolle seiner Position (Abb. 9.18c). Eine Penetration der Gegenseite sollte auf jeden Fall vermieden werden, um den N. ulnaris nicht zu verletzen (Abb. 9.18d). Wenn die Eintrittsstelle des Kirschner-Drahtes auf der Radialseite exakt im Drehzentrum des Gelenkes liegt (Aufsetzen der Spitze auf den Knochen unter Bildwandlerkontrolle, s. Abb. 9.18b), der Draht jedoch bei weiterem Vorbohren von der Gelenkachse abweicht, kann man sich helfen, indem der aus dem Knochen radialseits herausstehende Anteil des Drahtes solange gebogen wird, bis er die Achse des Gelenkzentrums repräsentiert. In diesem Fall darf der Draht nach Applikation des Fixateurs nicht mit Hilfe der Bohrmaschine entfernt werden.

Abb. 9.17. a Mit Kupferdraht markiertes Capitulum humeri, Trochlea humeri sowie medialer Rand der Trochlea. b Seitbild von Abb. 9.17a mit symmetrischer Überlagerung von Capitulum und Trochlea (Punkt Lage des Drehzentrums)

Abb. 9.18 a–d. Operative Schritte zur Festlegung des Drehzentrums. a Seitliche Einstellung des distalen Humerus mit symmetrischer Überlagerung der radialen und ulnaren Gelenkflächen. b Perkutanes Aufsetzen des Kirschner-Drahtes auf den radialseitigen Knochen mit der Spitze des Drahtes im Drehzentrum. c Kontrolle der Drahtposition nach Vorbohren. d a.-p.-Kontrolle, der Kirschner-Draht darf nicht nach medial durchgebohrt werden

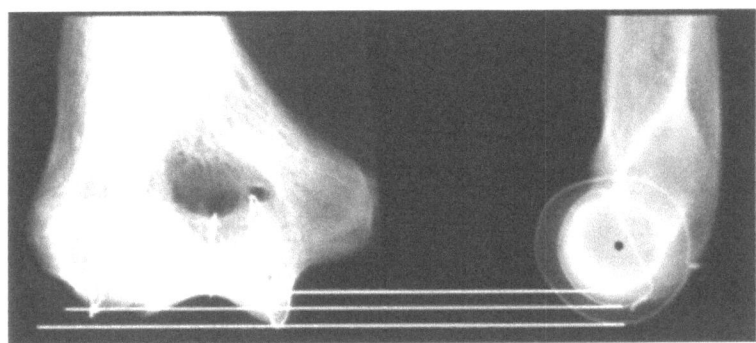

Abb. 9.17

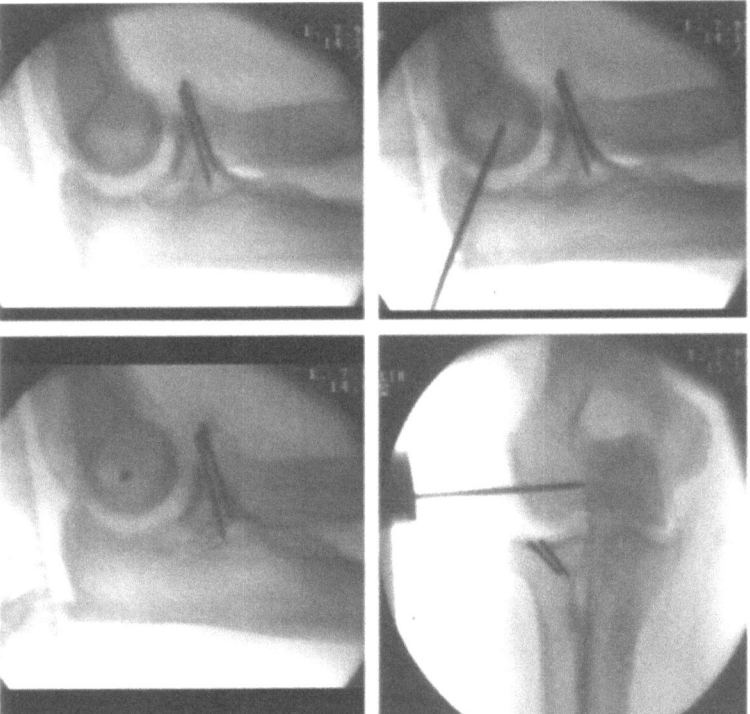

Abb. 9.18 a–d

Implantation der humeralen Schraubengruppe

Die Zentralschraube ist kanüliert, so daß die Zentraleinheit des Fixateurs auf den eingebohrten Kirschner-Draht aufgeschoben werden kann (Abb. 9.16 und 9.19). Bei geöffneter Zentraleinheit wird zunächst eine günstige Position für die proximale Schraubengruppe am lateralen Humerus gesucht [10, 11, 29]. Der Fixateur selbst dient dabei als Schablone. Günstig für die laterale Implantation der Knochenschrauben ist das mittlere Schaftdrittel des Humerus. Hier befindet sich der N. radialis noch auf der Dorsalseite des Knochens (Abb. 9.20). Die ideale Implantationsstelle kann leicht bestimmt werden, da die Lücke im Weichteilmantel zwischen dem ventralen M. brachialis und biceps und dem lateralen M. triceps im Ansatzbereich des M. deltoideus (etwa in Schaftmitte) in der Regel getastet werden kann. Eine Präparation unter Sicht bis auf den Knochen und der Einsatz von Langenbeck-Haken (keine Hohmann-Haken!) ist jedoch empfehlenswert, um auch die dort verlaufenden Hautäste zu schonen. Die für den Fixateur vorgesehenen Schrauben haben ein konisches Gewindedesign. Der Vorteil dieses Designs liegt im festeren Sitz der Schrauben, die sich beim Einschrauben mit jeder Umdrehung in der Kortikalis ein neues Gewinde schneiden. Es verlangt vom Operateur jedoch etwas Fingerspitzengefühl für das Erreichen der gegenseitigen Kortikalis, denn ein Zurückdrehen der Schraube führt zwangsläufig zur Lockerung. Als Schraubendurchmesser können im Erwachsenenalter in der Regel 5- bis 6-mm-Schrauben verwendet werden (Vorbohrung mit 4,8 mm). Nur bei außergewöhnlich zarten Knochen sollte auf 3,5–4,5-mm-Schrauben ausgewichen werden (Vorbohrung 3,2 mm). Die Schrauben werden im rechten Winkel zur Schaftachse eingebracht, auch wenn die Rotationsachse, bedingt durch den unterschiedlich ausgeprägten Cubitus valgus, nicht exakt rechtwinklig auf der Schaftachse des Humerus steht. Die Winkeldifferenz wird problemlos durch das Kugelgelenk zwischen Fixateurarm und Klemmbacke ausgeglichen (s. Abb. 9.4).

Implantation der ulnaren Schraubengruppe

Die distale Schraubengruppe wird entsprechend der humeralen Schraubengruppe ausgerichtet [10, 11, 29]. In Supination steht jedoch der Radius lateral. Möglich wird die Implantation der Schrauben in die Ulna durch die unterschiedliche Ausrichtung der radialen und ulnaren Schaftachse. Während die Knochenachse des Radius direkt auf das Capitulum humeri zeigt, weicht die Ulnaachse proximalwärts nach dorsal ab (s. Abb. 9.20). Im Querschnittsbild durch den Unterarm zeigt sich, daß die von lateral in die Ulna implantierten Schrauben die Pro- und Supinationsbewegung des Unterarms nicht behindern (s. Abb. 9.20). Aufgrund der Knochendimensionen sollten an der Ulna Schrauben mit einem Gewindedurchmesser von 3,5–4,5 mm zur Anwendung kommen. Bei größeren Implantaten steigt die Gefahr iatrogener Frakturen durch die Schraubenlöcher erheblich. In Beuge- und Streckstellung des Ellbogengelenkes wird unter Bildwandlerkontrolle von a.-p. die symmetrische Darstellung des Gelenkspaltes überprüft. Eine Inkongruenz macht die Nachjustierung des Fixateurs notwendig. Der zentrale Kirschner-Draht sollte sich bei der Bewegung nicht verbiegen.

Abb. 9.19. a–c. Implantation der humeralen Fixateurschrauben. Der Fixateur selbst kann als Schablone beim Vorbohren und Einbringen der Schrauben benutzt werden

Abb. 9.20. Seitliche Ansicht von Ober- und Unterarm. Die Muskeln sind als Schatten auf den Knochen projiziert. Der ideale Implantationsbereich ist am Humerus mit *H* und an der Ulna mit *U* gekennzeichnet. Der Verlauf des N. radialis ist am Humerus schwarz eingezeichnet. Rechts sind Querschnitte von Humerus und Ulna dargestellt

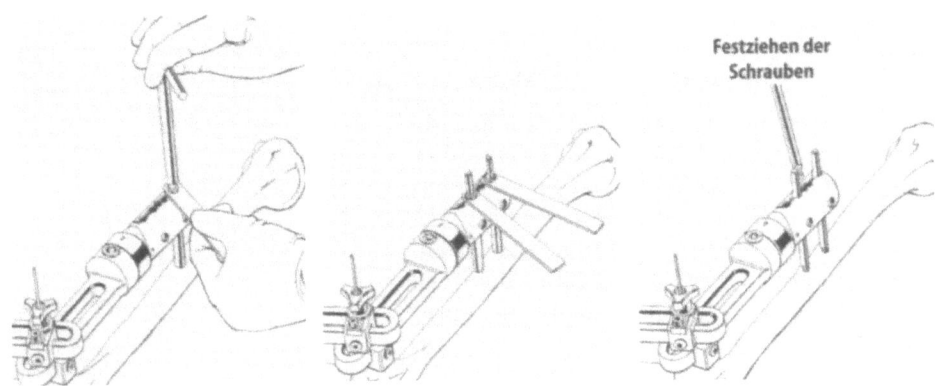

Abb. 9.19 a–c

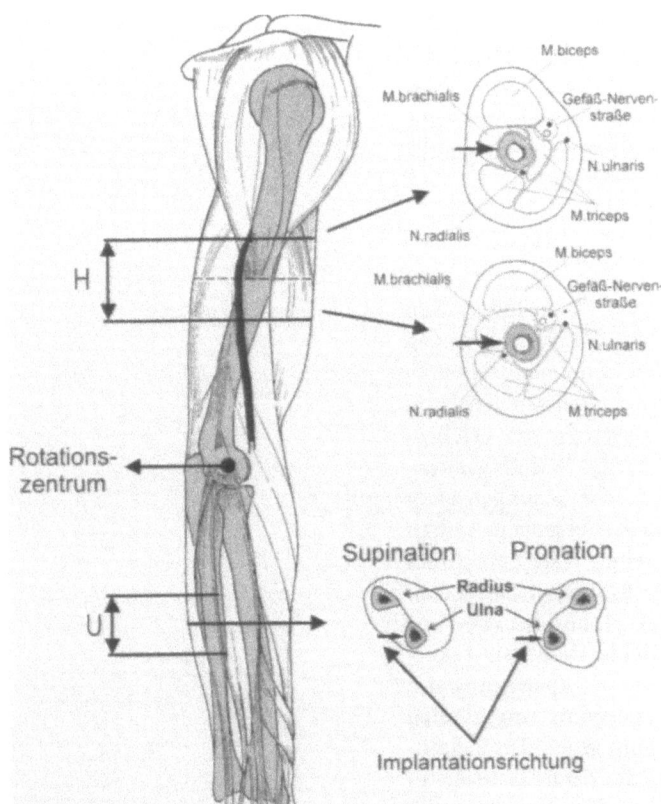

Abb. 9.20

Postoperatives Vorgehen

Freigabe der Bewegung

Da die humeroulnare Applikation des Fixateurs den Radius nicht fixiert, bleibt die Umwendbewegung des Unterarms grundsätzlich frei. Eine Limitierung dieser Bewegung, die vom 1. Tag an geübt werden kann, ist nur durch das individuelle Schmerzempfinden des Patienten gegeben. Die Freigabe der Beugung und Streckung im Ellbogengelenk erfolgt in Abhängigkeit von der Weichteilsituation und der Größe des operativen Zugangs einige Tage später, spätestens jedoch nach Abschluß der Wundheilung. Begleitend kann je nach Verletzungsmuster eine entsprechende Physiotherapie und Krankengymnastik durchgeführt werden.

Medikamentöse Therapie

In den ersten 3-4 Wochen postoperativ sollte unter Beachtung bestehender Kontraindikationen und ggf. unter Magenschutzmedikation Indometacin 2mal 50 mg täglich verabreicht werden, um eine heterotope Kalzifikation zu verhindern. Die Medikation dient gleichzeitig der Reduktion etwaiger postoperativer Schmerzen.

Fixateurpflege

Die Fixateurschrauben sollten, beginnend mit dem 1. postoperativen Tag, einmal täglich gesäubert werden. Vor allem die Verkrustungen am Wundrand müssen akribisch entfernt werden, um einen ungestörten Sekretabfluß zu gewährleisten. Bei reizlosen Eintrittsstellen kann die Fixateurpflege später in etwas größeren Zeitabständen erfolgen (alle 2-3 Tage). Zur Säuberung sollte lediglich steriles Wasser verwendet werden. Hautreizende Flüssigkeiten (alkoholische Lösungen etc.), die eine vermehrte Hautreaktion um die Pinstellen erzeugen, sollten vermieden werden. Auch färbende Flüssigkeiten (Mercurochrom etc.) sind ungeeignet, da sie die Beurteilung der Eintrittsstellen unnötig erschweren. Gelegentlich auftretende lokale Hautreizungen mit Rötung und Überwärmung sowie vermehrter Sekretabfluß sind, korrekte Pflege vorausgesetzt, nicht selten Folge der Hautbewegung um die Fixateurschrauben herum. Bei zu engen Inzisionen im Bereich des Schraubeneintritts läuft die Haut bei Bewegung gegen den Schraubenschaft auf. In diesen Fällen ist es ratsam, die Eintrittsstellen in lokaler Betäubung (z. B. Vereisung) mit dem Skalpell etwas zu erweitern. In der Regel führt diese kleine Maßnahme zur Beruhigung der Weichteile, ohne daß die Extremität ruhiggestellt werden muß. Fortschreitende Infektionen entlang des Schraubenkanals mit lokaler Beteiligung des Knochens treten selten auf. Sie werden anhand des Röntgenbildes mit lokaler Osteolyse um das Schraubengewinde herum diagnostiziert und zwingen zur Entfernung der betroffenen Schraube und zur lokalen Sanierung des Schraubenkanals (Auskratzen mit dem scharfen Löffel, ggf. Einlage einer Antibiotikakette). Gleichzeitig sollte eine adäquate intravenöse Antibiose unter stationären Bedingungen verabreicht werden. Bei noch instabilem Gelenk kann entsprechend den anatomischen Verhältnissen eine Schraubenumsetzung durchgeführt werden. Mit Hilfe der Zentraleinheit des Fixateurs kann in solchen Fällen die Gelenkbeweglichkeit für einige Zeit gesperrt werden, um eine weitere Ruhigstellung zu erreichen.

Röntgenkontrolle

Bei normalem Heilungsverlauf empfiehlt sich neben dem obligaten postoperativen Röntgenbild eine Verlaufskontrolle alle 2 Wochen. Um die Überlagerung des Gelenkes mit dem Fixateur im seitlichen Röntgenbild zu vermeiden, kann die Röntgenkassette bei genügend großem Abstand zwischen Fixateur und Gelenk geschoben werden. Ist dies nicht möglich, kann ein schmaler Dentalfilm (s. oben) benutzt werden. Bei Standardkontrollen reichen jedoch in der Regel auch leicht schräge Aufnahmen zur Beurteilung aus.

Entfernung des Fixateurs

Die Entfernung des Fixateurs erfolgt ambulant ohne Lokalanästhesie etwa 4-6 Wochen postoperativ. Bestehen Zweifel an der Stabilität, kann zunächst versuchsweise eine Metallentfernung erfolgen, indem der Fixateurkörper entfernt wird und die Klemmbacken zunächst belassen werden. Bei Schmerzen oder radiologischen Zeichen von Instabilität kann der Fixateurkörper erneut angelegt werden. Es empfiehlt sich, den Patienten in derartigen Fällen nach einigen Tagen erneut einzubestellen, um dann über die endgültige Entfernung der Fixateurschrauben zu entscheiden.

Eigenes Krankengut

Eine 1. Serie umfaßt 16 Patienten mit einem Durchschnittsalter von 59,6 Jahren. Die Zentralschraube des Fixateurs wurde durchschnittlich nach 4 Tagen geöffnet und damit Flexion und Extension freigegeben. Der Fixateur wurde nach 5-6 Wochen entfernt. Redislokationen wurden nicht beobachtet. Die Nachuntersuchung (>1 Jahr) zeigte in allen Fällen ein funktionell befriedigendes Ergebnis. Beugung und Streckung zeigten im Mittel mehr als 100° Bewegungsumfang, Pronation und Supination 80° bzw. 70°. Alle Gelenke erlaubten eine stabile, schmerzfreie Bewegung (Tabelle 9.1).

In keinem Fall mußten Fixateurschrauben vor Ausheilung aufgrund einer Infektion des Schraubenkanals oder Lockerung entfernt werden. Eine nennenswerte Komplikation bestand in einer Ulnafraktur. Hierbei war eine zu große Schraube in der Ulna benutzt worden, so daß es nach Sturz zur Fraktur im Schraubenkanal kam. Nach Plattenosteosynthese heilte die Fraktur problemlos aus.

Tabelle 9.1. Unfalltyp und Ergebnisse der 1. Serie (n=16)

Ergebnisse		
Durchschnittsalter	59,6 Jahre	
Unfall-Operations-Intervall	1,6 Tage	
Operations-Dynamisierungs-Intervall	4,4 Tage	
Verletzungen		
Luxationstyp	Dorsoradial	87,5%
	Dorsoulnar	12,5%
Knöcherne Verletzung	Olekranonfraktur	25,0%
	Processus coronoideus	50,0%
	Radiuskopf	43,8%
Funktionelles Ergebnis (>12 Monate)		
Pro-/Supination	80°-0°-70	
Extension/Flexion	0°-10°-116°	

Komplikationen

Neben den allgemeinen Operationsrisiken besteht bei der Behandlung mit einem Fixateur externe grundsätzlich die Gefahr einer sog. Pintrackinfektion, die in schweren Fällen die Entfernung der Fixateurschrauben notwendig macht. Bei sachkundiger Pflege läßt sich das Problem jedoch meist im Vorfeld verhindern. Patienten mit Nickelallergien eignen sich für die externe Fixation mit den herkömmlichen Schrauben nicht. Bei fehlerhafter Plazierung des Fixateurscharniergelenkes kann es nach Freigabe der Gelenkbewegung zur Dislokation des Gelenkes oder von Frakturanteilen kommen. Auf eine sorgfältige intraoperative Prüfung der Gelenkbewegung mit Fixateur unter Bildwandlerkontrolle sollte daher nicht verzichtet werden. Die Wahl der richtigen Schraubengröße ist von besonderer Bedeutung. Zu große Schrauben führen v.a. in der Ulna zur Schwächung des Knochens mit der möglichen Folge einer Fraktur durch den Schraubenkanal. Intraoperative Nervenschäden durch die Schraubenplazierung lassen sich unter Beachtung der anatomischen Verhältnisse in der Regel verhindern. Auf die Benutzung von Bohrhülsen sollte in keinem Fall verzichtet werden, um auch Sensibilitätsstörungen durch Verletzung von Hautnerven zu vermeiden.

Literatur

1. Aebi H (1947) Der Ellbogenwinkel, seine Beziehungen zu Geschlecht, Körperbau und Hüftbreite. *Acta Anat (Basel)* 3: 229-284
2. Amis AA, Dowson D, Unsworth JH, Wright V (1977) An examination of the elbow articulation with particular reference to variation of the carrying angle. *JEEE Eng Med Biol Mag* 3(6):, 76-80
3. An KN, Morrey BF, Chao EYS (1984) Carrying angle of the human elbow joint. *Orthop Res* 1: 369-378
4. Beals RK, (1976) The normal carrying angle of the elbow. A radiographic study of 422 patients. *Clin Ortthop* 119: 194-196
5. Bopp F, Tielemann FW, Holz U (1991) Ellenbogenluxationen mit Frakturen am Processus coronoideus und Radiusköfpchentrümmerfraktur. *Unfallchirurg* 94: 322-224
6. Deland JT, Walker PS, Sledge CG, Faberow A (1983) Treatment of posttraumatic elbows with a new hinge-distractor. *Orthopedics* 6(6): 732-737
7. Dürig M, Müller W, Ruedi TP, Gauer EF (1979) The operative treatment of elbow dislocation in the adult. *J Bone Joint Surg* AM 61(2): 239-244
8. Fick R (1911) Spezielle Gelenk- und Muskelmechanik. Fischer, Jena
9. Fischer O (1887) Das Ellenbogengelenk. In: Braune W, Fischer O (Hrsg.) Untersuchungen über die Gelenke des menschlichen Armes, Theil 1. Leipzig (XIV. Band der Abhandlungen der mathematisch-physischen Classe der königlich Sächsischen Gesellschaft der Wissenschaften, S 81-106)
10. Gausepohl T, Koebke J, Pennig D, Hobrecker S (1997a) Anatomische Grundlagen zur Anwendung der unilateralen externen Fixation an Oberarm, Unterarm und Hand. *Osteosyn Int* 5: 76-88
11. Gausepohl T, Pennig D, Mader K (1976b) Der transartikuläre Bewegungsfixateur bei Luxationen und Luxationsfrakturen des Ellenbogengelenkes. *Osteosyn Int* 5: 102-110
12. Habermeyer P (1988) Konservative Behandlung von Ellenbogenluxationen. *Orthopade* 17: 313-319
13. Josefsson O, Gentz CF, Johnell O, Wendeberg B (1987a) Surgical versus nonsurgical treatment of ligamentous injuries following dislocations of the elbow joint. *Clin Orthop* 214:165-169
14. Josefsson PO, Johnell O, Wendeberg B (1987b) Ligamentous injuries in dislocations of the elbow. *Clin Orthop* 221: 221-225
15. Kinast C, Waldström J, Pfeiffer KM (1985) Konservative und operative Therapie bei Ellenbogenluxation. *Helv Chir Acta* 52: 851-854
16. Koebke J (1992) Funktionelle Anatomie und Biomechanik des Ellenbogengelenkes. In: Stahl, Zeidler, Koebke, Lorenz (Hrsg) Klinische Arthrologie, 3. Erg. Lfg. 11., 1992, S 1-9
17. Lansinger O, Karlsson J, Körner L, Marc K (1984) Dislocation of the elbow joint. *Arch Orthop Trauma Surg* 102: 183-186
18. Linscheid RL, Wheeler DK (1965) Elbow dislocations. *Am Med Inform Assoc* 194 (11): 113-118
19. London JT (1981) Kinematics of the elbow. *J Bone Joint Surg Am* 64(4): 529-535
20. Morrey BF (1990) Post-traumatic contracture of the elbow. *J Bone Joint Surg Am* 72: 601-618
21. Morrey BF, Chao EY (1976) Passive motion of the elbow joint. *J Bone Joint Surg Am* 58(4): 501-508
22. Morrey BF, An KN, Stormont TJ (1988) Force transmission through the radial head. *J Bone Joint Surg Am* 70(2): 250-256
23. Morrey BF, Tanaka S, An KN (1991) Valgus stability of the elbow. *Clin Orthop* 265: 187-195
24. Muhr G, Wernet E (1989) Bänderverletzung und Luxation des Ellbogengelenkes. *Orthopade* 18: 268-272
25. O'Driscoll SW, Morrey BF, Korinek S, An KN (1992a) Elbow subluxation and dislocation. A spectrum of instability. *Clin Orthop* 280:186-197
26. O'Driscoll SW, Horii E, Morrey BF, Carmichael SW (1962b) Anatomy of the ulnar part of the lateral collateral ligament of the elbow. *Clin Anat* 5: 296-303

27. Pauwels F (1965) Die Bedeutung der am Ellenbogengelenk wirkenden mechanischen Faktoren für die Tragfähigkeit des gebeugten Armes. In: Pauwels F, (Hrsg) Gesammelte Abhandlungen zur funktionellen Anatomie des Bewegungsapparates. Springer, Berlin Heidelberg New York, S 322-385
28. Pauwels F (1973) Atlas zur Biomechanik der gesunden und kranken Hüfte. Springer, Berlin Heidelberg New York
29. Pennig D, Gausepohl T (1997) The elbow fixator. Operative technique. Operationsmanual Fa. Orthofix, Bussolengo/Italien
30. Poigenfürst J, Iselin M (1965) Die anatomisch konstitutionellen Voraussetzungen der Ellenbogenverrenkung. *Schriften Unfallheilk* 68: 57-72
31. Ray RD, Johnson RJ, Jameson RM (1951) Rotation of the forearm: An experimental study of pronation and supination. *J Bone Joint Surg Am* 33(4): 993-996
32. Regan WD, Korinek SL, Morrey BF, An KN (1991) Biomechanical study of ligaments around the elbow joint. *Clin Orthop* 271: 170-179
33. Schnettler R (1993) Ergebnisse nach Ellbogenluxationen bei konservativer und operativer Therapie. *Chir Praxis* 46: 55-66
34. Schwab GH, Bennett JB, Woods GW, Tullos HS (1980) Biomechanics of elbow instability: The role of the medial collateral ligament. *Clin Orthop* 146: 42-52
35. Söjbjerg JO, Ovesen J, Gundorf CE (1987) The stability of the elbow following excision of the radial head and transection of the annular ligament. An experimental study. *Arch Orthop Trauma Surg* 106: 248-250
36. Söjbjerg OJ, Helmig P, Kjärsgaard-Andersen P (1989) Dislocation of the elbow: An experimental study of the ligamentous injuries. *Orthopedics* 3(12): 461-463
37. Steel FLD, Tomlinson JDW (1958) The carrying angle in man. *J Anat* 92: 315-317
38. Steindler A (1964) Kinesiology of the human body under normal and pathological conditions, 2nd edn. Thomas Springfield, IL
39. Tullos HS, Schwab G, Bennett JB, Woods GW (1981) Factors influencing elbow instability. *Instr Course Lect* 30: 185-199
40. Volkov MF, Oganesian OV: Restoration of function in the knee and elbow with a hinge distractor apparatus. *J Bone Joint Surg Am* 57: 591-600
41. Walker N, Jacob HAC (1981) Biomechanische Untersuchungen am Ellenbogengelenk. *Orthopade* 10: 253-255
42. Walter E, Holz U, Köhle H (1988) Die Indikation zur Operation bei der Ellenbogenluxation. *Orthopade* 17: 306-312
43. Weller S, Pfister U (1978) Die Ellenbogenluxation. *Akt Traumatol* 8: 95-100

10 Die posttraumatische Ellbogensteife – Gelenkdistraktion mit Fixateur externe als Behandlungskonzept

D. Pennig, T. Gausepohl

Einleitung

Verletzungen des Ellbogengelenkes können sehr unterschiedliche Funktionsstörungen zur Folge haben. Das weitaus am häufigsten beobachtete Phänomen ist die posttraumatische Gelenksteife; diese beinhaltet den Verlust eines Teils des natürlichen Bewegungsumfangs. In den meisten Fällen ist eine Bewegungsrichtung mehr betroffen, so daß man zur Unterscheidung von einer residualen Flexionskontraktur bzw. einer Extensionskontraktur sprechen kann. Auch Kombinationen von beiden werden nicht selten angetroffen, wobei nur noch ein geringer Gelenkausschlag im mittleren Bereich des natürlichen Bewegungsumfangs möglich ist. Bedeutsam ist, daß die Gelenksteife im Gegensatz zu anderen Folgeerscheinungen nach nahezu allen Verletzungsmustern in Gelenknähe in einem bestimmten Prozentsatz beobachtet werden kann, sich also nicht zwingend mit einer speziellen Verletzungsart erklären läßt. Aus den in der Literatur erhältlichen Daten wird vielmehr deutlich, daß weniger das spezielle Verletzungsmuster oder die Art der operativen Versorgung in erster Linie für die Einsteifung angeschuldigt werden können, sondern vielmehr die Zeitdauer der Gelenkimmobilisation. Auch wenn heute ein breiter Konsens über die Bedeutung der frühfunktionellen Behandlung besteht, und nach unserer Auffassung nicht länger als 1 Woche ruhiggestellt werden sollte, fehlt es doch häufig an geeigneten Mitteln zu ihrer Durchführung, so daß auch weiterhin erhebliche Einsteifungen beobachtet werden.

Funktionell von größerer Bedeutung ist die Behinderung des Beugeumfangs. Während ein Streckdefizit bis zu einem gewissen Grade vorwiegend ein kosmetisches Problem darstellt, funktionell aber durch die Bewegung des Rumpfes ausgeglichen werden kann, steht für das Heranführen der Hand an den Körper keine adäquate Ausgleichsbewegung zur Verfügung. Selbst alltägliche Verrichtungen wie Körperpflege und Nahrungsaufnahme sind damit erheblich gestört. Die in jüngerer Zeit entwickelten Techniken zum prothetischen Gelenkersatz sind insbesondere am Ellbogengelenk mit erheblichen Problemen belastet [9, 28, 30, 32], so daß die Maxime, das natürliche Gelenk zu rekonstruieren, für die posttraumatischen Fälle v.a. bei jüngeren Patienten nicht aufgegeben werden sollte [5].

Die dafür eingesetzten Techniken sind ausgesprochen unterschiedlich und reichen von geschlossenen Manipulationen bis hin zu ausgedehnten Resektions-Interpositions-Arthroplastiken. Der Einsatz eines Bewegungsfixateurs zur Arthrodiastasis ermöglicht die schonende Dehnung des Kapselbandapparates unter gleichzeitiger Entlastung der Gelenkflächen und macht damit in vielen Fällen eine offene chirurgische Arthrolyse überflüssig.

Anatomische Grundlagen

Das aus 3 funktionell unterschiedlichen Gelenken zusammengesetzte Ellbogengelenk ist hinsichtlich Beugung und Streckung mit einer erheblichen Bewegungsfreiheit ausgestattet. Die anatomischen Gegebenheiten, die die Bewegung an den jeweiligen Endpunkten bremsen, werden von den Autoren in der Literatur unterschiedlich interpretiert. Neben dem knöchernen Anschlagen des Olekranons in der Fossa olecrani als Endpunkt der Streckbewegung [1, 11, 17] wird von einigen Autoren auch die passive Überdehnung der jeweils antagonistischen Muskulatur als Teilfaktor für die Begrenzung der Bewegung verantwortlich gemacht [1, 20]. Der Sagittalschnitt durch das Humeroulnargelenk in Abb. 10.1 verdeutlicht die topographische Beziehung des Olekranons zur Fossa olecrani. In neueren Arbeiten wird mit der genaueren Analyse der Bandfunktion die Bedeutung der medialen Kollateralbänder für die Limitierung der Bewegung mehr in den Vordergrund gestellt [12]. Generelle Übereinstimmung besteht dabei hinsichtlich des posterioren Anteils des ulnaren Kollateralbandes, welches sich in maximaler Beugestellung des Gelenkes anspannt [1, 12, 27]. Die Bedeutung des anterioren Bandanteils wird von einzelnen Autoren unterschiedlich beurteilt, wobei jedoch die meisten Autoren eine Anspannung in Extension beschreiben [1, 12]. Fuss [12] beschreibt als Ergebnis seiner Experimente einige Bandanteile des vorderen ulnaren Bandapparates, die sich in allen Gelenkstellungen anspannen. Präparatorisch lassen sich auf der ulnaren Seite v.a. 3 Bandanteile isolieren (Abb. 10.2). Für die Haltefunktion scheint dabei ein vorderer Bandzug, vom distalen Rand des Epicondylus radialis humeri ausgehend und in Richtung auf den Processus coronoideus ziehend (AUCL, anterior ulnar collateral ligament), sowie ein hinterer Bandzug, zum Olekranon ziehend (PUCL, posterior ulnar collateral ligament), von Bedeutung zu sein (s. Abb. 10.2). Für das radiale Kollateralband trifft prinzipiell die gleiche funktionelle Topographie zu, indem vordere Anteile die Streckung hemmen und hintere die Beugung [22]. Nach Morrey [25] und Morrey u. An [27] ist allerdings das radiale Band nicht so klar unterteilbar wie das ulnare. Der Ursprung des radialen Bandapparates im Rotationszentrum legt nahe, daß während keiner Phase der Bewegung definierte Abschnitte des Bandes gänzlich entspannt sind.

Die hervorragende Rolle des komplexen Kollateralbandsystems bei der Führung insbesondere des Ellbogengelenkes ist allgemein anerkannt. Dabei dürfen die auf der medialen und lateralen Gelenkseite beschriebenen Bandanteile jedoch nicht als separate Entität aufgefaßt werden, vielmehr handelt es sich um in die Gelenkkapsel als lokale Verstärkung integrierte Bandzüge. Eine isolierte Betrachtung dieser Faserzüge hat im Sinne einer funktionellen Bewertung der Gelenkführung sicher ihre Berechtigung, darf jedoch nicht vergessen lassen, daß nach entsprechender Traumatisierung des Gelenkes die Kapsel als Ganzes reagiert. So muß die klinisch feststellbare Instabilität des reponierten Gelenkes nach Luxationen zwar als Zeichen einer entsprechenden Verletzung der ligamentären und/oder ossären Stabilisatoren aufgefaßt werden, die nachfolgende Gewebereaktion betrifft jedoch alle verletzten Strukturen. Einrisse und Einblutungen in den periartikulären Muskelmantel oder Hämatombildungen im ventralen und dorsalen Bereich der Gelenkkapsel sind ebenso Substrate regenerativer Vorgänge mit Ausbildung von Narbensträngen wie die weiter oben beschriebenen Kollateralbänder.

Unser Dank gilt Professor J. Koebke, Zentrum Anatomie der Universität Köln, für die freundliche Überlassung der anatomischen Abbildungen 10.1 und 10.2.

Abb. 10.1. Sagittalschnitt durch das Humeroulnargelenk. Deutlich wird die topographische Beziehung zwischen Olekranon und Fossa olecrani

Abb. 10.2. Seitenansicht des ulnaren Kollateralbandapparates mit den präparatorisch gut zu isolierenden Faserbündeln; *AUCL* anterior ulnar collateral ligament, *PUCL* posterior ulnar collateral ligament, *V* vorne, *H* hinten

10 Die posttraumatische Ellbogensteife – Gelenkdistraktion mit Fixateur externe als Behandlungskonzept

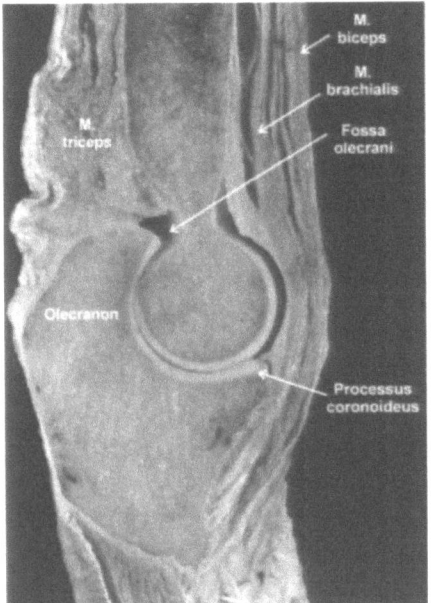

Abb. 10.1

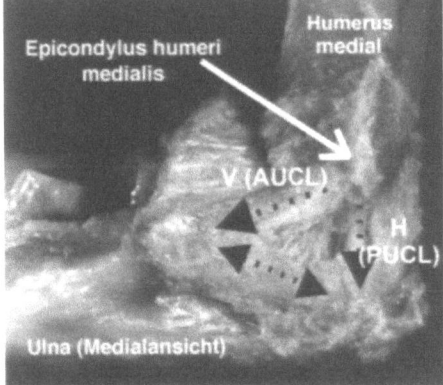

Abb. 10.2

Im Einzelfall kann es nötig sein, posttraumatische Probleme isoliert chirurgisch anzugehen. Dem Behandlungsplan muß also zunächst eine Analyse der Einsteifung vorgeschaltet sein. Hilfreich dabei ist eine möglichst genaue Rekonstruktion des Verletzungsmechanismus und eine Bewertung der Unfallröntgenbilder. Suprakondyläre Humerusfrakturen und z. B. Y-Frakturen führen oft nicht durch primäre unfallbedingte Veränderungen des Kapselbandapparates zur Einsteifung (da dieser ja nicht direkt in das Verletzungsmuster einbezogen ist), sondern entweder durch Fehlheilung der knöchernen Elemente mit nachfolgend mechanischer Behinderung der normalen Beweglichkeit oder durch längerandauernde Gelenkimmobilisation bei mangelnder Stabilisierung durch interne Osteosyntheseverfahren [4, 5, 6, 19, 21]. Fehlheilungen und dadurch hervorgerufene Störungen der Gelenkmechanik lassen sich durch Anfertigung exakter Röntgenaufnahmen a.-p. und seitlich und ggf. durch zusätzliche Funktionsaufnahmen in den Endstellungen des Gelenkes aufdecken. Die Behandlung kann hier in der Korrekturosteotomie mit anschließend frühfunktioneller Übungsbehandlung bestehen [21]. Häufig findet man jedoch auch bei befriedigendem radiologischen Ergebnis eine deutliche Bewegungseinschränkung. Ursache ist in solchen Fällen meist eine narbige Veränderung der Gelenkkapsel mit Verkürzung des Bandsystems, die trotz ausgedehnter krankengymnastischer und physiotherapeutischer Behandlungen nicht in gewünschter Weise beeinflußt werden kann.

Im Jahre 1895 erschien die 1. Arbeit über die Technik der Arthrolyse in der Berliner klinischen Wochenschrift [38]. Julius Wolff beschrieb dabei das Verfahren einer ausgedehnten Gelenktoilette mit Entfernung „...aller Gelenksbewegung hindernden fibrösen oder knöchernen Stränge ..." [38], allerdings unter Erhaltung der gelenkbildenden Knochenanteile. Damit unterschied sich seine Technik von der zuvor bevorzugten, weitaus eingreifenderen „funktionellen Resektion des Gelenkes", deren Ergebnisse, indem sie „...meistens zu neuer Ankylose, öfters auch zu noch Schlimmerem, zu passivem Schlottergelenk" [39] führten, wenig befriedigend waren. In der Folgezeit wurden verschiedene, mehr oder wenig ausgedehnte Verfahren zur offenen chirurgischen Arthrolyse publiziert. Für die Flexionskontraktur schlug Wilson [37] 1944 einen anterioren Zugang zur Entfernung der kontrahierten vorderen Gelenkkapsel vor, dessen Vorgehen von Willner [36], Urbaniek et al. [33] und Glunn u. Niebauer [15] modifiziert wurde. Zur Behandlung der Extensionskontraktur oder kombinierter Bewegungseinschränkungen wurden von anderen Autoren posteriore [31], laterale oder mediale [2, 3, 18, 23, 25, 26, 35] Zugänge zum Ellbogengelenk angegeben. Unterschiede bestehen v. a. in der Ausdehnung des operativen Vorgehens, das von einer einfachen Kapselinzision bis hin zur Radiuskopfresektion, ausgedehnter Resektion der ventralen und dorsalen Kapsel und Weichteilinterposition reicht.

Im Vorfeld ausgedehnter operativer Arthrolysen wird häufig versucht, einzeitig unter Narkose oder langsam mit Hilfe von Quengelungsapparaten eine geschlossene Mobilisierung des Gelenkes zu erreichen [16]. Die geschlossene Gelenkmobilisation in Narkose zeigt häufig einen kurzfristigen Erfolg, der jedoch in ebenso kurzer Zeit wieder verlorengeht. Die heftige Manipulation führt postoperativ in der Regel zu Schmerzen, die eine weitere Übungsbehandlung unmöglich machen. Auch die schonendere Quengelungsbehandlung mit entsprechenden Apparaten ist nicht selten für den Patienten mit erheblichen Schmerzen verbunden und damit bei höhergradigen Einsteifungen nicht einsetzbar.

Technik der Arthrodiatasis

Im Falle langandauernder Gipsimmobilisation ohne zusätzliche Verletzung des Kapselbandapparates tritt auch ohne Verletzung der Gelenkkapsel eine Schrumpfung des Bandapparates auf. Eine gleichzeitige Zerreißung oder Teilzerstörung der Bänder mit nachfolgender Ausbildung von Narbengewebe verstärkt den Mechanismus jedoch erheblich und beschleunigt ihn v.a. Zusätzlich kommt es dabei zur Ausbildung von bandähnlichem, kollagenem Bindegewebe, das in Form von ungeordneten Narbensträngen die natürliche Bewegung in allen verletzten Bereichen des Gelenkes hemmt. In Abb. 10.3 a und b ist der residuale Bewegungsausschlag einer 32jährigen Patientin 4 Monate nach einer Luxation des linken Ellbogens mit fehlgeheilter distaler Radius- und Ulnafraktur dargestellt. Die Röntgenaufnahme (Abb. 10.4 a) zeigt neben einer Verkalkung im Bereich der radialseitigen Weichteile v.a. eine deutliche Verschmälerung des Gelenkspaltes. Als Ursache dafür kann der durch Schrumpfung des Kapselbandapparates oder des Narbengewebes hervorgerufene, kontinuierlich erhöhte Anpreßdruck der humeroulnaren und der humeroradialen Gelenkflächen angenommen werden. Dieser führt zwangsläufig zu einem Verlust von Proteoglykanen aus der knorpeligen Grundsubstanz der Gelenkflächen, was sich radiologisch in einer Verschmälerung des sichtbaren Gelenkspaltes widerspiegelt. Die Vermutung dieses Einsteifungsmechanismus läßt sich durch zusätzliche diagnostische Maßnahmen bestätigen. Günstig in der Aussage sind die konventionelle Arthrographie und die Arthrocomputertomographie (Abb. 10.4 b und c) sowie die konventionellen seitlichen Schichtaufnahmen. In beiden Fällen wird deutlich, daß kein oder nur wenig Kontrastmittel zwischen die artikulierenden Gelenkflächen gelangt. Dabei kann auch das proximale Radioulnargelenk beurteilt werden.

Es versteht sich von selbst, daß in solchen Fällen eine reine Quengelungsbehandlung [16] nicht wirksam werden kann. Man könnte im Gegenteil vermuten, daß durch eine gewaltsam erzwungene Bewegung der beiden mit hohem Druck gegeneinander reibenden Gelenkflächen durch mechanischen Abrieb der Knorpelsubstanz der Ausbildung von Früharthrosen eher Vorschub geleistet wird. Vielmehr muß vor Wiederaufnahme der Beuge- und Streckbewegung eine Separierung der Gelenkflächen erfolgen. Dieser als Arthrodiastasis bezeichnete Vorgang ist die Umkehrung des Schrumpfungsvorgangs. Ähnlich wie bei fehlender Längenbeanspruchung der ligamentären Strukturen die Schrumpfung des Kapselbandapparates keineswegs unnatürlich ist, sondern geradezu als Ausdruck der funktionellen Anpassung des Gewebes an seine (fehlende!) Beanspruchung aufgefaßt werden muß, welche langsam mit der Zeit fortschreitet, so muß auch die Umkehrung dieses Prozesses, die Arthrodiastasis langsam erfolgen, um dem Körper Zeit zur Anpassung zu geben. Um eine solche langsame Aufdehnung der Gelenkkapsel am Ellbogengelenk zu erzeugen, wurde 1975 von Volkov und Organesian [34] ein aus gelenkig miteinander verbundenen Halbringen bestehender Fixateur externe beschrieben, der aufgrund seiner Konstruktion zugleich eine Freigabe der Flexion und Extension erlaubte (Abb. 10.5). In den folgenden Jahren wurden das Konzept von verschiedenen Autoren aufgegriffen [7, 8, 9, 10, 24, 26] und führte zur Entwicklung weiterer Fixateure mit Rahmen- oder Ringdesign [7, 23].

Abb. 10.3. a Maximal erreichbare Beugung des linken Ellbogengelenkes einer 32jährigen Patientin nach Luxation. b Maximal erreichbare Streckstellung

Abb. 10.4. a Konventionelles Röntgenbild des linken Ellbogengelenkes (Fall aus Abb. 10.3). Man erkennt auf dem Nativröntgenbild bereits deutlich die Verschmälerung des Gelenkspaltes. b Arthrocomputertomographie. Das Kontrastmittel gelangt nicht zwischen die Gelenkflächen. Wichtig ist die Beurteilung des proximalen Radioulnargelenkes. c1–c3 Die Arthrographie zeigt die Verteilung des Kontrastmittels. Auch hier wird der fehlende Gelenkspalt deutlich

Abb. 10.5. Fixateurkonstruktion von Volkov und Organesian. Die Drähte werden in Gelenknähe plaziert

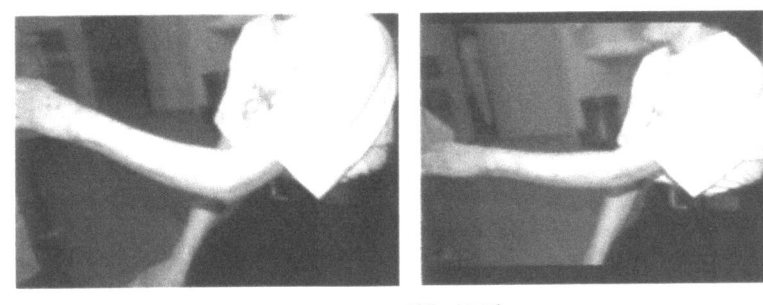

Abb. 10.3 a   Abb. 10.3 b

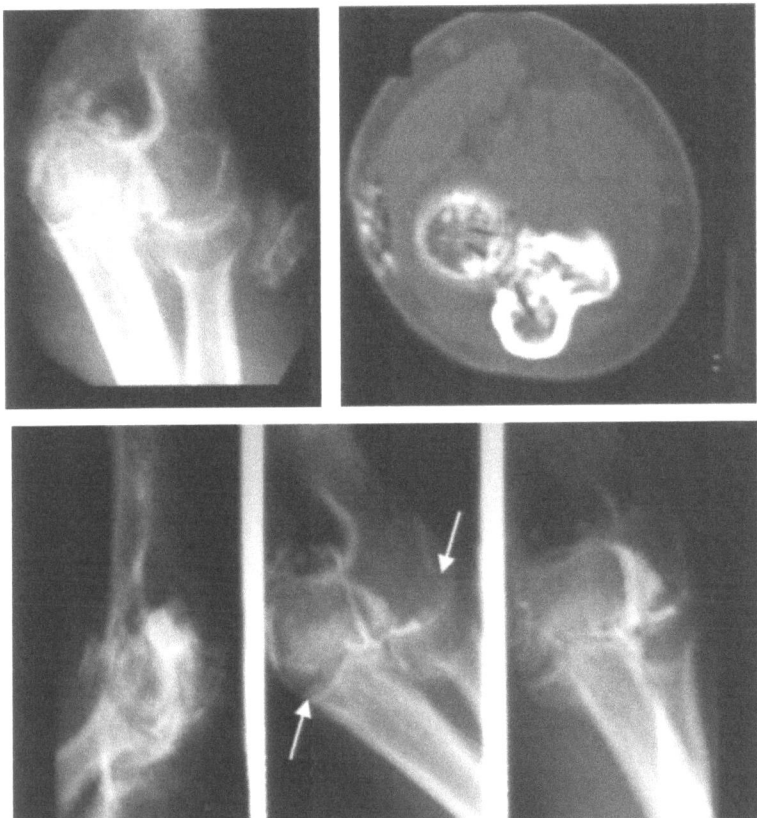

Abb. 10.4 a–c

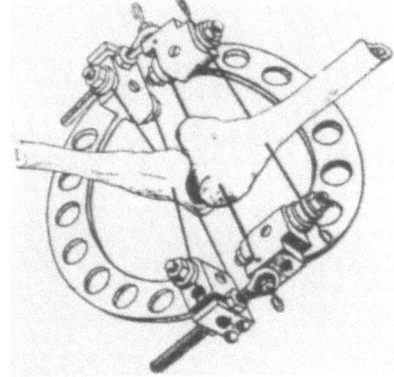

Abb. 10.5

Mit der Möglichkeit einer geführten Bewegung im Ellbogengelenk unter gleichzeitiger, langsamer Distraktion erfüllen die Fixateure die grundsätzlichen Forderungen an die Gelenkmanipulation, nämlich die über einen Zeitraum allmähliche Distraktion und den Bewegungsimpuls mit indirekter Beeinflussung des gesamten gelenkbildenden Gewebes. Auch die schonende Reposition des luxierten oder subluxierten Ellbogengelenkes ist auf diese Weise möglich.

Der von uns benutzte unilaterale Fixateur (Fa. Orthofix, Bussolengo/Italien) besteht aus 2 längsgeschlitzten Modulen, die in der Mitte von einer Zentraleinheit zusammengehalten werden. Aufgrund des unilateralen Designs bietet der Fixateur im Vergleich zu Ring- oder Rahmenkonstruktionen einen deutlich höheren Tragekomfort für den Patienten. Die Konstruktion des Moduls (Abb. 10.6) erlaubt die freie Wahl des Implantationsortes an Ober- und Unterarm entsprechend den anatomischen Bedingungen. Die Fixateurschrauben sind weit genug vom betroffenen Gelenk entfernt, um die in Einzelfällen notwendigen, zusätzlichen lokal-chirurgischen Maßnahmen zu ermöglichen. Die Distraktion erfolgt mit einem aufsetzbaren Distraktor (Abb. 10.7, vgl. auch Abb. 10.12) entlang der Achse wahlweise des humeralen oder ulnaren Moduls.

Abb. 10.6. Fixateurkonstruktion (Fa. Orthofix). Die beiden mittig geschlitzten Module können beliebig gegeneinander verschoben werden und in der gewünschten Stellung mit Hilfe der Zentraleinheit fixiert werden. Die Fixateurschrauben werden entfernt vom verletzten Gelenk plaziert

Abb. 10.7. Die Zentraleinheit (*Z*) ist auf das Rotationszentrum des Ellbogengelenkes ausgerichtet. Die Distraktoreinheit (*D*) kann entweder auf das humerale oder auf das ulnare Modul aufgesetzt werden

10 Die posttraumatische Ellbogensteife – Gelenkdistraktion mit Fixateur externe als Behandlungskonzept

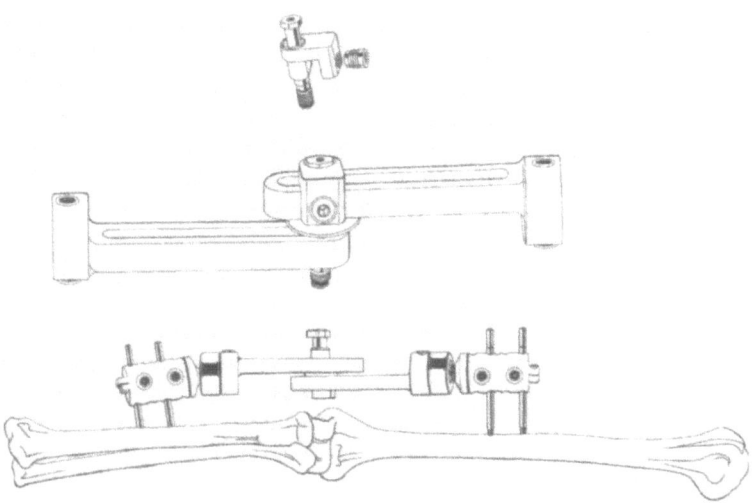

Abb. 10.6

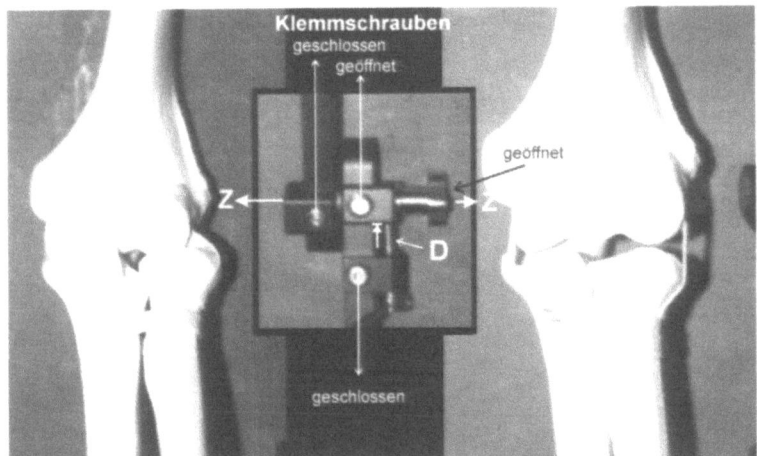

Abb. 10.7

Die in der Regel auch nach Verletzungen erhaltene Propriozeption, die sich im vom Patienten bei Beginn der Distraktionsbehandlung bemerkten Spannungsgefühl äußert, stellt für den Fortschritt der Dehnung den besten Anhaltspunkt dar. Sobald die bei der Distraktion aufgebaute Spannung, die für den Patienten sehr wohl spürbar, aber keinesfalls übermäßig schmerzhaft sein sollte, nachläßt, kann mit der Dehnungsbehandlung schrittweise fortgefahren werden. Die Wirkungsweise der Banddehnung wird in den ersten Tagen nur eine rein mechanische sein, indem die leicht wellig angeordneten Kollagenfibrillen langsam gestreckt werden. Dieser initialen mechanischen Streckung der Fibrillen folgt dann bei länger aufrechterhaltener Diastase der eigentliche Umbauvorgang langsam nach. Dieses langsame Vorgehen gibt auch dem knorpeligen Gelenküberzug genügend Zeit zur Regeneration, d.h. zur Einlagerung von Proteoglykanen – eine notwendige Folgeerscheinung, denn der wiedergewonnene radiologische Gelenkspalt muß am Ende der Behandlung mit entsprechender Knorpelsubstanz ausgefüllt sein, um nicht erneut zu kollabieren. Wichtig scheint, daß die Distraktion des Gelenkes über das normale Maß bis etwa zum Doppelten der normalen, radiologisch sichtbaren Gelenkspaltweite hinaus fortgesetzt wird (Abb. 10.8b). Damit kann der nicht ganz zu verhindernden Schrumpfungstendenz des Kapselbandapparates in der Zeit nach Entfernung des Fixateur externe vorgebeugt werden und zugleich erhält auch der Gelenkknorpel die Möglichkeit, sich vollends ohne Gegendruck des Gelenkpartners auszudehnen. Abb. 10.8c zeigt das radiologische Ergebnis 6 Monate nach Entfernung des Fixateurs. Man erkennt einen normal weiten Gelenkspalt. Die in Abb. 10.8b sichtbare Überdistraktion auf etwa die doppelte Gelenkspaltweite ist damit wieder aufgehoben, ohne daß es zum erneuten Kollaps des Gelenkes gekommen ist (vgl. die Ausgangssituation in Abb. 10.8a). Nach der langsamen Gelenkdistraktion kann die Rotationsbewegung durch Öffnen der Zentralschraube freigegeben und krankengymnastisch geübt werden. Abb. 10.9a und b zeigen das Bewegungsausmaß im Fixateur unter Distraktion. Die Entfernung erfolgt in der Regel 6 Wochen nach Beginn der Behandlung. Noch bestehende Defizite können im weiteren Verlauf durch entsprechende Übungsbehandlungen ausgeglichen werden. Das Endergebnis dieses Falles nach 4 Monaten zeigen Abb. 10.10a und b.

Die Technik der Arthrodiastasis muß in einigen Punkten genauer beleuchtet werden, da die Nichtbeachtung wesentlicher mechanischer Faktoren zusätzlichen Schaden anrichten kann.

Abb. 10.8. a Präoperatives Röntgenbild (Fall aus Abb. 10.3). **b** Aufweitung des Gelenkspaltes über das normale Maß hinaus (doppelte Gelenkspaltbreite intraoperativ). **c** Das Ausheilungsbild zeigt einen normal weiten Gelenkspalt (6 Monate nach Entfernung des Fixateurs)

Abb. 10.9. Bewegung bei noch liegendem Fixateur (Fall aus Abb. 10.3)

Abb. 10.10. Normaler Bewegungsumfang nach 4 Monaten (Fall aus Abb. 10.3)

10 Die posttraumatische Ellbogensteife – Gelenkdistraktion mit Fixateur externe als Behandlungskonzept   193

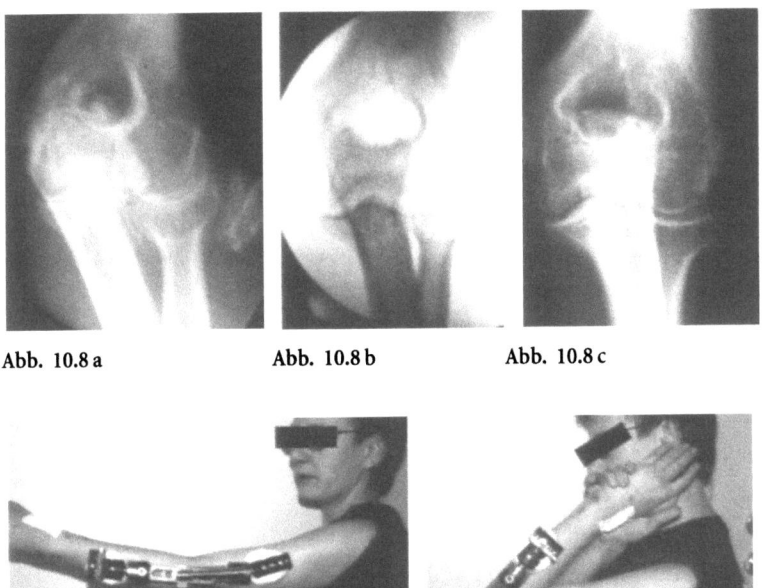

Abb. 10.8 a   Abb. 10.8 b   Abb. 10.8 c

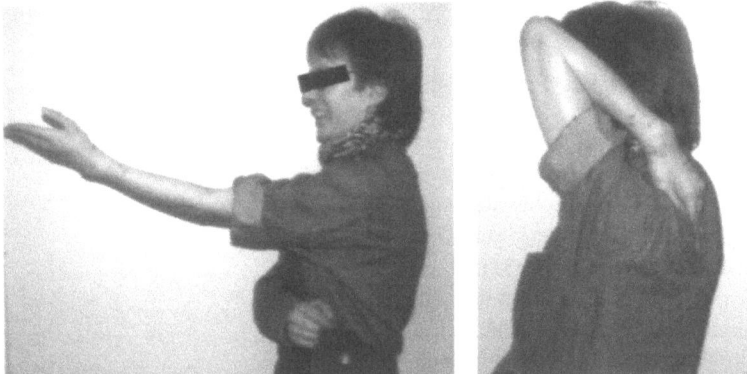

Abb. 10.9

Abb. 10.10

Der hier verwendete Fixateur externe (Fa. Orthofix) ist hinsichtlich der Applikationstechnik der humeralen und ulnaren Schrauben einfach zu handhaben. Die Applikationstechnik, die anatomischen Grundlagen zur Implantationsrichtung und Lokalisation der Schrauben wurde bereits ausführlich in Kap. 9 behandelt (s. auch [13, 14, 29]). Für die Planung der Gelenkdistraktion muß man wissen, daß der wesentliche Gelenkanteil hierfür das Humeroulnargelenk darstellt, wenngleich Arthrographie und Arthrocomputertomographie auch einen aufgehobenen Gelenkspalt des Humeroradialgelenkes zeigen (s. Abb. 10.4). Die überragende Bedeutung des humeroulnaren Gelenkes für die Distraktionsbehandlung ist in der anatomischen Ausprägung des Kapselbandapparates begründet, für den man vereinfachend feststellen kann, daß sich alle wesentlichen Kollateralbänder auf die Ulna beziehen (Abb. 10.11). Dies ist auf der Medialseite des Gelenkes naturgemäß nicht verwunderlich, da es sich hier um eine direkte ligamentäre Verbindung zwischen Humerus und Ulna handelt (s. Abb. 10.2). Es trifft jedoch auch für die Radialseite des Gelenkes zu. Hier strahlen die Kollateralbänder in das kräftige Lig. anulare ein, welches dorsal und ventral an der Elle inseriert. Auch alle anderen, weniger kräftig ausgebildeten Kapselstrukturen sind mit dem Lig. anulare oder medialseitig direkt mit der Ulna verflochten (s. Literaturhinweise in Kap 9). Der Radiuskopf selbst steht nicht in direkter ligamentärer Verbindung mit dem Humerus, da er sich gegen Elle und Humerus frei drehen muß (Pro-/Supinationsbewegung des Unterarms, Abb. 11.11). Durch die kräftige Umschlingung des Radiuskopfes durch das Lig. anulare wird er jedoch fest an die Ulna gefesselt und folgt zwangsläufig ihrer Bewegung.

Die Distraktion des Gelenkes kann grundsätzlich vom humeralen oder vom ulnaren Modul aus erfolgen (Abb. 10.12 a, b). Ziel ist es, auf die am meisten kontraktierten Bandanteile einzuwirken. Zugleich muß die Bewegung der Gelenkflächen gegeneinander beobachtet werden und schließlich darf die Kongruenz des Fixateurscharniers mit dem Rotationszentrum des Ellbogengelenkes nicht verlorengehen. Aufgrund der Applikationstechnik ist die Ausrichtung der Fixateurmodule fest vorgegeben. Dabei wird das humerale Modul parallel zur Längsachse des Humerus angebracht. Da die Achse der Ulna, bezogen auf das Zentrum der Drehbewegung im Ellbogengelenk, nach dorsal abweicht, ist das ulnare Fixateurmodul in spitzem Winkel zur Knochenachse ausgerichtet und weist auf das Gelenkzentrum (vgl. Kap. 9). Die Distraktion erfolgt entlang des humeralen oder ulnaren Fixateurmoduls mit Hilfe einer zusätzlich aufgesetzten Distraktoreinheit (Abb. 10.12 a–c). Die Wirkungsrichtung der Distraktion ist von der Stellung des Ellbogengelenkes abhängig.

Abb. 10.11. Bewegung des Radius bei Pro- und Supination. Der Kollateralbandapparat am Ellbogengelenk bezieht sich auf die Ulna

Abb. 10.12 a–c. Die Distraktion erfolgt entweder vom humeralen oder vom ulnaren Modul aus. Der Distraktor kann leicht umgesetzt werden, empfehlenswert ist die Montage von zwei Distraktoren vor Auflage des Fixateurs

10 Die posttraumatische Ellbogensteife – Gelenkdistraktion mit Fixateur externe als Behandlungskonzept

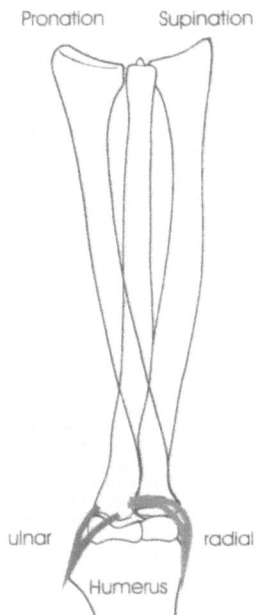

Abb. 10.11

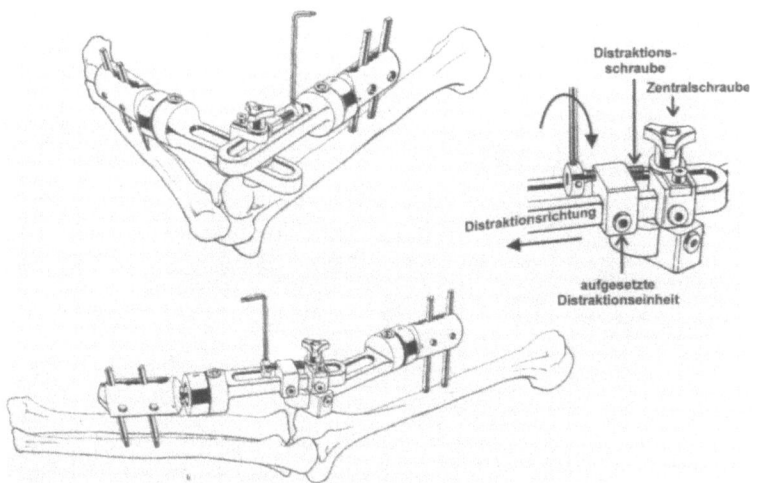

Abb. 10.12 a–c

In Abb. 10.13 a ist die Distraktionsrichtung vom ulnaren Modul aus in verschiedenen Winkelstellungen des Ellbogens dargestellt. Bezüglich der ulnaren Gelenkfläche ändert sich der Durchtrittspunkt der Wirkungslinie nicht, wohl aber hinsichtlich der Humerusgelenkfläche. Die Wirkungslinie wandert von Streckung zu Beugung ventralwärts. Anders verhält es sich bei Distraktion vom humeralen Modul aus. Hierbei bleibt die Wirkungslinie bezüglich der Humerusgelenkfläche konstant, wandert jedoch in der Gelenkpfanne von Streckung zu Beugung nach dorsal (Abb. 10.13). Eine symmetrische Gelenkdistraktion, wie sie schematisch in Abb. 10.14 c dargestellt ist, wird in den meisten Gelenkstellungen weder vom humeralen noch vom ulnaren Modul aus isoliert erfolgen. Bei alleiniger Distraktion, humeral oder ulnar, kann es zum dorsalen oder ventralen „impingement" entsprechend der Darstellung in Abb. 10.14b kommen. Diesem Umstand muß in der präoperativen Planung Rechnung getragen werden. Die gegensinnige Wanderung der Wirkungslinien kann dabei für die Distraktion nutzbar gemacht werden. Präoperativ sollte in jedem Falle ein exakt seitliches Röntgenbild des Ellbogengelenkes angefertigt werden. Liegt eine Beugehemmung vor, wird das Röntgenbild in der maximal erreichbaren Beugestellung, bei einer Streckhemmung in der maximal erreichbaren Streckstellung aufgenommen.

Abb. 10.13 a, b. Wanderung der Distraktionswirklinien; a bei Distraktion vom ulnaren Modul aus, b bei Distraktion vom humeralen Modul aus

Abb. 10.14 a–c. Bei asymmetrischer Distraktion kann es je nach Distraktionsrichtung zum „impingement" kommen

10 Die posttraumatische Ellbogensteife – Gelenkdistraktion mit Fixateur externe als Behandlungskonzept

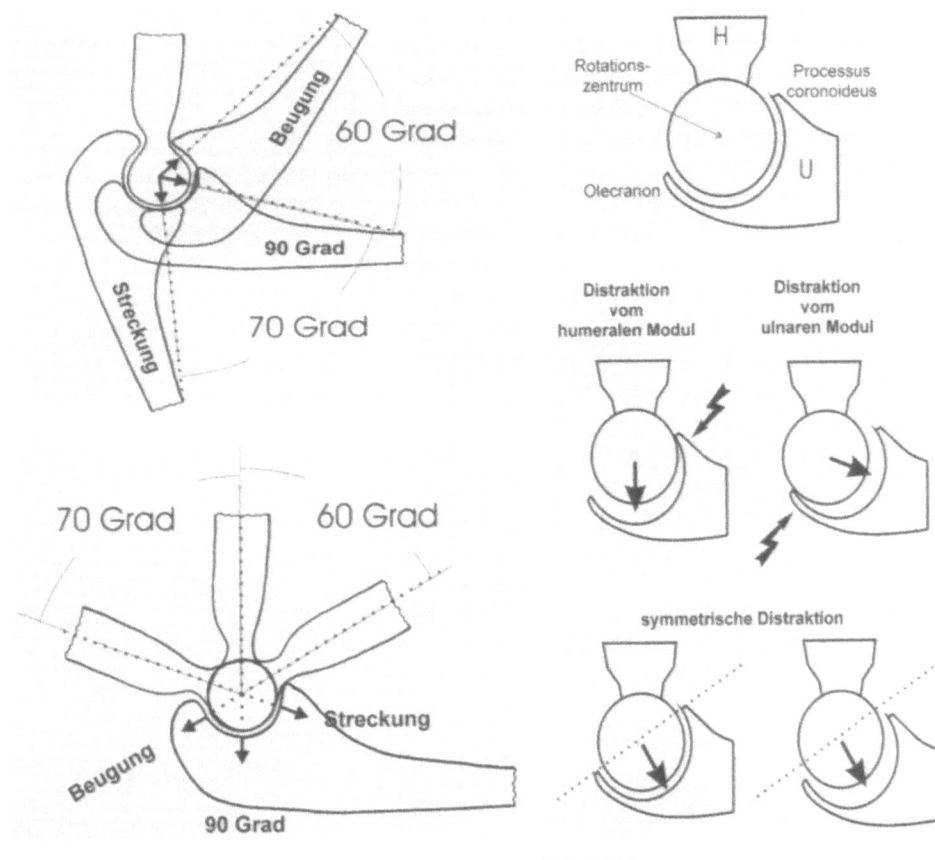

Abb. 10.13 a, b

Abb. 10.14 a–c

In Abb. 10.15 stellt die mit „E" bezeichnete Linie die Eingangsebene der Gelenkpfanne (Fossa semilunaris) beispielhaft für eine Extensionskontraktur in der maximal erreichbaren Beugestellung dar. Die symmetrische Distraktionsrichtung bezüglich der Gelenkpfanne ist durch eine senkrechte Linie „s" auf die Eingangsebene „E" gekennzeichnet. Die Wirkungsrichtung einer ulnaren bzw. humeralen Distraktion ist mit den Buchstaben „u" und „h" bezeichnet. Der Vektor „s" läßt sich durch Addition der Vektoren „h" und „u" darstellen. Um eine symmetrische Distraktion zu erreichen, wird man dementsprechend einen Teil der Distraktion vom humeralen und einen Teil vom ulnaren Modul aus durchführen. Der Anteil der jeweiligen Distraktionsrichtung hängt von der Ausgangsstellung des Gelenkes ab. Beispiele zeigen die in Abb. 10.16a und b dargestellten Pfeile. Abb. 10.16c zeigt die Wirkungslinien in maximaler Streckstellung des Gelenkes. Da hier beide Wirkungslinien (humeral und ulnar) dieselbe Richtung haben, kann auch durch wechselseitige Distraktion keine symmetrische Aufweitung des Gelenkspaltes erzielt werden. Dies ist jedoch in der Regel auch nicht notwendig, da eine derart fixierte Streckung selten auftritt. Behelfen kann man sich in einem solchen Fall durch ein schrittweises Vorgehen, indem nach einzelnen Distraktionsschritten das Gelenk in die jeweils erreichbare Beugestellung gebracht wird, und man dann mit der Distraktion fortfährt.

Abb. 10.15. Addition der Distraktionsvektoren (*u*) und (*h*) führt zur symmetrischen Distraktion (*s*); *H* Humerus, *U* Ulna, *E* Ebene, *P.c.* Processus coronoideus, *o.* Olekranon

Abb. 10.16a-c. Änderung der Distraktionskomponenten vom humeralen und ulnaren Modul je nach Winkelstellung im Ellbogengelenk

10 Die posttraumatische Ellbogensteife – Gelenkdistraktion mit Fixateur externe als Behandlungskonzept

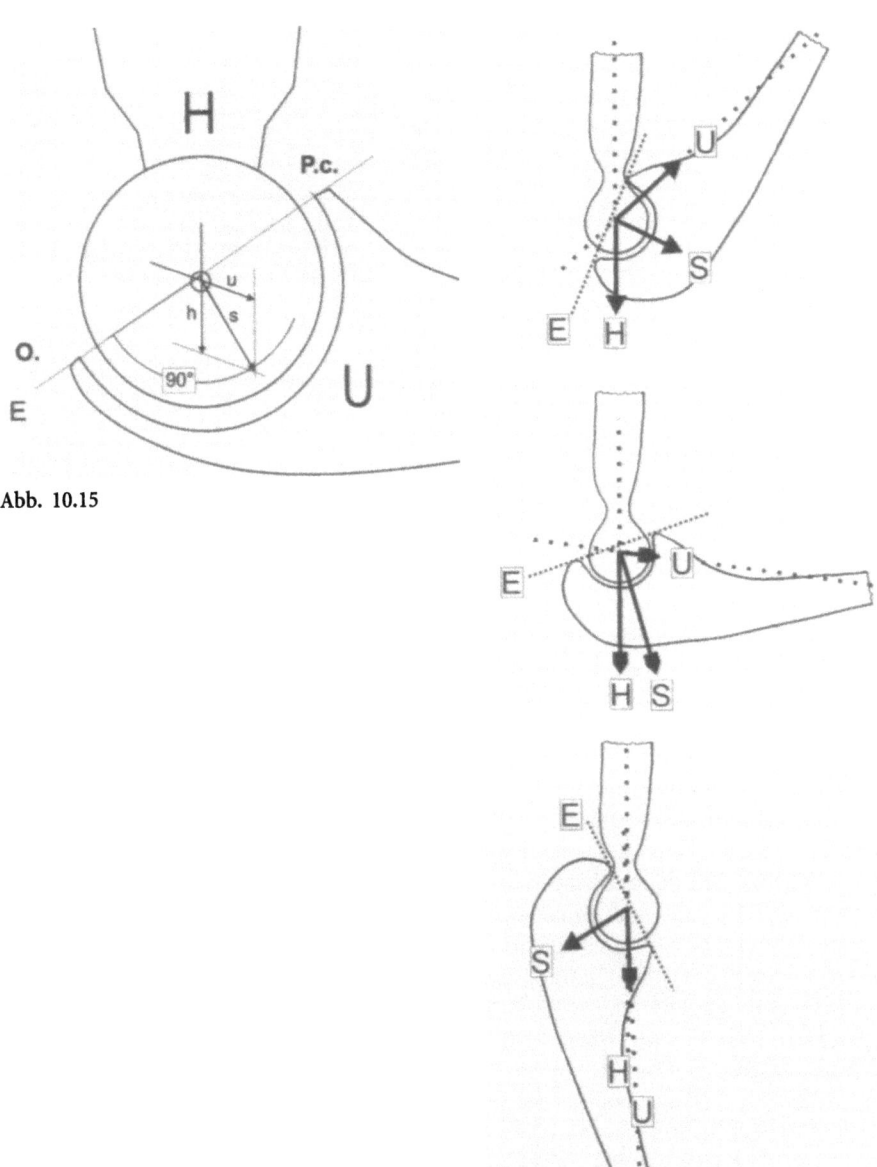

Abb. 10.15

Abb. 10.16 a–c

Aufgrund ihrer Richtung ist die ulnare Distraktion immer auf den ventralen Anteil des Kapselbandapparates ausgerichtet, während die humerale Distraktion je nach Stellung des Gelenkes in Streckung mehr auf den ventralen, in Beugung mehr auf den dorsalen Anteil des Kapselbandapparates wirkt (Abb. 10.17). Ein großer Vorteil der Möglichkeit einer asymmetrischen Distraktion liegt darin, isoliert auf Anteile des Kapselbandapparates einwirken zu können, wenn ein „impingement" durch entsprechende radiologische Verlaufskontrollen ausgeschlossen ist. Da sich entsprechend den anatomisch-funktionellen Überlegungen der vordere Bandanteil bei Streckung des Gelenkes anspannt, ist bei einer Flexionskontraktur von einer Verkürzung vorwiegend dieses Bandanteils auszugehen. Dementsprechend erscheint es aufgrund der Verlaufsrichtung des Bandes günstiger, die Distraktion vom ulnaren Modul ausgehen zu lassen. Es handelt sich dabei um eine asymmetrische, auf den vorderen Bandanteil abzielende Distraktion des Gelenkes. Nach Anlage des Fixateurs wird das Gelenk vor der Distraktion in der maximal erreichbaren Streckstellung fixiert, um den zu dehnenden Bandanteil anzuspannen. Entsprechendes gilt für die Beugehemmung, bei der aus der maximal erreichbaren Beugung vom humeralen Modul aus distrahiert werden kann. Die Konstruktion des Fixateurs läßt ein einfaches Wechseln der Distraktionsrichtung durch Umsetzen der Distraktoreinheit zu (s. Abb. 10.12), es können auch zwei Distraktoren gleichzeitig montiert werden. Ein Vorteil der Distraktion vom ulnaren Modul aus ist die Möglichkeit der Bewegunsfreigabe schon vor Erreichen der geplanten Distraktionsstellung, da auch unter zunehmender Distraktion die Ausrichtung der Fixateurzentraleinheit auf das Gelenkzentrum bestehen bleibt. Damit kann das Gelenk schrittweise in die gewünschte Richtung bewegt werden. Die Distraktion selbst erfolgt mit geöffneter Zentralschraube in der festgelegten Gelenkstellung (s. Abb. 10.7 und Abb. 10.12). Für die Distraktion vom humeralen Modul aus muß der Kirschner-Draht zur Festlegung des Gelenkzentrums proximal vom Rotationszentrum eingebracht werden (Abb. 10.18), da sich bei der Distraktion das Scharniergelenk des Fixateurs nach distal bewegt. Diese Verschiebung des Drehzentrums am Fixateur während der Distraktion muß mit in die präoperative Planung eingehen. Dabei kann entsprechend Abb. 10.15 die vom humeralen Modul aus gewünschte Distraktionsstrecke bestimmt werden. Nach Beendigung der Arthrodiastasis wird die Klemmbacke auf dem ulnaren oder humeralen Modul festgezogen und die Beuge- und Streckbewegung durch Lösen der Zentralschraube freigegeben (Abb. 10.6, 10.7 und 10.12). Nach einigen Tagen krankengymnastischer Behandlung des Gelenkes zeigt sich, ob noch therapiewürdige Bewegungseinschränkungen bestehen. Eine weitere Aufdehnung des Gelenkes ist in diesem Falle nicht mehr sinnvoll, da für die noch verbleibende Bewegungshemmung andere Ursachen angenommen werden müssen.

Abb. 10.17. Projektion des Humeroulnargelenkes auf die Seitenansicht des ulnaren Kapselbandapparates (vgl. Abb. 10.2). Die Distraktionsrichtungen vom ulnaren und humeralen Modul aus sind als schwarze, gepunktete Linien eingetragen. Man erkennt, daß die Distraktion in Beugestellung von ulnar aus auf das vordere Band (AUCL) wirkt, während die Distraktion von humeral aus auf das hintere Band (PUCL) wirkt

Abb. 10.18. Seitenansicht des Ellbogengelenkes im Bildwandler. Trotz der schlechteren Qualität erkennt man die symmetrische Überlagerung der Trochlea humeri und des Capitulum humeri. Bei geplanter Distraktion von humeral aus muß der Zieldraht zur Markierung des Gelenkzentrums proximal des eigentlichen Gelenkmittelpunktes eingebracht werden, da sich das Zentrum bei Distraktion nach distal verschiebt

10 Die posttraumatische Ellbogensteife – Gelenkdistraktion mit Fixateur externe als Behandlungskonzept

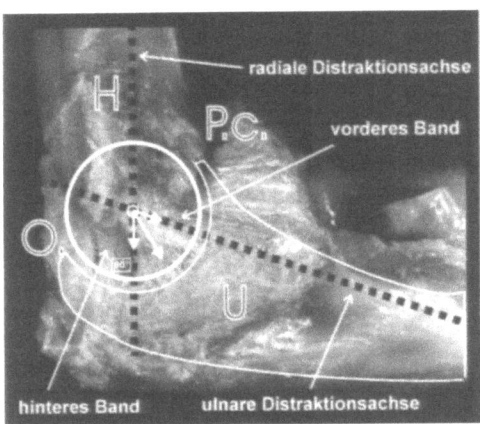

Abb. 10.17

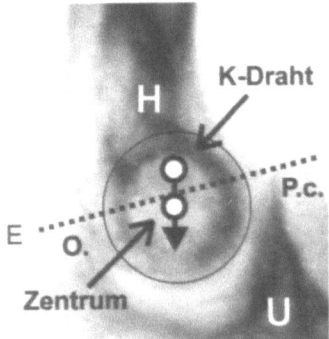

Abb. 10.18

Insbesondere nach ausgedehnten Kapselbandzerreißungen und längerdauernder Immobilisation des Gelenkes kann es neben der Schrumpfung des Kollateralbandapparates auch zur Ausbildung von Narbengewebe in ventralen oder dorsalen Anteilen der Gelenkkapsel kommen. Da die Arthrodiastasis des Gelenkes vorwiegend auf den Seitenbandapparat wirkt, können solche, im ventralen oder dorsalen Kapselbereich auftretenden Verwachsungen damit nicht befriedigend angegangen werden.

Es besteht jedoch die Möglichkeit, im Anschluß an die Arthrodiastasis oder bei Gelenkeinsteifungen ohne das radiologische Korrelat einer Gelenkspaltverschmälerung auch primär eine fixateurgestützte Quengelungsbehandlung in Beuge- bzw. Streckrichtung durchzuführen. Der mit seinem Scharnier auf das Gelenkzentrum ausgerichtete Fixateur schützt dabei die korrespondierenden Gelenkflächen vor zu hohem Druck. Abb. 10.19 zeigt die auf den Fixateur aufgesetzte Distraktions- bzw. Kompressionseinheit. Diese Art der Quengelungsbehandlung folgt den gleichen Prinzipien wie die Arthrodiastasis, indem die Dehnung des kollagenen Narbengewebes schrittweise und langsam erfolgt, entsprechend dem vom Patienten empfundenen Spannungsgefühl. Die tägliche Dehnung wird vom Patienten eigenständig zu Hause durchgeführt (ca. 2–4 mm/Tag). Die in Intervallen notwendige Wiedervorstellung des Patienten zur Pflege der Schraubeneintrittsstellen des Fixateurs reichen dabei zur Überprüfung des Distraktionsfortschrittes völlig aus. Regelmäßige Röntgenkontrollen sind bei der Quengelungsbehandlung von besonderer Bedeutung. Mit ihrer Hilfe kann eine beginnende Subluxation des Gelenkes oder ein „impingement" frühzeitig erkannt werden und die Behandlung entsprechend verlangsamt oder gar abgebrochen werden. Die Kenntnis von Subluxation oder "impingement" vermittelt v.a. das seitliche Röntgenbild. Durch die Ausrichtung des Fixateurscharniers auf das Rotationszentrum im Gelenk ist die seitliche Sicht auf das Gelenk naturgemäß eingeschränkt. Hierbei kann man sich mit einer Dentalfolie helfen, die mit ihrer schmalen Tasche zwischen Fixateur und Haut eingeschoben werden kann (vgl. Kap. 9). Abb. 10.20 zeigt die residuale Steifheit eines Ellbogengelenkes nach konservativ behandelter Radiuskopffraktur mit 3,5 Wochen Gipsverband. Trotz krankengymnastischer Übungsbehandlung war nach 6 Monaten eine Beugung über 85° nicht mehr möglich. Forcierte Beugung führte darüber hinaus zu erheblichen Schmerzen. Im 1. Schritt wurde nach Anlage des Fixateurs eine Distraktion des Gelenkes nach den oben ausgeführten Grundsätzen vorgenommen. Diese führte bereits intraoperativ zu einer Verbesserung der Bewegung. Nach Separierung der Gelenkflächen wurde anschließend mit dem Kompressions-Distraktions-Modul entsprechend Abb. 10.19 wechselweise in Beugerichtung und Streckrichtung gequengelt. Nach 6 Wochen war ein funktionelles Bewegungsausmaß erreicht und der Fixateur wurde entfernt (Abb. 10.21). Die weitere Übungsbehandlung führte in der Folgezeit schließlich zu einer annähernd vollständigen Beugung. Es verblieb ein geringes, funktionell unbedeutendes Streckdefizit (Abb. 10.22). Der Fall illustriert die Möglichkeit einer Kombination von Arthrodiastasis und nachfolgender Quengelung des Gelenkes in die gewünschte Richtung unter Schutz der Artikulationsflächen. Der N. ulnaris muß bei dieser Behandlung besonders beachtet werden, eine routinemäßige Ventralisierung können wir jedoch nicht empfehlen.

Abb. 10.19 a, b. Die fixateurgestützte Quengelung kann in **a** Beugerichtung oder **b** Streckrichtung erfolgen. Die Distraktion erfolgt mit ca. 4 mm/Tag

Abb. 10.20. Einsteifung des rechten Ellbogengelenkes nach konservativ behandelter Radiuskopffraktur. Funktionell besonders beeinträchtigend ist die fehlende Beugung

Abb. 10.21. Funktionell befriedigendes Ergebnis nach Arthrodiastasis und anschließender Quengelung wechselseitig in Beuge- und Streckrichtung (Entfernung des Fixateurs nach 6 Wochen)

Abb. 10.22. Noch deutliche Verbesserung durch anschließende Krankengymnastik nach 16 Monaten

10 Die posttraumatische Ellbogensteife – Gelenkdistraktion mit Fixateur externe als Behandlungskonzept

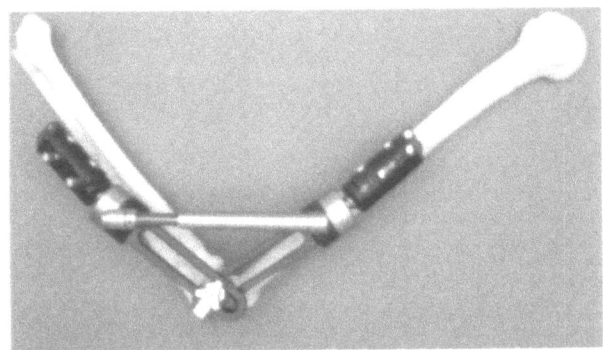

Abb. 10.19 a

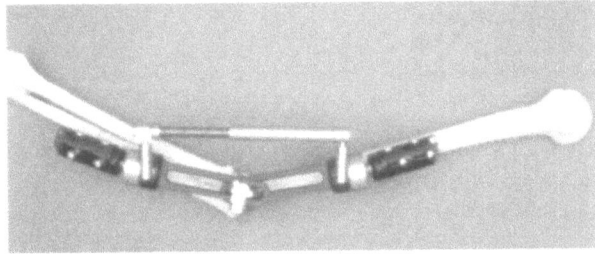

Abb. 10.19 b

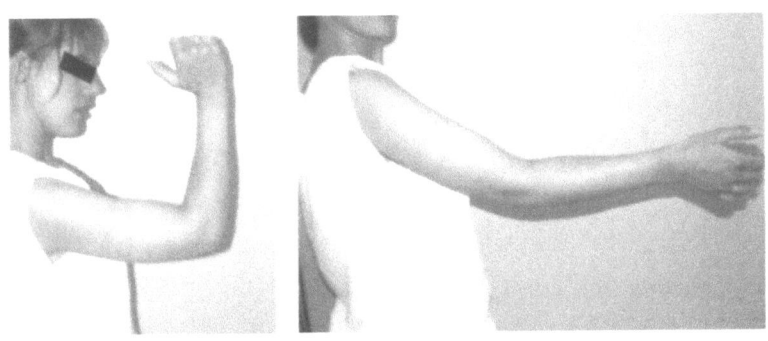

Abb. 10.20

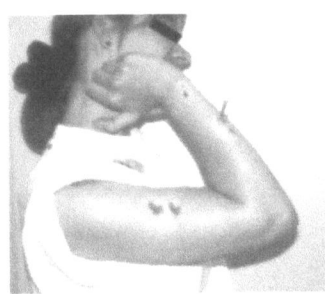 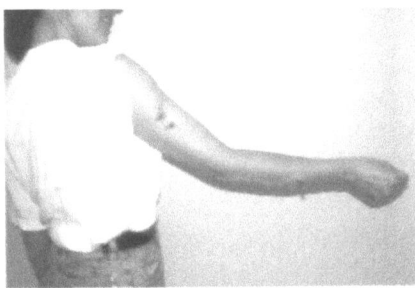

Abb. 10.21

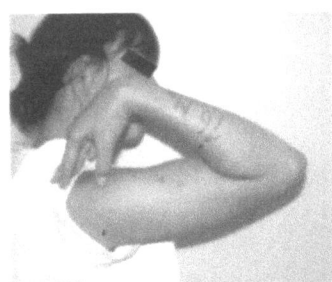 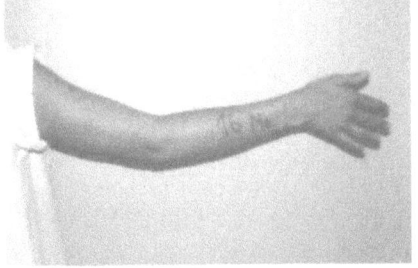

Abb. 10.22

Literatur

1. Benninghoff A, Goerttler K, (1980) Lehrbuch der Anatomie des Menschen. In: Ferner H, Staubesand J (Hrsg.) Allgemeine Anatomie, Cytologie und Bewegungsapparat, Bd 1. Urban 38; Schwarzenberg, München Wien Baltimore
2. Bhattacharyya S (1974) Arthrolysis: a new approach to surgery of posttraumatic stiff elbow. *J Bone Joint Surg Br* 56: 567
3. Breen TF, Gelbermann, RH, Ackermann GN (1988) Elbow flexion contractures: treatment by anterior release and continous passiv motion. *J Hand Surg Br* 13: 286
4. Bryan RS, Bickel WHT (1971) condylar fractures of the distal humerus. *J Trauma* 11: 830
5. Cobb TK, Linscheid RL (1994) Late correction of malunited intercondylar humeral fractures. Intraarticular osteotomy and tricortical bone grafting. *J Bone Joint Surg BR* 76(4): 622-626
6. Costa P, Giancecchi F, Cavazzuti A, Tartaglia I (1991) Internal and external fixation in complex diaphyseal and metaphyseal fractures of the humerus. *J Orthop Trauma* 17(1): 87-94
7. Deland JT, Walker PS, Sledge CB Faberow A (1983) Treatment of posttraumatic elbows with a new hinge-distractor. *Orthopedics* 6(6): 732-737
8. Deland JT, Garg A, Walker PS (1987) Biomechanical basis for elbow hinge-distractor design. *Clin Orthop* 215: 303-312
9. Ewald FC (1975) Total elbow replacement. *Orthop Clin North America* 6(3): 685-696
10. Ewald FC (1986) Reconstruction of complex elbow problem, chapt 13. In: Tullos HS (ed) Instructional course lectures, vol XXXV. 1986, pp 108-115
11. Fick R (1911) Spezielle Gelenk- und Muskelmechanik. Fischer, Jena, S 306
12. Fuss FK (1991) The ulnar collateral ligament of the human elbow joint. Anatomy, function and biomechanics. *J Anat* 175: 203-212
13. Gausepohl T, Koebke J, Pennig D, Hobrecker S (1997a) Anatomische Grundlagen zur Anwendung der unilateralen externen Fixation an Oberarm, Unterarm und Hand. *Osteosyn Int* 5: 76-88
14. Gausepohl T, Pennig D, Mader K (1997b) Der transartikuläre Bewegungsfixateur bei Luxationen und Luxationsfrakturen des Ellenbogengelenkes. *Osteosyn Int* 5: 102-110
15. Glynn JJ, Niebauer J (1976) Flexion and extension contracture of the elbow: surgical management. *Clin Orthop* 117: 289-291
16. Green DP, McCoy H (1979) Turnbuckle orthotic correction of elbow – flexion contractures after acute injuries. *J Bone Joint Surg Am* 61: 1092
17. Gutierrez LS (1964) A contribution to the study of the limiting factors of elbow extension. *Acta Anat* (Basel) 56: 146-156
18. Husband JB, Hastings H (1990) The lateral approach for operative release of post-traumatic contracture of the elbow. *J Bone Joint Surg Am* 72: 1353
19. Johansson H, Olerud S (1971) Operative treatment of intercondylar fractures of the humerus. *Trauma* 11(10): 836-843
20. Kapandji IA (1970) The physiology of joints. Annotated diagrams of the mechanics of the human joints, vol 1, 2. Livingstone, Edinburgh London, pp 78-101, 102-121
21. McKee M, Jupiter J, Toh CL, Wilson L, Colton C (1994) Reconstruction after malunion and nonunion of intra-articular fractures of the distal humerus. *J Bone Joint Surg Br* 76(4): 614-621
22. Mingione A, Barca F (1991) Anatomophysiopathology. In: Celli J (ed) The elbow traumatic lesions. Springer, Berlin Heidelberg New York Tokyo
23. Morrey BF (1990) Post-traumatic contracture of the elbow. *J Bone Joint Surg Am* 72: 601
24. Morrey BF (1994a) Distraction arthroplasty, chapt 17. In: Morrey BF (ed) The elbow. Raven, New York, pp 307-327
25. Morrey BF (1994b) Limited extensile triceps reflecting exposures of the elbow, chapt 1. In: Morrey BF (ed) The elbow, Raven New York, pp 3-19
26. Morrey BF (1994c) Post-traumatic stiffness: distraction arthroplasty, chapt 29, 2nd edn. In: Morrey BF (ed) The elbow and its disorders. Saunders, Philadelphia, pp 476-491

27. Morrey BF, An KN (1985) Functional anatomy of the ligaments of the elbow. *Clin Orthop* 201: 84-90
28. Morrey BF, Askew LJ, An KN (1988) Strength function after elbow arthroplasty. *Clin Orthop* 234: 43-50
29. Pennig D, Gausepohl T (1997) The elbow fixator. Operative technique. Operationsmanual Fa. Orthofix, Bussolengo/Italien
30. Rydholm U, Tjörnstrand B, Pettersson H, Lidgren L (1984) Surface replacement of the elbow in rheumatoid arthritis *J Bone Joint Surg Br* 66(5): 737-741
31. Shahriaree H, Sajadi K, Silver CM, Sheikholeslamzadeh S (1979) Excisional arthroplasty of the elbow. *J Bone Joint Surg Am* 61(6): 922-927
32. Soni RK, Cavendish ME (1984) A review of the liverpool elbow prosthesis from 1974 to 1982. *J Bone Joint Surg Br* 66(2): 248-253
33. Urbaniak JR, Hansen PE, Beissinger SF, Aitken MS (1985) Correction of post-traumatic flexion contracture of the elbow by anterior capsulotomy. *J Bone Joint Surg Am* 67: 1160
34. Volkov MF, Oganesian OV (1975) Restoration of fuction in the knee and elbow with a hinge distractor apparatus. *J Bone Joint Surg Am* 57: 591
35. Weizenbluth M, Eichenblat M, Lipskeir E, Kessler I (1989) Arthrolysis of the elbow: 13 cases of posttramatic stiffness. *Acta Orthop Scand* 60: 642
36. Willner P (1948) Anterior capsulectomy for contractures of the elbow. *J Int Coll Surg* 11: 359
37. Wilson PD (1944) Capsulectomy for relief of flexion contractures of the elbow following fracture. *J Bone Joint Surg* 26: 71-86
38. Wolff J (1895) Ueber die Operation der Ellenbogengelenksankylose. *Berliner klinische Wochenschrift* 43:44
39. Wolff J (1897) Zur Athrolysis cubiti. *Berliner klinische Wochenschrift* 46: 1017-1018

11 Ellbogenarthroplastik

N. Gschwend

Einleitung

Dem Ellbogengelenk kommt beim Menschen die Aufgabe zu, unser wichtigstes Instrument, die Hand, im Raum zu plazieren. Nichts könnte uns dies besser vor Augen führen als die Hilflosigkeit, die unweigerlich auf eine Versteifung dieses Gelenkes folgt, sei es in Streckstellung oder in Beugestellung. Zur Erledigung der wichtigsten Alltagsfunktionen benötigen wir einen Flexions-/Extensionsumfang von rund 100° (130°-30°-0), wie eine Studie der Mayo Klinik [25] ergab, und einen gleichen Umfang an Pro-/Supination (50°-0-50°) [34].

Bei einseitiger Beeinträchtigung vermag eine gesunde Gegenseite zu einem guten Teil kompensierend einzuspringen, wie uns Patienten mit posttraumatischen Ellbogendestruktionen immer wieder vor Augen führen. Anders liegen dagegen die Verhältnisse bei Krankheiten, wie z.B. der rheumatoiden Arthritis, die typischerweise beide Seiten befallen. Hier kann es zum völligen Verlust der Selbsthilfefunktionen (essen, sich waschen, sich an- und auszuziehen) kommen. So darf es nicht verwundern, wenn die größten Erfahrungen mit der Arthroplastik in Kliniken gewonnen wurden, die sich intensiv mit der Chirurgie der Polyarthritis auseinandergesetzt haben. Unsere eigene Statistik (Tabelle 11.1) kann dies auf eindrückliche Weise belegen. Wir erkennen allerdings auch, daß die zunehmende Erfahrung mit dieser Operation uns mit den Jahren in wachsender Zahl posttraumatische Ellbogendestruktionen zur Vornahme einer Ellbogenarthroplastik zugeführt hat.

Tabelle 11.1 GSB-III-Ellbogenarthroplastik, 1978–1996 (n=267)

Rheumatoide Arthritis	177
Arthrose, überwiegend posttraumatisch	90

Geschichte

Die Geschichte der Ellbogenarthroplastik beginnt mit der einfachen Resektionsarthroplastik, wie sie wahrscheinlich von Moreau [22] 1805 erstmals in Frankreich vorgenommen und im selben Land durch Ollier [24] 1878 zu einem Standardverfahren entwickelt worden ist. Anfänglich scheinen im Krankengut tuberkulöse Gelenkzerstörungen Anlaß zum Eingriff gegeben zu haben, immer mehr - und aus dem oben erwähnten Grund des beidseitigen Befalls - trat im Krankengut die rheumatoide Arthritis (RA) in den Vordergrund. Herbert [10] in Frankreich und Vainio [37] in Finnland haben das Verfahren mit verbesserter Technik (Herbert, Hass) [19, 9] propagiert und bei der RA zu einem Routineverfahren werden lassen. Analoge Bemühungen waren mit geringerer Breitenwirkung in Deutschland durch Lexer (1909) [14] und Payr (1910) [26], in den USA durch Campbell (1922) [1], in Italien durch Putti (1921) [27] und in England durch MacAusland (1947) [18] vorausgegangen. Die Modifikationen betrafen einerseits das Ausmaß und die Formgebung der Resektion, andererseits die Art des Interpositums zur Verhinderung des Zusammenwachsens der angefrischten Gelenkenden.

Das Hauptproblem blieb im wesentlichen dasselbe: das Erreichen einer ausreichenden Beweglichkeit ohne Gefährdung einer genügenden Stabilität. Obwohl die zahlreichen Mitteilungen über die Ergebnisse der Ellbogenresektionsarthroplastik mindestens im Krankengut der rheumatoiden Arthritis einen hinsichtlich Schmerzreduktion und Beweglichkeit recht hohen Prozentsatz zufriedener Patienten belegen [29], blieb das umgekehrt proportionale Verhältnis von Beweglichkeit und Stabilität als Hauptproblem bestehen. Rund 1/3 der Patienten entwickelte früher oder später (in unserer Statistik schon nach rund 5 Jahren) durch Knochenresorption eine störende Instabilität. Dieses Phänomen war bei den schwereren Formen von RA, die infolge der Gelenkdestruktionen an der unteren Extremität auf den Gebrauch von Stöcken angewiesen waren und/oder Kortison in höherer Dosierung benötigten, besonders augenscheinlich. Am ehesten ließen sich Langzeitergebnisse mit der Resektionsarthroplastik bei den „ausgebrannten" Formen der juvenilen Arthritis erzielen. Als unbefriedigend erwiesen sich in einem weit höheren Ausmaß die mit dieser Art der Arthroplastik erreichten Ergebnisse bei posttraumatischen Ellbogenarthrosen (Status nach intraartikulärer Fraktur oder Luxationsfraktur).

Diese Tatsache und v. a. aber die durch den Erfolg der nach dem „Low-friction-Prinzip" arbeitenden Endoprothesen an Hüft- und Kniegelenk genährte Zuversicht, gaben in den frühen siebziger Jahren den Anstoß zur Entwicklung von Ellbogen-Endoprothesen.

Konstruktionsprinzipien und Prothesentypen

Abgesehen von Einzelprothesen, die als Hemiarthroplastiken [35] mit metallischen, der Anatomie der Humerusgelenkfläche nachgebildeten Prothesen die Rekonstruktion anstrebten, und von der Silastikprothese von Swanson, die durch Interposition eines Platzhalters aus Silikon-Kautschuk die Ergebnisse der einfachen Resektionsarthroplastik besser voraussehbar machen wollte, waren die frühen Ellbogenprothesen Ende der 60er und anfangs der 70er Jahre Scharnierprothesen. Die Prothesen vom Typ Street-Stevens [35] scheiterten am Fehlen einer dauerhaften Fixationsmöglichkeit angesichts der meist fortgeschrittenen Destruktion und Resistenzschwäche des Knochens der Humerusgelenkfläche. Die Swanson-Prothese [36] wiederum unterschätzte die enormen Kräfte angesichts der – nach dem Kniegelenk – zweitlängsten auf ein Gelenk einwirkenden Hebelarme, und so kam es schon nach kurzer Zeit zum Bruch oder zur Luxation der Prothese. Erfolgreicher waren zumindestens in den ersten Jahren eine Reihe von Prothesen, die auf dem Prinzip eines einfachen starren Scharniergelenkes aufbauten. Obwohl keinem eigentlichen Scharniergelenk entsprechend, erfolgt die Bewegung des Ellbogengelenkes, wie grundlegende Arbeiten zeigten [16, 32], weitgehend um eine einzige Achse. Wie sehr die Früherfolge dieses Prothesentyps einen – wie sich zeigte – ungerechtfertigten Optimismus nährten, zeigt die großzügige Knochenresektion, die insbesondere Dee [2], aber auch McKee (mündl. Mitteilung), Shiers (persönl. Mitteilung) und Mazas [20] am distalen Humerus für die Implantation ihrer Prothese in Kauf nahmen. Die nach wenigen Jahren unannehmbar große Lockerungsquote ließ sich u. a. durch die freiwillige Opferung der Band- und Muskelansätze an den Humeruskondylen erklären. Nicht minder schwer wogen die nach Entfernung der lockeren Prothese beschränkten Möglichkeiten, die meist schwer geschädigten Knochenenden im Sinne einer einigermaßen stabilen Resektionsarthroplastik aufeinanderzustellen.

Basierend auf diesen negativen Erfahrungen haben wir 1971 die GSB-I-Prothese entwickelt [7], die zwar auch noch ein starres Metall-Metall-Scharniergelenk darstellte, aber durch minimale Knochenresektion zwischen den Humeruskondylen zumindest eine erfolgversprechende Rückzugsmöglichkeit zu einer beweglichen und einigermaßen stabilen Resektionsarthroplastik offenhielt. Die genaue Analyse der möglichen Ursachen der immer noch zu hohen Lockerungsquote dieses starren Metall-Metall-Scharniergelenkes [5] führte schließlich zur Entwicklung der GSB-III-Ellbogenprothese (Abb. 11.1), einem Prototyp der heute in verschiedenen Varianten existierenden lockeren Scharniergelenke („sloppy hinges") (Abb. 11.2 a, b, S. 212), die ein Spiel zwischen den beiden Komponenten zulassen und nach dem „Low friction-Prinzip" Metall- gegen Polyäthylenflächen laufen lassen. Ihnen stehen Gleitflächen („Resurfacing"-)prothesen gegenüber, die unverblockt entweder einfache, zylindrisch geformte Flächen [28, 17, 11], kraftschlüssige (Abb. 11.2 c, S. 212) („non or little constrained") oder der Anatomie nachgeformte formschlüssige (Abb. 11.2 d, S. 212, e, S. 213) [3, 33] Flächen gegeneinander laufen lassen (Abb. 11.3, S. 213).

Während die lockeren Scharniergelenke immer auf eine intramedulläre Verankerung angewiesen sind, verzichtet ein Teil der unverblockten kraftschlüssigen („non constrained") Oberflächenersatzprothesen [28, 17] nach wie vor auf einen Markraumstift, wohingegen die formschlüssigen Prothesen aufgrund der größeren, auf das „Interface" einwirkenden Kräfte im Markraum zusätzlichen Halt suchen.

Aus dem bloßen Vergleich dieser unterschiedlichen Konstruktionsprinzipien geht hervor, daß auch der Indikation zur Verwendung der verschiedenen Prothesentypen spezifische Grenzen gesetzt sind. Oberflächenersatzprothesen verlangen eine weitgehend erhaltene anatomische Konfiguration der Gelenkenden und einen größtenteils noch funktionierenden Bandapparat. Je fortgeschrittener der Zerstörungsgrad ist und je steifer und deformierter das Gelenk (v. a. bei posttraumatischen Zuständen), desto leichter gelingt es mit einem lockeren Scharniergelenk, das auch eine teilweise Ablösung der die Beweglichkeit einschränkenden Kapselbandstrukturen zuläßt, Beweglichkeit und Stabilität zugleich zu erzielen [4]. Die Frage der Fixation der Prothesenkomponenten (mit oder ohne Zement), hat sich bisher beim künstlichen Ellbogenersatz nicht mit derselben Dringlichkeit wie beispielsweise am Hüft- und Kniegelenk oder auch am Schultergelenk gestellt. Hauptgrund ist die ungewöhnlich wechselnde Gestaltung des Markraumes des Humerus, der im distalen Bereich säbelscheidenförmig ist und nur allmählich in proximaler Richtung eine ovale und schließlich runde Form annimmt. Dies erschwert, abgesehen von der meistens fortgeschrittenen und unregelmäßig geformten Zerstörung der Gelenkkörper, die Realisierung eines intimen Kontakts zwischen Implantat und Knochen („jumping distance" unter 1 mm) zur Erzielung der sekundären Stabilität. Bisher hat lediglich Kudo [12] über vertrauensfördernde Frühergebnisse mit seiner unzementierten kraftschlüssigen Prothese berichtet. Wir selber haben beschränkte Erfahrungen mit der unzementierten Humeruskomponente der GSB-III-Revisionsprothese sammeln können. Die Ergebnisse und Komplikationen mit den verschiedenen Prothesentypen sollen weiter unten zur Sprache kommen.

Abb. 11.1. GSB-III-Ellbogenprothese

Abb. 11.2. a Lockere Scharniergelenke („sloppy hinges"). b Lockere Scharniergelenke („sloppy hinges") mit Kondylenabstützflächen. c Kraftschlüssige nichtverblockte Ellbogenprothesen. d Beispiel einer formschlüssigen nichtverblockten Prothese (Souter-Strathclyde). e Formschlüssige nichtverblockte Prothese (Kapitellokondylarprothese nach Ewald)

Abb. 11.3. Prothesenformen

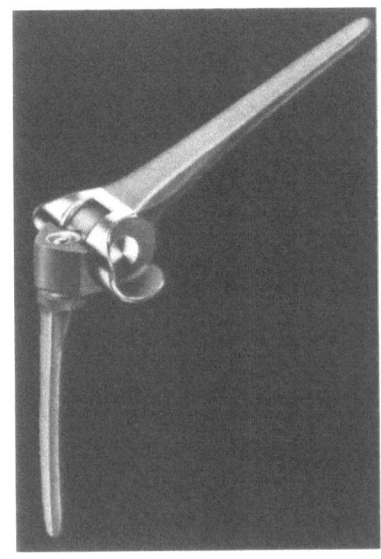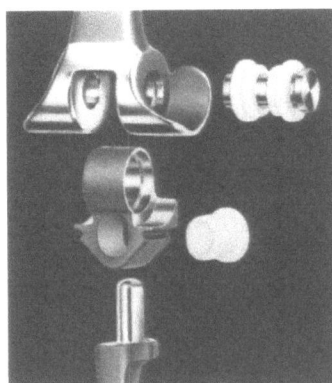

Abb. 11.1

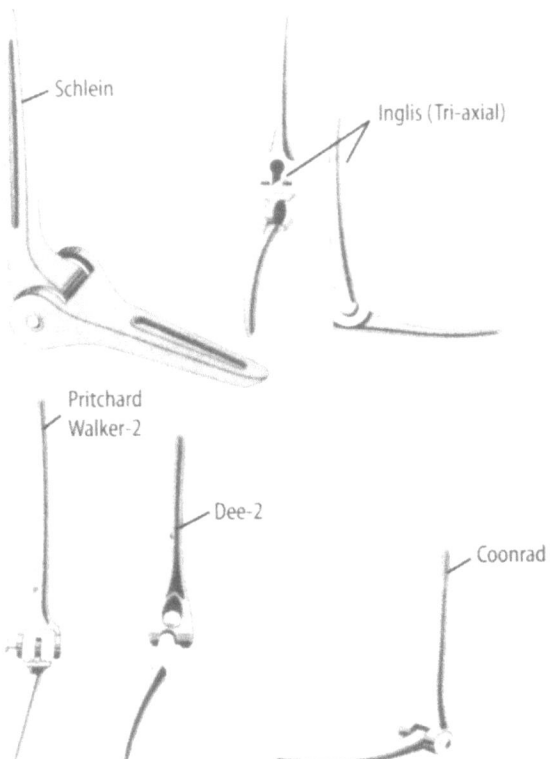

Abb. 11.2 a

11 Ellbogenarthroplastik

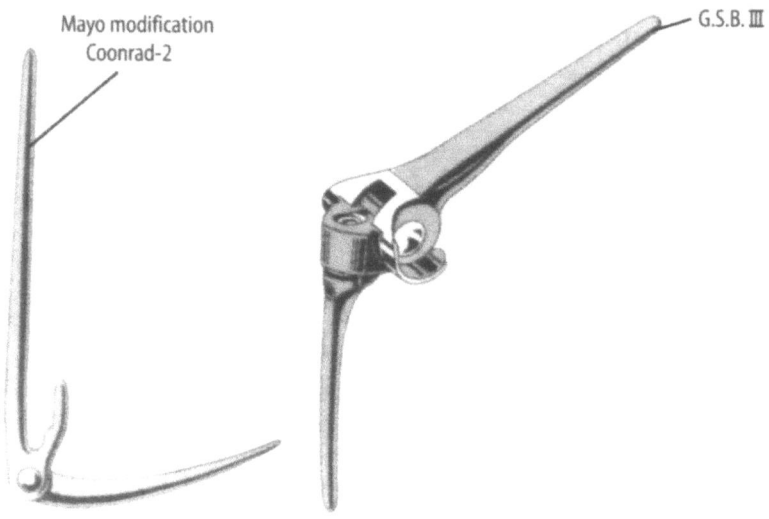

Abb. 11.2 b

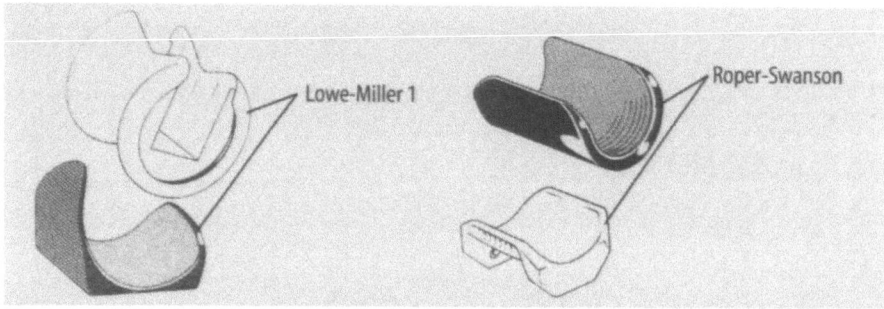

Abb. 11.2 c

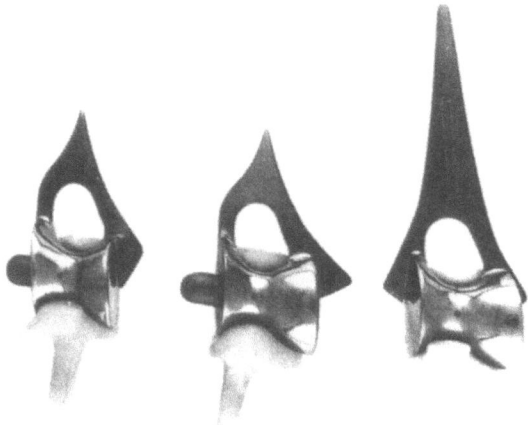

Abb. 11.2 d

11 Ellbogenarthroplastik 213

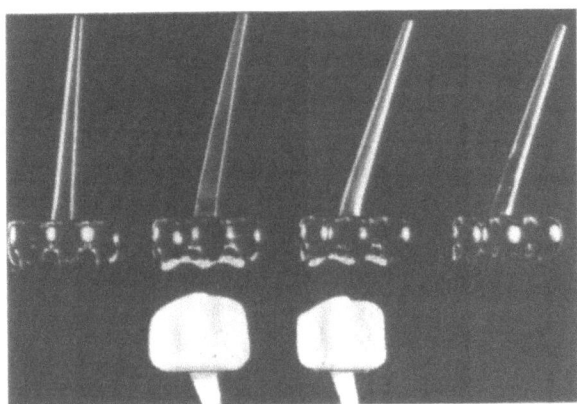

Abb. 11.2 e

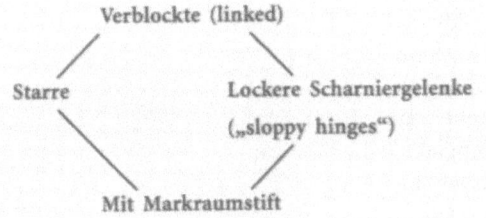

Abb. 11.3

Indikation

Grundsätzlich denken wir an die Durchführung einer Ellbogenarthroplastik, wenn

1. die Gelenkflächen zerstört sind,
2. die Schmerzen durch Medikamente schwer beherrschbar sind,
3. die Beweglichkeit störend eingeschränkt ist,
4. die Stabilität hochgradig gestört ist.

Punkt 2 und 3 können, wenn Punkt 1 vorliegt, auch für sich alleine (d. h. Punkt 2, ohne Punkt 3 und Punkt 3 ohne Punkt 2) die Indikation für die Ellbogenarthroplastik rechtfertigen.

Bei einigermaßen erhaltenen Gelenkflächen sind folgende Alternativen zuerst zu erwägen: Die Synovektomie (offen oder arthroskopisch) v. a. bei Vorliegen einer RA oder Chondromatose, die Arthrolyse (offen mit oder ohne Distraktion oder arthroskopisch) bei posttraumatischer oder postinfektiöser Bewegungseinschränkung.

Vom Standpunkt der Grundkrankheit bildet die rheumatoide Arthritis im radiologischen Stadium Larsen 4 und 5 [13] die Hauptindikation für die Ellbogenarthroplastik v. a. wegen des multiplen Gelenkbefalls. Die zweithäufigste Indikation ist die Arthrose, wobei die sekundäre posttraumatische Arthrose weit häufiger einer Arthroplastik bedarf als die primäre Arthrose. Unbefriedigend versorgte intraartikuläre Frakturen oder Luxationsfrakturen stehen hier im Vordergrund.

Kontraindikationen sind v. a. aktive oder nicht ganz abgeklungene Infektionen, schlechte Hautverhältnisse mit mehreren eng beieinanderliegenden Narben oder dem Knochen adhärente Haut, Lähmungen der Beuge- oder Streckmuskulatur sowie fehlende Motivation des Patienten. Selbstverständlich bilden alle Störungen des Allgemeinzustandes, die die Durchführung einer anderen Operation verbieten würden, auch für die Ellbogenarthroplastik eine Kontraindikation.

Die GSB-III-Ellbogenprothese

1971 haben wir, beeindruckt durch die hohe Lockerungsquote anderer Metall-Metall-Scharnierprothesen und v. a. durch die geringen Möglichkeiten eine nützliche Ellbogenfunktion nach Entfernung dieser Prothesen zu erzielen, zusammen mit Scheier und Bähler die GSB-I-Ellbogenprothese entwickelt [7]. Ihr wesentlicher Vorteil lag in der geringen Knochenresektion zwischen den beiden Humeruskondylen, was die weitgehende Erhaltung des Seitenbandapparates und der Muskelursprünge gestattete und damit auch den Rückzug zu einer einigermaßen stabilen Sine-sine-Arthroplastik, falls wegen Lockerung oder sonst einem Grund die Entfernung der Prothese nötig sein sollte. Letztere Überlegung erwies sich als besonders gerechtfertigt, fanden sich doch schon nach Ablauf von 5 Jahren bei 1/3 der operierten Patienten gelockerte Prothesen. Das genaue Studium der die Lockerung verursachenden Kräfte ergab [5], daß die der Ulna beinahe parallel verlaufende Resultante v. a. beim Heben von Gewichten mit gebeugtem Ellbogen die Prothese gegen die Hinterwand des Humerus preßte, während das Ende des humeralen Markraumstifts gegen die Vorderwand des distalen Humerusschafts drückte. So wird auch verständlich, warum Lockerungen der ulnaren Komponente 6mal weniger häufig als Lockerungen der humeralen Komponente vorkamen. Des weiteren ließen Arbeiten mit abduziertem Arm, bei denen der

Vorderarm als übergroßer Hebelarm auf die Prothesenverankerung einwirkt, die Kräfte um nahezu das Hundertfache ansteigen. Auch mußte das Abstützen des Körpers auf dem gestreckten Ellbogen mitverantwortlich gemacht werden für die hohe Lockerungsrate. Aus dieser genauen Analyse resultierte das in der GSB-III-Prothese voll realisierte Konzept, die Prothese ventral und distal mit breiten kondylären Abstützflächen die genannten Kräfte auffangen zu lassen. Diesen Abstützflächen, welche schon die GSB-II-Prothese als Zwischenstufe aufwies, fügten wir bei der GSB-III-Prothese noch ein Spiel von gegen 5° zwischen der ulnaren und humeralen Komponente hinzu, um damit den weitgehend intakt belassenen Bandapparat bei der Reduktion der auf das „Interface" (Grenzbereich Implantat-Knochen) einwirkenden Kräfte „mittragen" zu lassen. Zudem bauten wir bei der GSB-III-Prothese ein „Low-friction-Prinzip" ein, bei dem sowohl die metallische Achse der Humeruskomponente von Polyäthylen umfaßt, aber auch der gleiche Stoff zur Auskleidung des die beiden Prothesenstücke zusammenhaltenden Koppelungsstücks verwendet wurde.

Die Operationstechnik haben wir an anderer Stelle wiederholt und zuletzt ausführlich [30] publiziert. Erwähnenswert ist unser seit Jahren mit Erfolg verwendeter transtrizipitaler Zugang [6], der den Streckapparat in der Mitte spaltet und in solider Kontinuität am Schluß transossär fixiert und auch eine denkbar klare Übersicht über das ganze Operationsgebiet vermittelt. Eine Sonderstellung nimmt im Vergleich zu den meisten anderen Ellbogenkunstgelenken unser spezielles Instrumentarium ein, das ähnlich den modernen Kniekunstgelenken eine überaus präzise Implantation der GSB-III-Prothese gestattet, die intraoperativen Komplikationsmöglichkeiten auf ein Minimum reduziert und im Interesse von guten Langzeitergebnissen und der Verhinderung der früher häufiger beobachteten Entkoppelungsgefahr eine bestmögliche Übereinstimmung des Rotationszentrums der Prothese mit demjenigen des Ellbogengelenks garantiert.

Ergebnisse

Von 1978–1996 haben wir an unserer Klinik 267 GSB-III-Prothesen implantiert, 177 bei rheumatoider Arthritis und 90 bei überwiegend posttraumatischer Arthrose. Ein geschlossenes Kollektiv der von 1978–1992 operierten Fälle wurde einer genauen Analyse unterzogen (Tabelle 11.2–11.4) [8]. Eindrücklich ist zunächst einmal der positive

Tabelle 11.2. Ergebnisse mit der GSB-III-Prothese

	RA (Rheumatische Arthritis)	OA (Osteoarthritis) vorwiegend posttraumatisch
Patienten	112	31
Ellbogen	130	31
Frauen	108 (83%)	14 (45%)
Männer	22 (17%)	17 (55%)
Total	113 (100%)	49 (100%)
Durchschnittsalter (Jahre)	56,4	49,9
minimal/maximal	20/83	23/82
Follow-up (Jahre)	4,9	5,3
(Durchschnitt)	0,2/15,2	0,9/13,4
minimal/maximal	± 3,8	3,7

Effekt auf den Schmerz, wie er in der visuellen Analogskala vor und nach der Operation deutlich zu sehen ist (s. Tabelle 11.3). Aber auch der Bewegungsumfang bezüglich Flexion/Extension und Pro-/Supination rechtfertigte vollauf den Eingriff. Während die Flexion sich in den meisten Fällen Normalwerten näherte, verblieb durchschnittlich ein Streckausfall von 20–30°, ein Wert, der deutlich kleiner ist als der Durchschnittswert bei anderen bekannten Ellbogenprothesen Zu berücksichtigen ist dabei auch, daß posttraumatische Fälle infolge der vorausgegangenen Operationen (Verklebungen auf der Streckseite, Schwächung der Streckmuskulatur) im Durchschnitt bereits einen ausgeprägteren residuellen Streckausfall aufweisen. Von besonderem Interesse dürfte ein Vergleich des in Tabelle 11.4 aufgezeichneten Bewegungsumfangs beim gesamten Patientenkollektiv (vor und nach Implantation der GSB-III-Ellbogenprothese) mit dem Erfolg bei steifen Ellbogengelenken sein. Zu diesem Zweck haben wir aus dem Gesamtkollektiv die Fälle herausgelesen, die einen präoperativen Bewegungsumfang von nur 0°–40° (Durchschnitt: 20°) aufwiesen, wobei die an RA leidenden Patienten getrennt von den posttraumatischen OA (Osteoarthritis) analysiert wurden. Tabelle 11.5 zeigt im Vergleich zu Tabelle 11.4, wie sehr sich die Verwendung der GSB-III-Prothese auch bei steifen Ellbogen gelohnt hat: Der Gewinn ist erwartungsgemäß größer als im Gesamtkollektiv sowohl bei den RA- als auch bei den posttraumatischen Fällen. Es wurde ein Gesamtumfang erreicht, der den operierten Patienten die Durchführung nahezu aller für den Alltag wichtigen Funktionen ermöglichte. Während die Flexion der zuvor steifen Ellbogen praktisch die gleichen Werte wie bei den präoperativ wesentlich besser beweglichen Ellbogen

Tabelle 11.3. Ergebnisse mit der GSB-III-Prothese – Schmerzen (visuelle Analogskala 0–10; (0 = keine Schmerzen, 10 = sehr starke Schmerzen)

	RA		Arthrose	
		97 %		80 %
Präoperativ	1 1 3 5 3 20 35 29 10		3 10 6 19 26 19 6 10	
	0–1–2–3–4–5–6–7–8–9–10		0–1–2–3–4–5–6–7–8–9–10	
Postoperativ	86 6 6 2		72 10 10 3 3	
		98 %		92 %

Tabelle 11.4. Ergebnisse mit der GSB-III-Prothese – Bewegungsumfang

	RA			Arthrose		
	Vorher	Nachher	Gewinn	Vorher	Nachher	Gewinn
Flexion/Extension	120/-37°	138/-26°	30°	97/-45°	130/-33°	44°
Pro-/Supination	54/51°	74/67°	35°	56/47°	79/73°	48°

Tabelle 11.5. Bewegungsumfang

	RA (n = 20)	Posttraumatisch (n = 12)
Präoperativ	20° (0–40°)	19° (0–40°)
Postoperativ	100° (55–120°)	87,3° (65–125°)
Gewinn	80°	68°

Tabelle 11.6. Flexion/Extension

	Flexion		Extension	
	RA (n = 20)	posttraumatisch (n = 12)	RA (n = 20)	posttraumatisch (n = 12)
Präoperativ	83° (20–120°)	74,5° (60–110°)	−72,5° (−10° bis −100°)	−63,6° (−30° bis −80°)
Postoperativ	134° (110–150°)	133,6° (105–145°)	−35° (−10 bis −35°)	−39,1° (−20° bis −75°)

Tabelle 11.7. Postoperative Pro-/Supination

	RA (n = 18)	posttraumatisch (n = 10)
Präoperativ	?	81° (0–160°)
Postoperativ	113,8° (0–180°)	150,5° (100–180°)

des Gesamtkollektivs erreichte, verblieb ein etwas größerer Streckausfall (Tabelle 11.6). Auch die Pro-/Supination erfuhr eine entscheidende Verbesserung (Tabelle 11.7).

Die Qualität einer Operationsmethode läßt sich einerseits, wie wir eben sahen, bewerten aufgrund ihrer Leistungsfähigkeit hinsichtlich Schmerzbeseitigung und Funktionsverbesserung andererseits interessiert in diesem Zusammenhang die Dauerhaftigkeit des Erfolgs und die prozentuale Häufigkeit von Komplikationen. Diese Kriterien gestatten auch den Vergleich verschiedener Verfahren (Prothesen).

Komplikationen

Wir haben die in der jüngeren Weltliteratur (1986–1992) publizierten Mitteilungen [8] über Ellbogenkunstgelenke nicht nur bezüglich der erzielten Schmerzbeseitigung und Leistungsverbesserung, sondern auch hinsichtlich der Häufigkeit und Art von Komplikationen und Revisionseingriffen sorgfältig analysiert. Dabei fiel uns auf, daß Mitteilungen über Prothesenergebnisse nach mehr als 5 Jahren in der Weltliteratur kaum zu finden sind, und daß die globalen Resultate stark auseinanderklaffen (Tabelle 11.8). Noch beeindruckender ist die Häufigkeit von Komplikationen (Tabelle 11.9).

Zu den Komplikationen und Revisionen zählen selbstverständlich auch Wundrandnekrosen, Hämatome, vorübergehende Parästhesien, Bursitiden etc.

Die Art des Krankenguts beeinflußt die Häufigkeit von Komplikationen und Revisionen in besonderem Maße, was unsere für die RA und die posttraumatischen Arthrosen getrennte Untersuchung der beiden Gruppen zeigt (Tabelle 11.10). Während in der Weltliteratur überwiegend und bei gewissen Autoren ausschließlich Fälle von RA mit einer Ellbogenprothese versorgt worden sind, haben wir schon früh begonnen, posttraumatische Ellbogen mit einer GSB-III-Prothese zu versorgen. Tabelle 11.1 zeigt die in den letzten Jahren beachtlich angestiegene Zahl von posttraumatischen Fällen. Hier handelt es sich mehrheitlich um komplexere Probleme, da einerseits die Anato-

Tabelle 11.8. Globale Ergebnisse der Ellbogenprothetik, 3–5 Jahre postoperativ (Weltliteratur 1986–1992)

Sehr gut und gut	60–94%
Mäßig	20–30%
Schlecht	15–30%

Tabelle 11.9. Häufigkeit von Komplikationen (Vergleich der Weltliteratur 1986–1992 mit unseren Ergebnissen)

	Literatur 1986–1992 n = 828 (%)	GSB II 1978–1992 n = 144 (%)
Alle Komplikationen	357 (43,1%)	22 (15,2%)
Revisionsrate	151 (18%)	18 (12,5%)
Verbleibende Komplikationen	124 (15%)	8 (5,5%)

Tabelle 11.10. Komplikationsrate mit der GSB-II-Prothese

	RA n = 118 (%)	Posttraumatische OA n = 26 (%)
Komplikationen	13/118 (11%)	9/26 (34%)
Revisionen	10/118 (8,4%)	8/26 (30,7%)
Verbleibende Komplikationen	3,4%	15,3%

Tabelle 11.11. Komplikationen der Ellbogenarthroplastiken

	Literatur 1986–1992 (%)	GSB-III-Prothese RA (%)	Posttraumatische OA (%)
Aseptische Lockerung			
Radiologisch	17,2	3,4	6,5
Klinisch	6,4	2,8	–
Infektionen	8,1	2,8	3,1
Läsionen des N. ulnaris	10,4	1,7	–
Instabilität	7–19	–	–
Entkoppelung	–	3,5	16,5
Luxation	4,3	–	–
Subluxation	2,2–6,5	–	–
Intraoperative Frakturen	3,2	1,3	–
Prothesenfrakturen	0,6	–	0,5
Ossifikationen	–	–	0,5

mie (Achsenverhältnisse, Weichteile) fast immer stärker verändert ist, und da andererseits in einem hohen Prozentsatz eine oder mehrere Voroperationen (v. a. Osteosynthesen) vorausgegangen sind. Tabelle 11.11 zeigt denn auch deutlich den Unterschied zwischen den beiden Leidensgruppen. Es muß allerdings hinzugefügt werden, daß unsere wachsende Erfahrung und die Anwendung des neuen Instrumentariums zur Implantation der GSB-III-Prothese in den letzten 4 Jahren die Komplikationsrate auch bei den posttraumatischen Fällen deutlich gesenkt hat. Tabelle 11.11 zeigt einen Vergleich der Art und Häufigkeit von Komplikationen aus den Mitteilungen der Weltliteratur (überwiegend Fälle von RA) mit unserer Statistik, die wir wiederum getrennt für die RA und die posttraumatischen Fälle analysierten. Auffallend ist nicht nur die deutlich geringere Quote von Komplikationen in unserem Krankengut im Vergleich zu den Durchschnittswerten der Weltliteratur, sondern auch die kleinere Zahl der an RA leidenden Patienten im Vergleich zu den posttraumatischen Fällen.

Von weitreichender Bedeutung ist die hohe **Lockerungsquote** bei einem Großteil der in der Welt noch verwendeten Ellbogenprothesen. Dies betrifft nicht nur viele unverblockte Prothesen, deren Verwendung das Vorliegen weitgehend erhaltener Gelenkkörper voraussetzt, sondern auch viele verblockte Scharniergelenke („sloppy hinges") [19]. Wir sind überzeugt, daß das Konzept der GSB-III-Prothese mit den breit auf den Kondylen abstützenden Metallflächen (notfalls auch nach Rekonstruktion fehlender Kondylen) den größeren Teil der zur Lockerung führenden Kräfte zu neutralisieren vermag. Dies beweisen v. a. die niederen Lockerungsquoten bei den Langzeitergebnissen (10–18 Jahre) (s. unten). Im Wissen, daß viele radiologisch lockere Prothesen klinisch wenig Probleme aufweisen (bis zum Auftreten der 1. Spontanfraktur), nehmen wir an, daß die Zahlen der Weltliteratur nur die unterste Grenze der Lockerungsquote angeben. Gelockerte Ellbogenprothesen sollten deshalb, auch wenn die Beschwerden relativ gering sind, bei genügender Lebenserwartung und befriedigendem Allgemeinzustand operativ zu einem Zeitpunkt angegangen werden, an dem die Knochenqualität noch eine ausreichende Regenerationskraft und damit gute Stabilisierungsmöglichkeiten erwarten läßt.

Wir haben bei den wenigen Lockerungsfällen der GSB-III-Prothese einige Erfahrungen mit einer im Humerus unzementierten GSB-III-Prothese sammeln können. Es handelt sich, da die Ulnakomponente nur sehr selten auslockert, um eine Sonderanfertigung der Humeruskomponente mit langem Markraumstift, der aus Titan besteht und ähnlich der Wagner-Revisionsprothese für die Hüfte konisch gestaltet ist. Da wir bei diesem System aber nach anfänglich erstaunlichem spontanen Wiederaufbau des Knochens Sekundärlockerungen mit Einsinken der Prothese sahen, glauben wir, daß der Markraumstift besser zylindrisch als konisch geformt werden sollte, da sich der Humerusmarkraum im Gegensatz zum Oberschenkel proximalwärts ausweitet. Auch würden wir hier ähnlich wie Ling [15] verkleinerte Knochenspäne einbringen und zu einer randständigen kompakten Masse pressen.

Hoch ist auch die in der Weltliteratur mitgeteilte **Infektionsquote**. Das Risiko steigt, sobald Wundheilungsstörungen (Wundrandnekrosen, mehrere Narben) bei der dünnen Weichteildecke den Weg in das Gelenk öffnen. Während die Prothesen früher bei Auftreten einer Infektion stets entfernt und die Ellbogen zu einer Resektionsarthroplastik umgewandelt wurden, befürworten wir heute ähnlich wie am Hüft- und Kniegelenk den ein- oder zweizeitigen Wiedereinbau (abhängig von Art und Virulenz des Keims, deutlichen Zeichen einer eigentlichen Osteomyelitis und der Qualität der Weichteile). Die Umwandlung in eine Resektionsarthroplastik fassen wir nur dann ins Auge, wenn es nicht gelingt, den Infekt dauerhaft zu beherrschen. Die Resektionsarthroplastik nach GSB-III-Prothese, bei der die Kondylen und mit ihnen ein größerer Teil des Bandapparates und die wesentlichen Muskelursprünge in der Regel erhalten sind, dürfte sich auch aufgrund der bei chronischen Infekten meist ausgedehnten Vernarbung als stabiler erweisen als primär durchgeführte Resektionsarthroplastiken.

Erschreckend häufig treten selbst in den Händen erfahrener Ellbogenchirurgen **Ulnarisnervenläsionen** auf, deren Zahl in einzelnen Statistiken 14% erreicht. Wenn auch ein Teil der Läsionen reversibel ist, so stellt sich doch die Frage, was den Unterschied zu unserer Statistik erklären kann. Sicher spielt der operative Zugang eine nicht zu unterschätzende Rolle. Wir legen vor Anwendung unseres transtrizipitalen Zugangs [6] regelmäßig den N. ulnaris frei, mobilisieren ihn unter peinlicher Schonung der Gefäßversorgung bis zum Abgang des 1. Muskelastes und überwachen ihn während all unseren Manipulationen beim Einsetzen der Prothese. Eine Nervenverlagerung erfolgt praktisch nie. Von besonderer Bedeutung erscheint uns auch nach Anwendung unseres transtrizipitalen Zugangs die Darstellung des ulnaren Randes der ulnaren Gelenkfläche, besonders in der Region, in der der vordere Zügel des ulnaren Seitenbandes seinen Ansatz hat. Hier findet sich bei der RA fast regelmäßig eine messerscharfe Prominenz, in deren unmittelbarer Nähe der N. ulnaris vorbeizieht. Wird diese Kante nicht abgetragen, so verbleibt v. a. bei Zugängen, die von radial her den Komplex der Streckmuskulatur nach ulnar schieben, ohne den Nerven selbst dargestellt und mobilisiert zu haben, eine erhöhte Gefahr, ihn bei den für die Implantation der Prothese notwendigen Manipulationen zu verletzen. Eine weitere Gefahr entsteht durch die Verlängerung eines erheblich zerstörten und in seiner Substanz verkleinerten Ellbogens, wenn der Operateur die ursprüngliche Ausdehnung des Gelenkes anstrebt oder sie gar durch Tiefersetzen des normalen Drehpunkts zusätzlich vergrößert.

Ein besonderes Problem stellt die **Stabilität** des Kunstgelenkes und ihre Erhaltung über Jahre hinweg auch bei intensiverem Gebrauch des Armes dar. Es leuchtet ein, unverblockte Prothesen, v. a. die kraftschlüssigen („non or little constrained"), aber auch die formschlüssigen („semiconstrained"), die einen weitgehend erhaltengebliebenen Bandapparat voraussetzen, mehr Probleme bezüglich Instabilität erwarten lassen. Entsprechend finden sich hier unter den in der Weltliteratur aufgeführten Komplikationen Luxationen und Subluxationen in einem relativ hohen Prozentsatz (4,3% bzw. 2,2-6,5%). Die starke Variation in der Angabe der Häufigkeit von Subluxationen läßt annehmen, daß es sich bei den publizierten Zahlen von Instabilität bei unverblockten Prothesen um die untere Grenze dieser Komplikationsmöglichkeit handelt. Auch versteht man mühelos, warum diesem Grundtyp von Ellbogenprothese von der Indikationsstellung her weit engere Grenzen gesteckt sind als den verblockten Prothesen, v. a. wenn es sich um posttraumatische Fälle handelt. Aber auch die verblockten („linked") Prothesen kennen eine spezifische Form der Instabilität, die **Entkoppelung** der beiden Komponenten. Dort wo die ulnare Komponente achsenlos mit einem Schnappmechanismus in der Polyäthylenauskleidung der humeralen Komponente fixiert wird, kann eine Entkoppelung bei größeren Krafteinwirkungen oder aber nach starker Abnutzung der Polyäthylenauskleidung in der humeralen Komponente zustandekommen.

Bei unserer GSB-III-Prothese fanden wir, v. a. in den früheren Jahren der Verwendung dieser Prothese, einen relativ hohen Prozentsatz von Entkoppelungen, dies besonders bei den posttraumatischen Fällen. Nicht nur die allzu ausgiebige Ablösung der Weichteile spielte ursächlich eine Rolle; als noch bedeutsamer erwies sich die Mißachtung der Übereinstimmung des Rotationszentrums der Prothese mit demjenigen des Ellbogengelenkes. Da die Ermittlung des Drehzentrums des Ellbogens bei den anatomisch oft schwerst veränderten posttraumatischen Fällen nahezu unmöglich sein kann, erklärt sich z.T. auch die wesentlich höhere Entkoppelungsrate (s. Tabelle 11.10). Die genaue Ausmessung des Rotationszentrums am gesunden Ellbogen und der Einsatz unseres neuen Implantationsinstrumentariums haben die Gefahr von Entkoppelungen in den letzten 5–10 Jahren erheblich senken helfen. Überdies verfügen wir mit einem Verlängerungseinsatz für die ulnare Komponente über ein sicheres Verfahren sowohl zur Vermeidung als auch zur Korrektur einer erfolgten Entkoppelung.

Periprothetische Frakturen, ob intra- oder postoperativ entstanden, finden in der Weltliteratur nur ganz beiläufig eine Erwähnung. Wir nehmen mit Sicherheit an, daß v. a. die intraoperativ entstandenen Frakturen (v. a. Absprengungen der Humeruskondylen, in erster Linie des ulnaren Kondylus) ungleich häufiger auftreten und dann nicht erwähnt werden, wenn sie keine unmittelbaren negativen Folgen zeigen, und die späteren negativen Konsequenzen deshalb nicht erfaßt werden, weil Mitteilungen über Langzeitergebnisse (mehr als 5 Jahre nach der Operation) in der Weltliteratur die Ausnahme bilden. Diese Annahme wird durch eine erst kürzlich vom Autor selbst vorgenommene sorgfältige Analyse aller Operationsberichte der zwischen 1978 und 1996 implantierten GSB-III-Ellbogenprothesen (n = 267) gestützt, die eine Häufigkeit von intraoperativ entstandenen Kondylenfrakturen bei der rheumatoiden Arthritis von 5 % ergab (5 ulnare, 2 radiale Kondylen). Im Gegensatz zu Mitteilungen in der Weltliteratur (z. B. Morrey [23]) haben wir stets die sofortige Stabilisierung mit 2–4 dünnen (1,25 mm) Kirschner-Drähten vorgenommen und in all diesen Fällen eine Heilung erreicht. Dadurch konnten wir auch die erwünschte Frühmobilisierung des operierten Ellbogens verantworten und sahen – im Gegensatz zu Mitteilungen der Weltliteratur – keine Lockerungen als eine der logischerweise gehäuft zu erwartenden Folgen.

Aus den gleichen Überlegungen vertreten wir auch die Auffassung, daß Schaftfrakturen, sei es am Humerus oder an der Ulna, wie sie postoperativ durch Sturz oder nach Perforation des Schafts durch Bohrer oder Markraumstifte entstehen können, stabil (mehrheitlich durch Platten) zu versorgen sind (Publikation in Vorbereitung).

Prothesenfrakturen gehören zu den großen Seltenheiten. Paraartikuläre Ossifikationen sind bei den posttraumatischen Fällen eher zu erwarten.

Gute Langzeitergebnisse (nach mehr als 10 Jahren) sind der zuverlässigste Beweis für die Qualität des Implantats und der angewendeten Operationstechnik. Eine persönlich durchgeführte Analyse einer geschlossenen Serie von 48 GSB-III-Prothesen, die vor 10–16 Jahren operiert worden waren, zeigte uns das erstaunliche Ergebnis, daß nur in 4 Fällen Zeichen einer progredienten Lockerung vorlagen. Damit aber liegt ein Hinweis dafür vor, daß mit gewissen Prothesen auch nach mehr als 10 Jahren Ergebnisse zu erwarten sind, die einer Überlebenschance von mehr als 90 % entsprechen. Sie nähern sich so durchaus den Langzeitresultaten der Knie- und Hüftprothesen. Da jedoch die Ellbogenarthroplastik zweifellos zu den anspruchsvollsten Operationen der Orthopädie zu zählen ist und die „learning curve" weniger rasch ansteigt als bei anderen Formen der Arthroplastik, sollte die Operation hierfür subspezialisierten orthopädischen Chirurgen und Zentren vorbehalten bleiben.

Literatur

1. WC (1922) Arthroplasty of the elbow. *Ann Surg* 76: 615–623
2. Campbell Dee R (1972) Total replacement arthroplasty of the elbow for rheumatoid arthritis. *J Bone Joint Surg Br* 54: 88–95
3. Ewald FC, Scheinberg RD, Poss R, Thomas WH, Scott RD, Sledge CB (1980) Capitello-condylar total elbow arthroplasty: two- to five-year follow-up in rheumatoid arthritis. *J Bone Joint Surg Am* 62: 1259–1263
4. Goldberg VM, Figgie HE III, Inglis AE, Figgie MP (1988) Current concepts review: total elbow arthroplasty. *J Bone Joint Surg Am* 70: 778–783
5. Gschwend N (1977) Die operative Behandlung der chronischen Polyarthritis. Thieme, Stuttgart, S 53–68
6. Gschwend N (1980) Our operative approach to the elbow joint. *Arch Orthop Trauma Surg* 98: 143–146
7. Gschwend N, Scheier H, Bähler A (1972) Die GSB-Ellbogen-Endoprothese. *Arch Orthop Unfall-Chir* 73: 316–326
8. Gschwend N, Simmen BR, Matejovsky Z (1996) Late complications in elbow arthroplasty. *J Shoulder Elbow Surg* 5/2(1): 86–96
9. Hass J (1930) Die Mobilisierung ankylotischer Ellbogen- und Kniegelenke mittels Arthroplastik. *Langenbecks Arch Chir* 160: 693–699
10. Herbert JJ (1958) Traitement des ankyloses du coude dann le rheumatisme. *Rev Chir Orthop Traumatol* 44: 87–93
11. Kudo H (1985) Long-term follow-up study of total elbow arthroplasty with non-constrained prosthesis. In: Kashiwagi D (ed) Elbow joint. Proceedings of the International Seminar Kobe, Japan, Amsterdam. *Excerpta Medica International Congress Series* 678: 269–276
12. Kudo H (1996) Cementless or hybrid total elbow arthroplasty – a study of interim clinical results and specific complications. In: Rüther W (Hrsg) The Elbow. Springer, Berlin Heidelberg New York Tokyo S 128–134
13. Larsen A, Dahle K, Eek M (1977) Radiographic evaluation of rheumatoid arthritis and related conditions by standard reference films. *Acta Radiol Diagn* 18: 481
14. Lexer EW (1909) Über Gelenktransplantation. *Langenbecks Arch Chir* 90
15. Ling RSM (1991) Cementing technique in the femur. *Tech Orthop* 6(3): 34–39
16. London JT (1981) Kinematics of the elbow. *J Bone Joint Surg Am* 63: 529–535
17. Lowe LW (1978) The development of an elbow prosthesis at Northwick Park Hospital. *J Roy Soc Med* 72: 117–120
18. Mac Ausland WR (1947) Arthroplasty of the elbow. *N Engl J Med* 236: 97–99
19. Madsen F, Søjbjerg JO, Sneppen O (1994) Late complications with the Pritchard Mark II elbow prosthesis. *J Shoulder Elbow Surg* 3(1): 17–23
20. Mazas F (1975) Prothèses totales du coude. *Acta Orthop Belg* 41: 462–469
21. gestrichen, nicht erwähnt
22. Moreau PF (1805) Observations pratiques relative à la résection des articulations affectées de carie. Paris
23. Morrey BF, Adams RA (1992) Semiconstrained arthroplasty for the treatment of rheumatoid arthritis of the elbow. *J Bone Joint Surg Am* 74: 479–490
24. Ollier LX (1878) De la résection du coude dann les cas d'ankylose. *Rev Med Chir* 6: 12
25. O'Neill OR, Morrey BF, Tanaka S, An KN (1992) Compensatory motion in the upper extremity after elbow arthrodesis. *Clin Orthop* 281: 89–96
26. Payr E (1910) Über die operative Mobilisierung ankylosierter Gelenke. *Muenchner Med Wochenschr* 57: 1921–1927
27. Putti V (1921) Arthroplasty. *J Orthop Surg* 3: 421
28. Roper BA, Tuke M, O'Riordan SM, Bulstrode CJ (1986) A new unconstrained elbow. A prospective review of 60 replacements. *J Bone Joint Surg Br* 68: 566–569
29. Rüther W, Tillmann K (1996) Resection interposition arthroplasty of the elbow in rheumatoid arthritis. In: Rüther W (Hrsg) The Elbow. Springer, Berlin Heidelberg New York Tokyo, S 57–67

30. Schwyzer HK, Gschwend N, Simmen BR (in Vorbereitung). Die Alloarthroplastik des Ellbogengelenks. In: Blauth W (Hrsg) Operative Orthopädie und Traumatologie. Urban 38; Vogel, München
31. gestrichen, nicht erwähnt
32. Sorbie CH, Shiba R, Sin D, Saunders G, Wevers P (1986) The development of a surface arthroplasty for the elbow. *Clip Orthop* 208: 100–103
33. Souter WA (1985) The evolution of total replacement arthroplasty of the elbow. In: Kashiwagi D (ed) Elbow joint. Proceedings of the International Seminar Kobe, Japan, Amsterdam. *Excerpta Medica International Congress Series* 678: 255–68
34. Souter WA (1997) The contribution of the elbow joint to upper limb function. In: Copeland SA, Gschwend N, Landi A, Saffar Ph (eds) Joint stiffness of the upper limb. Dunitz, London, pp 81–83
35. Street DM, Stevens T, Stevens P (1974) A humeral replacement prosthesis for the elbow. *J Bone Joint Surg Am* 56(6): 1147–1158
36. Swanson AB, De Groot Swanson G (1978) Flexible implant resection arthroplasty: A method for reconstruction of small joints in the extremities. The American Academy of Orthopaedics Surgeons. Instructional Course Lectures, vol IIVII. Mosby, St. Louis, pp 27–60
37. Vainio K (1967) Arthroplasty of the elbow and hand in rheumatoid arthritis. In: Chapchal G (ed) Synovectomy and arthroplasty in rheumatoid arthritis. Thieme, Stuttgart, pp 66–70

12 Gefäßverletzungen im Ellbogenbereich

B. Nachbur

Einleitung

Der Ellbogen ist ein komplexes Gelenk, das den Zweck hat, die Hand zu positionieren. Dieses Ziel wird durch Flexion, Extension und Umwendbewegungen im Ellbogengelenk erreicht.

In unmittelbarer Gelenknähe verlaufen wichtige neurovaskuläre Strukturen, für deren Unversehrtheit das Gelenk eine gute Stabilität gewährleisten muß. Dafür bietet die knöcherne Formgebung des Gelenkes die wichtigste Voraussetzung, die zudem durch z.T. straffe kapsuläre und ligamentäre Verstrebungen ergänzt wird. Wenn von Gefäßverletzungen im Ellbogenbereich die Rede ist, so sind nur arterielle Traumen gemeint, die nicht selten von sensomotorischen Ausfällen des N. medianus und gelegentlich auch des N. ulnaris begleitet sind. Verletzungen der Venen spielen dagegen keine Rolle. Häufige Ursache einer neurovaskulären Verletzung im Ellbogenbereich ist die traumatisch verursachte Dislokation des Gelenkes, wobei die meist geschlossene, gelegentlich auch offene hintere Verrenkung des Ellbogens proportional die weitaus größte Bedeutung hat. Luxationen des Ellbogens sind nicht selten und werden zahlenmäßig nur noch von denjenigen des Schultergelenkes übertroffen.

In der überwiegenden Zahl (80–90%) [15] aller Verrenkungen des Ellbogens handelt es sich um eine hintere oder posterolaterale Dislokation, bei den übrigen um eine vordere Dislokation. Auf den Mechanismus des vaskulären Traumas wird weiter unten eingegangen. Ganz ähnlich wie die hintere Luxation kann sich die suprakondyläre Humerusfraktur bezüglich der Gefäßverletzung auswirken. Bei dieser wird das distale kondyläre Humerusfragment nach hinten disloziert, analog dem Olekranon und dem Radiuskopf bei einer hinteren Luxation, während das proximale lange Fragment (des Humerusschaftes) vorne mit messerscharfen Fragmentspickel die A. brachialis bzw. cubitalis drosseln, quetschen oder gar durchtrennen kann (Abb. 12.1). Dabei kann es zu Anlagerungsthromben der distalen Strombahn kommen, die periphere Durchblutungsstörungen zur Folge haben. Dieser Mechanismus kommt am ehesten beim Typ III der suprakondylären Humerusfrakturen vor.

Schließlich können auch gelenknahe Frakturen im proximalen Vorderarmdrittel schwere neurovaskuläre Verletzungen verursachen wie z. B. die Monteggia-Fraktur, die in Abb. 12.12 und 12.13 dargestellt wird.

Abb. 12.1. Schematische Darstellung einer suprakondylären Humerusfraktur. Der **Pfeil** zeigt auf die A. brachialis bzw. cubitalis, die durch Fragmente des nach vorne dislozierten Humerusschaftes in verschiedenem Maße verletzt werden kann. Im Schema sind auch die Vorderarmarterien sowie eine A. recurrens dargestellt

Abb. 12.2. Schematische Darstellung der Kollateralisierungsmöglichkeiten bei isoliertem Verschluß der A. cubitalis

Häufigkeit vaskulärer Verletzungen

Die Häufigkeit arterieller Verletzungen im Ellbogenbereich ist nicht leicht zu erfassen, da wegen des erwähnten, gut entwickelten Kollateralkreislaufes umschriebene Verschlüsse der A. cubitalis unbeachtet bleiben können, solange der Kollateralkreislauf nicht gestört wird, wobei Sensibilität und Motorik der Hand erhalten und sogar die peripheren Pulse tastbar bleiben. Abbildung 12.2 stellt schematisch die Möglichkeiten eines Hilfskreislaufes dar, wobei besonders auf die A. recurrens radialis, die beiden Aa. recurrentes ulnares und die A. recurrens interossea sowie auf die A. collateralis ulnaris distalis hingewiesen sei.

12 Gefäßverletzungen im Ellbogenbereich 227

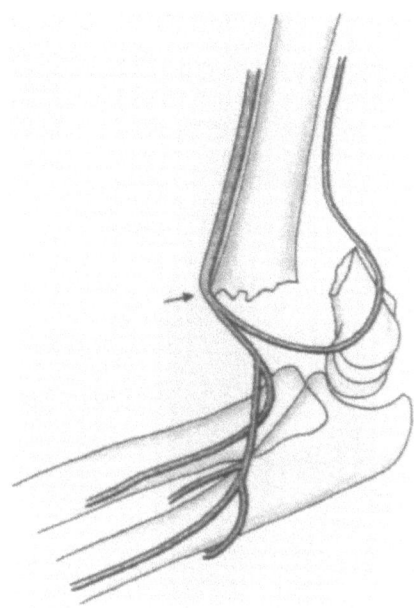

Abb. 12.1

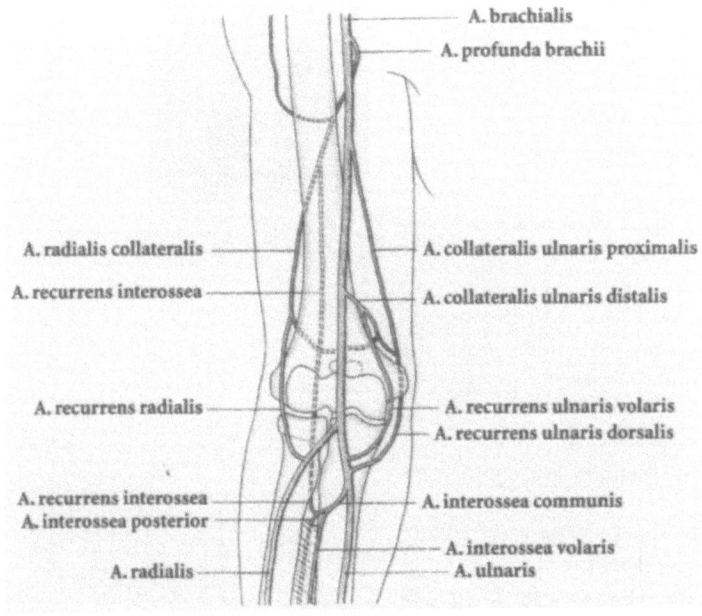

Abb. 12.2

Das Beispiel eines ganz umschriebenen Verschlusses der A. cubitalis ist in Abb. 12.3 dargestellt. Hier handelt es sich um eine Heugabelstichverletzung in der Ellbeuge ohne umgebende Weichteilschwellung. Die peripheren Pulse waren vorhanden, doch wurde aufgrund der Lage des Einstiches vermutet, daß die A. cubitalis verletzt sein könnte, weshalb eine Angiographie durchgeführt wurde. Die simultane Kontrastmitteldarstellung aller Gefäßabschnitte sowohl oberhalb wie unterhalb des kurzen Verschlußsegmentes, d. h. die fehlende Verzögerung der Kontrastmitteldarstellung peripherer Gefäßabschnitte, beweist die vollkommene Kompetenz des vikariierenden Kollateralkreislaufes! Solche Mechanismen (d.h. das sofortige Einspringen eines suffizienten Kollateralkreislaufes) können auch bei Luxationen der Ellbeuge funktionieren, weshalb insbesondere bei der geschlossenen Variante mit einer Dunkelziffer von Gefäßverletzungen gerechnet werden muß, die nicht registriert werden. Grundsätzlich kann also eine zirkumskripte Verletzung der A. cubitalis ohne vitale Bedrohung der Gliedmaße toleriert werden, solange der Kollateralkreislauf unversehrt bleibt bzw. weitgehend intakt ist. Bei gleichzeitigem Weichteilschaden mit Zerreißung von Kollateralgefäßen oder Kompression derselben durch eine massive Weichteilschwellung im Bereich der Ellbeuge und im proximalen Vorderarmdrittel kann der Kollateralkreislauf hingegen ausgeschaltet sein. Ähnliche Verhältnisse kennen wir auch bei traumatischen Verletzungen der A. poplitea in der Kniekehle, wo die vitale Bedrohung allerdings generell ernsthafter ist.

In einer prospektiven Studie [4] fand man bei 8 von 62 Patienten mit geschlossener oder offener Dislokation mit oder ohne assoziierter Vorderarmfraktur eine arterielle Verletzung (= 13%), wobei in der multivariaten Analyse der fehlende Radialispuls der dominante Unterscheidungsfaktor war, in zweiter Linie eine offene Verletzung. Linscheid u. Wheeler [9] fanden 1965 bei 110 Patienten einen Anteil von 5,4% Gefäßverletzungen bei geschlossenen Luxationen des Ellbogens, Goldmann u. Schaumburg [5] einen solchen von 8,6% (2/23 Patienten). Ein fehlender Radialispuls bei Luxation des Ellbogens kann in einem beträchtlichen Prozentsatz von Fällen nach Reposition wiederauftreten, weshalb von Shaw et al. [16] empfohlen wird, die Angiographie erst nach der Reposition durchzuführen. Da gerade aus diesem Grund eine namhafte Schar von Autoren eine Politik des „wait and see" vertritt [7, 8, 16], wird klar, weshalb arterielle Verletzungen im Ellbogenbereich wahrscheinlich häufiger vorkommen als allgemein angenommen.

Bei einer retrospektiven Analyse von 569 stumpfen paraartikulären Verletzungen mit Dislokation und/oder Fraktur im Ellbogen und Kniegelenkbereich über eine 4-Jahresperiode fanden Bunt et al. [2] eine konkomitierende Gefäßverletzung bei (nur) 1,5%, die in allen Fällen ohne Angiogramm oder gefäßchirurgische Konsultation hatten erfaßt werden können! Die Autoren, die ihre Zahlen mit denjenigen der „Vascular Registry" verglichen hatten, wollten damit zeigen, daß in der Traumatologie des peripheren Bewegungsapparates keine anatomische Region für vaskuläre Verletzungen in besonderem Maße prädestiniert oder anfällig sei. Diese retrospektive Studie schließt allerdings nicht aus, daß Gefäßverletzungen im Ellbogenbereich aus den bereits erwähnten Gründen durchaus hätten übersehen werden können. Auch wissen erfahrene Gefäßtraumatologen, daß radiologisch kaum wahrnehmbare Intimaläsionen in der Folge zum vollständigen Verschluß oder wegen Wandschwächung sekundär zu einem Aneurysma spurium Anlaß geben können (s. Abb. 12.14) [2]. Aufgrund

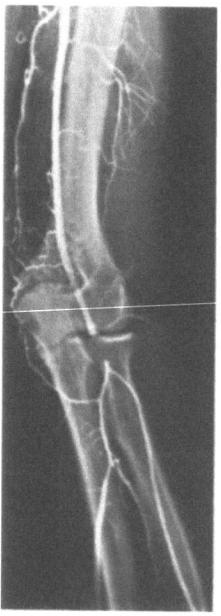

Abb. 12.3. Zirkumskripter Verschluß der A. cubitalis durch Heugabelstichverletzung. Keine Weichteilschwellung, deshalb ungestörte Überbrückung des Verschlusses durch Kollateralgefäße, erkennbar an der simultanen Kontrastmitteldarstellung der Gefäße ober- und unterhalb des Verschlußsegmentes

Abb. 12.3

des letzten Rückblickes auf die Literatur von Seidmann u. Koemer [15], die im Zeitraum zwischen 1900 und 1995 nur 22 Fälle von Ruptur der A. cubitalis bei geschlossener Ellbogenluxation registrierten, scheint die Assoziation Arterienverletzung bei geschlossener Ellbogenluxation ein eher seltenes Ereignis zu sein. Diese Aussage verliert aber etwas an Glaubwürdigkeit, wenn man feststellt, daß die erwähnten Autoren die Sammelstatistik von Endean et al. [4] und die Fallberichte von Kharrazi et al. [8] (4 Fälle), Sadat [13], Al-Qattan et al. [1] (offene Luxation), Bunt et al. [2], Goldmann et al. [5], Shaw et al. [16], Schaefer u. Voight [14], Moneim u. Garst [12], Manouel et al. [10], Slowik et al. [17] und andere mehr entweder übersehen oder noch nicht kennen konnten, da sie erst später publiziert wurden. Aber auch viel frühere Publikationen (Eliason u. Brown 1937 [3], mit einer Sammelstatistik damals schon von 22 Fällen) sind nur teilberücksichtigt worden. Daraus resultiert, daß eine Beurteilung von Inzidenz und Prävalenz von Gefäßverletzungen im Ellbogenbereich nur annähernd geschätzt werden kann. Der jüngste Fall einer arteriellen Ruptur bei geschlossener hinterer Luxation der Ellbeuge betrifft einen 8jährigen Knaben [10].

Arterielle Verletzung bei geschlossener Ellbogenluxation

Die Gefäßverletzungen treten hier bei Hyperextension des Armes sowohl mit vorderer wie hinterer Luxation des Ellbogens auf, wobei die Luxation in der Regel durch den Versuch zustande kommt, einen Sturz mit nach hinten ausgestrecktem Arm und dorsal flektierter Hand aufzufangen. Entsprechende Stürze erfolgen etwa von einer Leiter, einem Baum, unter dem Einfluß von Alkohol (dabei allerdings ohne Schilderung des Unfallmechanismus), beim Schwingen [14] und neuerdings im Zeichen der Zeit auch einmal bei Sturz mit dem Snowboard [12] oder beim Online-skating. Die klinische Untersuchung von Ellbogenluxationen soll nicht nur den Angio- sondern auch den Neurostatus umfassen, da partielle Schädigungen des N. medianus vorliegen können. Im Angiostatus ist wie erwähnt das Tasten des Radialispulses am Handgelenk wichtigster Unterscheidungsparameter. Wegen der häufigen Fehlbeurteilung von getasteten Pulsen empfiehlt sich im Zweifelsfall der Gebrauch einer von Hand gehaltenen Dopplersonde zum sicheren Nachweis der Durchgängigkeit der A. radialis und ulnaris. Der Geübte wird anhand des akustischen Signals eine dikrote Pulswelle von einer eingipfligen Stoßwelle, die auf einen vorgeschalteten Verschluß oder eine Stenose rückschließen läßt, heraushören können, kann sich jedoch am besten durch eine pneumatische Verschlußdruckmessung mittels Dopplersonde absichern. Mitunter vermag erst die exakte Ausmessung auf eine eventuelle Intimaläsion („flap") oder einen Spasmus (Abb. 12.4) hinzuweisen, die zu einem Kältegefühl Anlaß geben können, wenn sie nicht entsprechend korrigiert werden.

Therapie der Wahl ist nicht die Ligatur der A. cubitalis und nur in Ausnahmefällen ein expektatives Verhalten, sondern der Ersatz des geschädigten Arteriensegmentes durch ein Saphena-magna-Interponat (s. Abb. 12.5 und 12.6). Die klassischen Zeichen des Ischämiesyndroms seien nochmals in Erinnerung gerufen: Schmerzen in der Hand, Blässe, Pulslosigkeit, Parästhesien und Paralyse (motorische Schwäche der Fingerbeweglichkeit). Autologes Venenmaterial ist insbesondere beim Jugendlichen in ausreichendem Maße vorhanden. Nach geglückter Rekonstruktion der Strombahn muß am Vorderarm v.a. volarseits (Abb. 12.7) aber auch auf der Streckseite, die Fasziotomie durchgeführt werden - vorrangig sogar, wenn das Ischämiesyndrom schon mehr als 3-4 Stunden angedauert hat und zuvor die klassischen Zeichen des vollständigen Ischämiesyndroms bestanden hatten - in jedem Fall aber, wenn der intrakompartimentale Druck 20 mmHg überschreitet.*

Abb. 12.4. Suprakondyläre Humerusfraktur mit Abschwächung der peripheren Pulse. Zustand nach Reposition der Fragmentdislokation und Fixation mittels gekreuzten Kirschner-Drähten. Das Angiogramm zeigt einen stellenweise fadenförmigen Spasmus der A. brachialis. Aufgrund des Verlaufs (Besserung der Dopplersignale am Handgelenk) wurde angenommen, daß es sich um den Ausdruck vermehrter Reaktivität der Arterie bei einem 7jährigen Knaben handeln dürfte

Abb. 12.5. Die A. cubitalis ist oft an derjenigen Stelle verletzt, an der die Arterie den Lacertus fibrosus unterkreuzt. Zur Revision der Arterie muß dieser entlang der **gestrichelten Linie** durchtrennt werden. Die Sehne des M. biceps verläuft hinter der Arterie und wird bei diesem Zugang nicht tangiert

Abb. 12.6. Schematische Darstellung des Ersatzes der geschädigten A. cubitalis durch ein End-zu-End interponiertes autologes Saphenainterponat nach Durchtrennung des Lacertus fibrosus

Abb. 12.7. Schematische Darstellung einer Fasziotomie auf der Volarseite des Vorderarmes. Das proximale Ende des Schnittes wird durch den Zugang zur Arterienrevision gebildet. Am distalen Ende ist auch das Lig. carpi volare zu durchtrennen. Die Vene in der Ellbeuge ist richtigerweise als durchtrennt und ligiert zu denken. Dorsal sind die Streckerlogen selbstverständlich ebenfalls durch Fasziotomie in gleicher Weise zu entlasten, wenn Verdacht auf ein drohendes Kompartmentsyndrom besteht

---

* Die Fälle 1 und 3 wurden mir von Herrn Dr. R. P. Meyer, Baden, zur Verfügung gestellt. Gefäßrekonstruktion durch Dr. Th. Huber.

12 Gefäßverletzungen im Ellbogenbereich 231

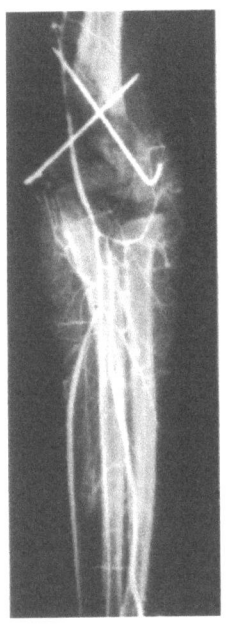

Abb. 12.4

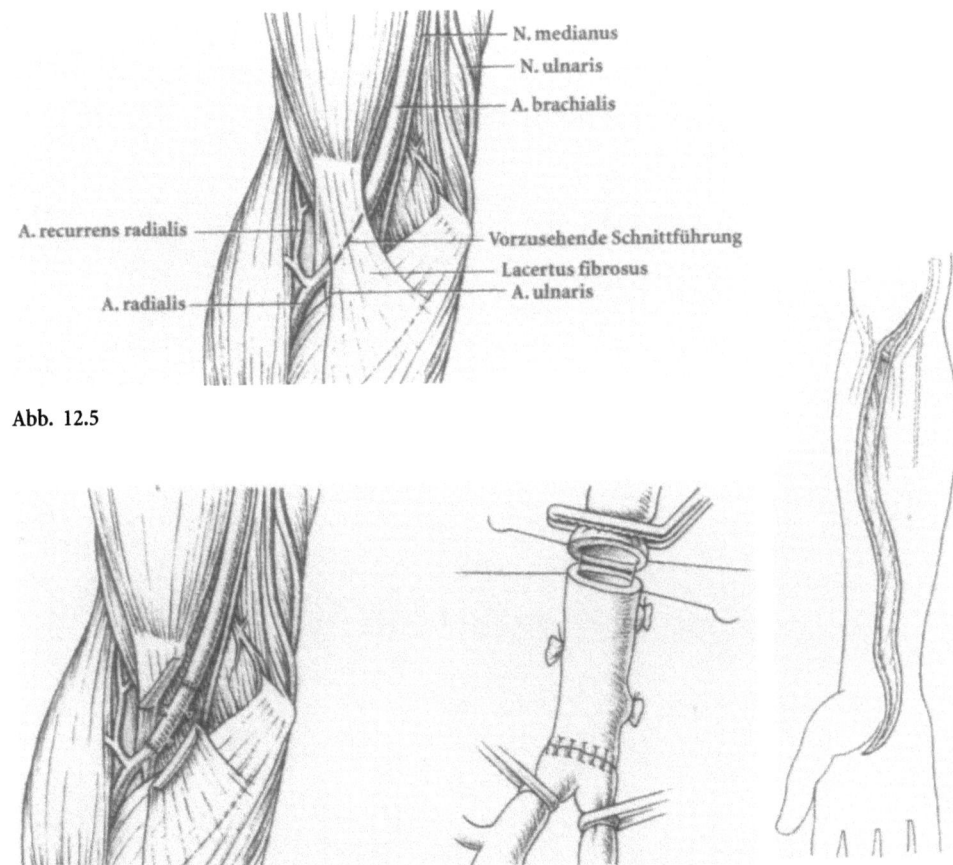

Abb. 12.5

Abb. 12.6 Abb. 12.7

Fall 1: Geschlossene hintere Ellbogenluxation mit vollständiger Zerreißung der A. cubitalis*

Problemstellung
Geschlossene hintere Ellbogenluxation mit vollständiger Zerreißung der A. cubitalis (Abb. 12.8).

Anamnese
Junger Mann, beim Skifahren gestürzt.

Klinik
Der Patient kam 24 h nach dem Unfallereignis mit Kältegefühl und sensomotorischen Störungen in der Hand ins Krankenhaus. Obwohl keine Dislokation mehr im Ellbogengelenk bestand, war aufgrund der vollkommenen Instabilität des Ellbogens nicht an der durchgemachten Luxation zu zweifeln.

Therapie
Die Stabilität im Gelenk wurde durch Naht der Kapsel und der Seitenbänder wiederhergestellt, während in der gleichen Sitzung das völlig entzweigerissene Gefäß an beiden Enden angefrischt und durch Interposition eines autologen Saphenatransplantates ersetzt wurde (s. Abb. 12.8).

Anmerkung
Man beachte das relativ weite Kaliber des zwischen den beiden Markern interponierten Saphenatransplantates.

Abb. 12.8. Angiogramm bei Status nach hinterer geschlossener Luxation des Ellbogens mit Arterienverletzung (nicht dargestellt). Ein gelenküberschreitendes Saphenainterponat, erkennbar an den schlecht sichtbaren Marken und der gut dargestellten Überweite, ist nach der Reposition bei fehlenden peripheren Pulsen und sensomotorischen Ausfällen eingesetzt worden

---

* Herrn Prof. Dr. Jon Largiadèr, Luzern, bin ich dafür dankbar, daß er mir die Röntgenaufnahmen der Fallbeispiele 2 und 4 zur Verfügung gestellt hat.

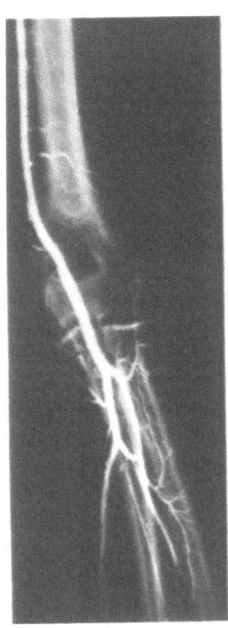

Abb. 12.8

Arterielle Verletzung bei offener Ellbogenluxation

Das Vorgehen in diesen Fällen ist geradlinig: die bestehende Weichteilverletzung muß in jedem Falle chirurgisch versorgt werden, wobei die Wundverhältnisse in der Regel derart sind, daß sich eine Inspektion der A. cubitalis und ebenso des N. medianus anbietet. Eine Gefäßrekonstruktion kann in gleicher Sitzung durchgeführt werden (Technik s. unten). Endean et al. [4] haben gezeigt, daß Gefäßverletzungen bei offenen Luxationen signifikant häufiger vorkommen als bei geschlossenen.

Arterielle Verletzung bei suprakondylärer Humerusfraktur

Die A. brachiocubitalis ist v. a. bei der suprakondylären Humerusfraktur vom Typ III gefährdet, da bei dieser Variante der Schutz des neurovaskulären Bündels durch den M. brachialis nicht genügt, um eine Verletzung durch einen Fragmentspickel zu verhindern.

Fall 2: Suprakondyläre Humerusfraktur mit vollständigem Verschluß der A. cubitalis*

Problemstellung
30jähriger Mann mit suprakondylärer Humerusfraktur (Abb. 12.9).

Klinik
Die Hand des Patienten war kühl und pulslos, außerdem bestanden sensomotorische Ausfälle im Bereich des Zeige- und Mittelfingers als wahrscheinlicher Ausdruck einer Mitbeteiligung des N. medianus.

Therapie
Nach gekreuzter Kirschner-Drahtspickung des reponierten Humerusfragmentes waren die zirkulatorischen Verhältnisse mit fehlenden Pulsen weiterhin prekär. Deshalb erfolgte eine angiographische Untersuchung (Abb. 12.10), die einen vollständigen Verschluß der A. cubitalis bzw. brachialis proximal der Aufteilung zu den Vorderarmarterien offenbarte.

Ergebnis
Nach Entfernung der Kirschner-Drähte wurde eine angiographische Spätkontrolle durchgeführt (Abb. 12.11). Deutlich sind die beiden Enden des Saphenatransplantates (markiert!) zu erkennen.

Abb. 12.9. Suprakondyläre Humerusfraktur mit großer Weichteilschwellung, die in diesem Falle von Verletzung der A. cubitalis die Kollateralisierungsmöglichkeiten beeinträchtigt hat

Abb. 12.10. Angiogramm der A. brachialis nach Reposition und Kirschner-Drahtspickung des suprakondylären Fragmentes. Dieses hatte die A. brachiocubitalis zerrissen und den erkennbaren Kontrastmittelstop veranlaßt

Abb. 12.11. Detailaufnahme eines Angiogramms mit Saphenainterponat zwischen den angebrachten Marken

---

* Herrn Prof. Dr. Jon Largiadèr, Luzern, bin ich dafür dankbar, daß er mir die Röntgenaufnahmen der Fallbeispiele 2 und 4 zur Verfügung gestellt hat.

12 Gefäßverletzungen im Ellbogenbereich

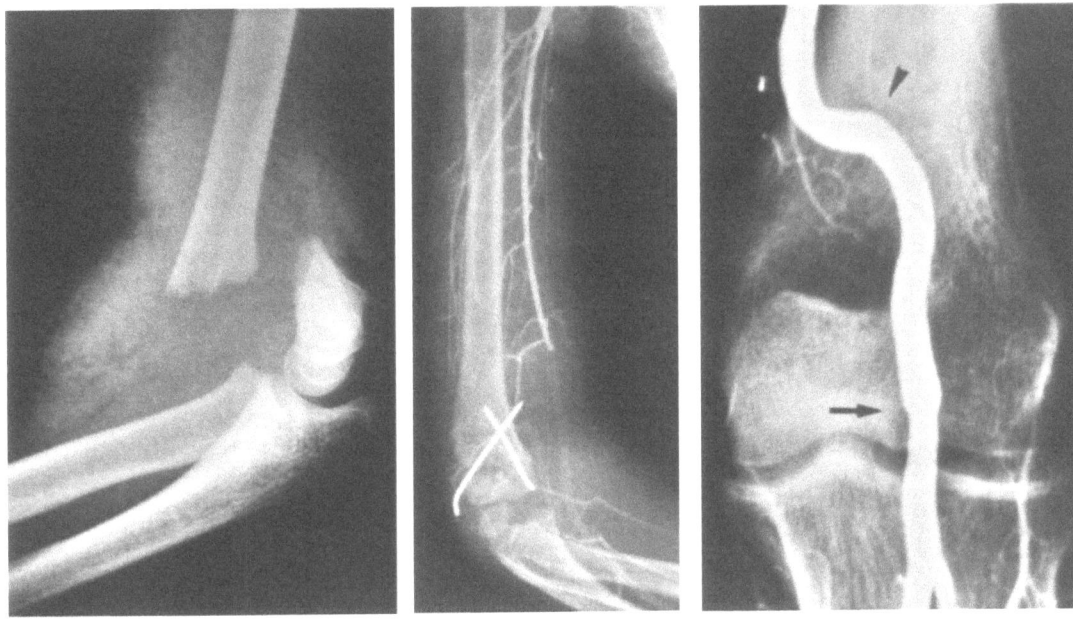

Abb. 12.9　　　　　Abb. 12.10　　　　　Abb. 12.11

Ruptur der A. cubitalis bei assoziierter proximaler Vorderarmfraktur

Fall 3: Ruptur der A. cubitalis bei Monteggia-Fraktur

Problemstellung
Monteggia-Fraktur.

Anamnese
18jähriger Mann stürzte beim Überklettern eines Zaunes zu Boden.

Klinik
Der Patient kam mit einer massiven Weichteilschwellung im Vorderarm, völliger Instabilität im Bereich der Ellbeuge, peripherer Pulslosigkeit und diffuser sensomotorischer Medianusparese der betreffenden Hand ins Krankenhaus.

Therapie
Nach der blutigen Reposition und Fixation beider Vorderarmknochen mittels Plattenosteosynthese (Abb. 12.13) war die Hand weiterhin blaß, kühl und pulslos, so daß von einem zusätzlichen volaren s-förmigen Zugang her die A. cubitalis freigelegt wurde. Sie war vollständig durchtrennt; nach Anfrischen der beiden ausgefransten Enden der Arterie betrug die Fehldistanz 4 cm, was durch ein autologes Veneninterponat aus der V. saphena magna überbrückt wurde. Nach Freigabe der Zirkulation kam es zu einer Zunahme der prallen Weichteilschwellung, weshalb eine ausgiebige Fasziotomie folgte. Unter Hochlagerung kam es zur Abschwellung des Arms, so daß die Entlastungsschnitte nach kurzer Zeit primär verschlossen werden konnten.

Ergebnis
Die sensomotorischen Störungen im Medianusbereich bildeten sich in der Folge langsam zurück. Heute hat der Patient keine Einschränkung der aktiven Beweglichkeit und keine sensomotorischen Ausfälle mehr. Die periphere Durchblutung ist normal.

Abb. 12.12. Monteggia-Fraktur mit außergewöhnlicher Dislokation des Radius. Die vollständig zerrissene A. cubitalis wurde nach Plattenosteosynthese durch Saphenainterponat ersetzt

Abb. 12.13. Gleicher Fall wie in Abb. 12.12. Bei ausgeprägtem oder vollständigem Ischämiesyndrom hätte die Arterienrekonstruktion Priorität vor der Osteosynthese gehabt

12 Gefäßverletzungen im Ellbogenbereich 237

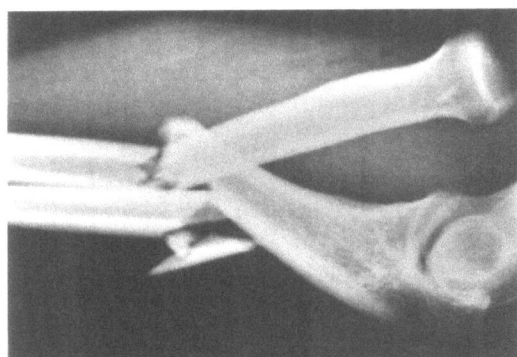

Abb. 12.12

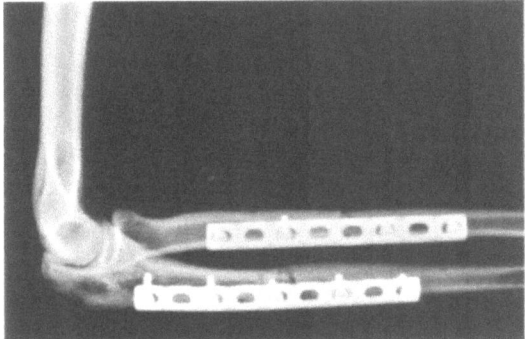

Abb. 12.13

Falsches Aneurysma nach Ellbogenluxation

Fall 4: Falsches Aneurysma nach geschlossener Ellbogenluxation

Problemstellung
25jähriger Mann mit geschlossener Luxation im Ellbogen.

Klinik
Nach erfolgreicher unblutiger Reposition fiel eine namhafte Weichteilschwellung auf, die zunächst als traumatisches Weichteilhämatom interpretiert wurde. Die Schwellung nahm jedoch in der Folge zu, und es traten Zeichen eines unvollständigen Ischämiesyndroms hinzu. Als die Schwellung schließlich in ihrer ganzen Ausdehnung pulsierte, war die Indikation zum Angiogramm (Abb. 12.14) gegeben, bei der ein großes Aneurysma spurium gefunden wurde.

Therapie
Es stellte sich dabei ein großes Aneurysma spurium dar, das operativ durch Ausräumung des Hämatoms und Naht des Gefäßlecks erfolgreich behandelt werden konnte.

Abb. 12.14. Faustgroßes Aneurysma spurium nach geschlossener Ellbogenluxation. Die A. cubitalis ist im Bereich ihrer Teilung leck und verursacht einen Kontrastmittelsee, der nur den distalen Pol des Aneurysmas markiert. Dieses reicht proximal bis zum Kondylenoberrand. Darstellung eines kräftig entwickelten Kollateralgefäßes

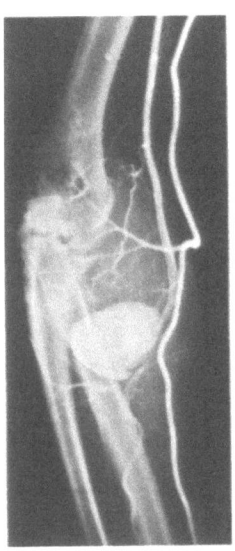

Abb. 12.14

Zusammenfassender Katalog der Maßnahmen bei Verdacht auf Gefäßverletzung im Ellbogenbereich

Klinische und apparative Beurteilung

In einer Studie von Endean et al. [4] zeigt die univariate Analyse in einem konsekutiven Krankengut von 63 Ellbogenverletzungen, daß ein fehlender Radialispuls, eine offene Verletzung oder systemische Begleitverletzungen (Kopf, Thorax, Abdomen) signifikant gehäuft mit arterieller Verletzung einhergehen. In der multivariaten Analyse ist es der *fehlende Radialispuls*, der als dominanter Unterscheidungsfaktor identifiziert worden ist. Es empfiehlt sich, nicht zuletzt aus rechtlichen Gründen und wie bereits erwähnt, mittels Doppler-Sonde eine Kurve des Radialispulses am Handgelenk aufzuzeichnen.

Die klinischen Zeichen eines kompletten Ischämiesyndroms (eher selten) müssen ausgeschlossen werden. Die 5 P (pain, pallor, pulselessness, paraesthesia, paralysis) sind als Ausdruck des vollständigen Ischämiesyndroms in Erinnerung zu behalten. Gleichzeitig sollte ein *Neurostatus* erhoben werden. Am ehesten ist – besonderes bei hinterer Ellbogenluxation – mit einer Medianusschädigung zu rechnen: Hyposensibilität im Bereich des Zeige- und des Mittelfingers, Beugeschwäche des Daumen- und des Zeigefingerendgliedes. Bei einfachen Luxationen im Ellbogen kann aber auch der N. ulnaris allein betroffen sein [6].

Reihenfolge der therapeutischen Maßnahmen (6 Schritte)

1. Trotz in der Regel erheblicher Weichteilschwellung im proximalen Vorderarmdrittel mit Kompromittierung des Kollateralkreislaufes ist die Vitalität der Hand nur in wenigen Fällen bedroht. Als 1. Maßnahme ist deshalb die *Reposition* im Ellbogen absolut gerechtfertigt, da in der Mehrzahl der Fälle eine Verbesserung der peripheren arteriellen Durchblutung eintritt, meist mit Rückkehr eines zuvor fehlenden Radialispulses und eventueller sensomotorischer Ausfälle. Messung des peripheren Verschlußdrucks am Handgelenk mittels Doppler-Sonographie!
2. Wenn auch nach der Reposition der Radialispuls abgeschwächt (Doppler-Sonographie) oder fehlend ist und sogar Ischämiezeichen vorliegen, sollte es möglich sein, innerhalb einer halben Stunde ein *Katheterangiogramm* oder wenn kein Nierenschaden vorliegt – eine intravenöse digitale Subtraktionsangiographie des betreffenden Armes zu beschaffen. Bei Nachweis einer arteriellen Gefäßläsion hat die Revision (s. Abb. 12.5 und 12.6) in aller Regel mit Saphena-magna-Interponat zu erfolgen.
3. *Saphenainterponat.* Wenn dieses Zeitlimit nicht eingehalten werden kann, ist es besser, die A. cubitalis in der Ellbeugemitte von einem s-förmig geschwungenen Längsschnitt aus unter Durchtrennung des Lacertus fibrosus (s. Abb. 12.5 und 12.6) ohne weitere Abklärung *freizulegen*. Das Schadensausmaß wird durch übersichtliche Darstellung der Arterie und ihrer Verzweigungen (A. radialis und ulnaris) beurteilt und danach aus der vorbereiteten proximalen Oberschenkelinnenseite ein 5–7 cm langes Segment der V. saphena magna entnommen, das nach exakter Anfrischung der Arterienenden in passender Länge zur spannungslosen Überbrückung des entstandenen Defektes zwischen diesen durch Anastomosierung

mit 5 oder 6×0 atraumatischem, nichtresorbierbarem, monofilamentösem Faden interponiert wird. Dieser Eingriff ist durch den ausgebildeten Gefäßchirurgen durchzuführen, der den Zufluß von proximal und den Rückfluß von distal kontrollieren muß und notfalls durch vorsichtigen Gebrauch der Ballonsonde einen Appositionsthrombus aus der A. radialis oder ulnaris hervorholen wird, falls dieser nicht spontan ausgeschwemmt wird. Dabei gelangt in der Regel regional etwas Heparinlösung (1–3.000 IE) zur Anwendung.

4. Es folgt die offene *Fasziotomie* (s. Abb. 12.7), bei der die Beugerloge durch eine geschwungene Längsinzision in Vorderarmmitte bis über das Lig. carpi volare hinaus gespalten wird, während auf der Streckseite ein Längsschnitt die Streckerloge befreit.
5. Danach wird der durch eine hintere Gipsschiene in Rechtwinkelstellung immobilisierte *Arm hochgelagert*. Die anfänglich starke Weichteilschwellung wird abnehmen, so daß innerhalb von 10 Tagen der primäre Verschluß der Haut über den Fasziotomien möglich ist.
6. Eine *Kontrollangiographie* ist nicht nötig, sofern die peripheren Doppler-Verschlußdruckwerte im Normbereich und am Handgelenk die Pulse von A. radialis und ulnaris einwandfrei tastbar sind, im Zweifelsfall kann sie jedoch zwecks Qualitätskontrolle ratsam sein.

Zusammenfassung

Mit einer arteriellen Gefäßverletzung ist in 5–10 % der geschlossenen Ellbogenluxationen zu rechnen; ebenso häufig sind Gefäßverletzungen bei gelenknahen Frakturen, während bei offenen Verletzungen der Anteil arterieller Mitverletzung größer ist (bis 20 %). Offene Verletzungen der Arterien sind leichter zu erkennen, da sie im Rahmen der notwendigen Wundversorgung kaum zu übersehen sind. Verletzungen der Venen in der Ellbeuge sind bedeutungslos. Eine Rekonstruktion ist überflüssig, venöse Blutungen werden mittels Ligatur behandelt. Eine direkte Naht durchtrennter bzw. kontusionierter Arterien sollte unterbleiben. Das Schadensausmaß des traumatisierten Gefäßes ist in aller Regel derart, daß nach gründlichem Débridement ein gut 5 cm langer Defekt entsteht, der nur durch Interposition eines autologen Venentransplantates mittels End-zu-End-Naht zuverlässig, d. h. ohne Gefahr eines Nahtinfekts oder eines Anastomosenlecks zu überbrücken ist.

Bei Zweifeln bezüglich der peripheren arteriellen Durchblutung ist die Untersuchung der Arterien am Handgelenk mittels Doppler-Sonographie unerläßlich. Die klinischen Zeichen eines partiellen oder vollständigen Ischämiesyndroms (die 5 P!) müssen allen Traumatologen bekannt sein. Das Angiogramm liefert den härtesten Nachweis einer arteriellen Mitverletzung bei Ellbogentraumen. Neben vollständigen Kontrastmittelabbrüchen kommen auch Spasmen oder kleinere Intimaverletzungen vor, die sekundär zu einem thrombotischen Verschluß oder einem falschen Aneurysma Anlaß geben können, weshalb selbst kleine Arterienverletzungen revidiert werden sollten.

Nach verzögerter Arterienrekonstruktion ist bei klinischen Ischämiezeichen die vordere und hintere Fasziotomie nicht zu unterlassen.

Literatur

1. Al-Qattan MM, Zuker RM, Weinberg MJ, McKee N, McCall J (1994) The use of a shunting catheter for a ruptured brachial artery. *J Hand Surg* 6: 788-790
2. Bunt TJ, Malone JM, Moody M, Davidson D, Karpman R (1990) Frequency of vascular trauma with blunt trauma-induced extremity injury. *Surg* 160: 226-228
3. Eliason EL, Brown RB (1937) Posterior dislocation at the elbow with rupture of the radial and ulnar arteries. *Ann Surg* 106: 1111-1115
4. Endean ED, Veldenz HC, Schwarz TH, Hyde GL (1992) Recognition of arterial injury in elbow dislocation. *J Vasc Surg* 16: 402-406
5. Goldman MH, Kent S, Schaumburg E (1987) Brachial artery injuries associated with posterior elbow dislocation. *Surg Gynecol Obstet* 164(2): 95-97
6. Grimer RJ, Brooks S (1985) Brachial artery damage accompanying closed posterior dislocation of the elbow. J Bone Joint Surg 67: 378-381
7. Karlsson J, Thorsteinsson T, Thorleifsson R, Amason H (1986) Entrapment of the median nerve and brachial artery after supracondylar fractures of the humerus in children. *Arch Orthop Trauma Surg* 104: 389-391
8. Kharrazi FD, Rodgers WB, Maters PM, Koris J (1995) Dislocation of the elbow complicated by arterial injury. *Am J Orthop Suppl* 1: 11-15
9. Linscheid RL, Wheeler DK (1965) Elbow dislocations. *JAMA* 194: 1171-1176
10. Manouel M, Minkowitz B, Shimotsu G, HaQ 1, Feliccia J (1993) Brachial artery laceration with closed posterior dislocation in an eight year old. *Clin Orthop Relat Res* 296: 109-112
11. Moneim MS, Garst JR (1985) Vascular injuries associated with elbow fractures and dislocations of the elbow. *J Bone Joint Surg* 67: 378
12. Moneim MS, Garst JR (1995) Vascular injuries associated with elbow fractures and dislocations. *Int Angiol* 14: 307-12
13. Sadat-Ali M (1990) Brachial artery injury in closed elbow dislocation; case report and review of the literature. *Arch Orthop Trauma Surg* 109: 288-290
14. Schaefer WW, Voight SJ (1993) Rupture of the brachial artery from closed posterior dislocation of the elbow in a wrestler. *Orthopedics* 7: 820-822
15. Seidman GD, Koemer PA (1995) Brachial artery rupture associated with closed posterior elbow dislocation; a case report and review of the literature. *Trauma Inj Infect Crit Care* 38(2): 318-321
16. Shaw BA, Kasser JR, Emans JB, Rand FF (1990) Management of vascular injuries in displaced supracondylar humerus fractures without arteriography. *J Orthop Trauma* 4: 25-29
17. Slowik GM, Fitzimmons M, Rayhack JM (1993) Closed elbow dislocation and brachial artery damage. *J Orthop Trauma* 7: 558-561

13 Neurologische Aspekte bei Ellbogenläsionen

M. MUMENTHALER

Einleitung

Neurologische Ausfälle finden sich aus folgenden Gründen häufig bei Ellbogenverletzungen:

- Die 3 Hauptnerven der oberen Extremitäten ziehen in enger anatomischer Beziehung zum Ellbogengelenk zum Vorderarm und können hier sowohl unmittelbar bei Ellbogenläsionen mitbetroffen sein als auch mit zeitlichem Verzug später pathologische Veränderungen aufweisen.
- Einige Hautäste ziehen ebenfalls am Ellbogen vorbei nach distal.
- Schließlich kann eine Beeinträchtigung der A. cubitalis, besonders bei suprakondylären Frakturen eine ischämische Läsion volarer Vorderarmbeuger zur Folge haben und damit auch zu neurologischen Ausfällen führen.

Es sei kurz an die **anatomischen Beziehungen der Armnerven zur Ellbogenregion** erinnert. Hierbei stützen wir uns weitgehend auf die Ausführungen in einer eigenen Monographie [10].

Auf der Beugeseite liegt der **N. radialis** (Abb. 13.1) zusammen mit der A. collateralis radialis zwischen dem lateralen Rand des M. brachialis und dem M. brachioradialis und gelangt so in die Fossa cubitalis. Der N. cutaneus antebrachii posterior, der noch innerhalb des Sulcus nervi radialis den Stamm verläßt, durchbohrt das Septum intermusculare brachii laterale ebenfalls, liegt aber dann lateral dem M. brachioradialis auf und dringt noch oberhalb des Epicondylus lateralis durch die Faszie. Er verzweigt sich in der Haut der Streckseite bis gegen das Handgelenk.

In der Fossa cubitalis, etwas proximal von dem Gelenkspalt, innerviert der N. radialis den M. brachioradialis, den M. extensor carpi radialis longus und den M. extensor carpi radialis brevis. Vereinzelt gehen auch Äste an den M. brachialis ab. Oberhalb des Radiusköpfchens teilt sich der Nerv in seine Endäste, den sensiblen R. superficialis und den motorischen R. profundus. Der R. superficialis setzt die Verlaufsrichtung des Stammes fort und liegt lateral von der A. radialis zunächst unter dem ventralen Rand des M. brachioradialis.

Der R. profundus kehrt aus der Fossa cubitalis auf die dorsale Seite des Unterarmes zurück, wo er die Streckmuskeln innerviert. Er zieht dabei spiralig um das proximale Ende des Radius, eingebettet in den M. supinator. Dieser Muskel entspringt am Epicondylus lateralis humeri, an der Gelenkkapsel und an der dorsalen Kante der Ulna. Als dünne Muskelplatte liegt er direkt dem Radius auf. Der N. radialis wird überall durch Muskelfasern vom Periost getrennt. Der Nerv kreuzt die Verlaufsrichtung der Muskelfasern, da sich beide spiralig, aber in entgegengesetztem Drehsinn, um den Radius schlingen. Der N. radialis liegt somit in einem muskulären Kanal, dessen Eingang und Ausgang sehnig umrandet sind. An diesen Stellen ist der Nerv relativ fest fixiert. Die bedeckende Muskellage erstreckt sich nicht über die ganze Länge des M. supinator, so daß der N. radialis nur auf einer Strecke von 3-4 cm intramuskulär liegt. Noch vor Eintritt in den Kanal gehen die Muskeläste für den M. supinator ab. Nach dem Austritt teilt er sich auf in die Äste für die 3 recht oberflächlich gelegenen Mm. extensor carpi ulnaris, extensor digiti minimi und extensor digitorum.

Abb. 13.1. N. radialis (C5-C8) [10, 13]

13 Neurologische Aspekte bei Ellbogenläsionen

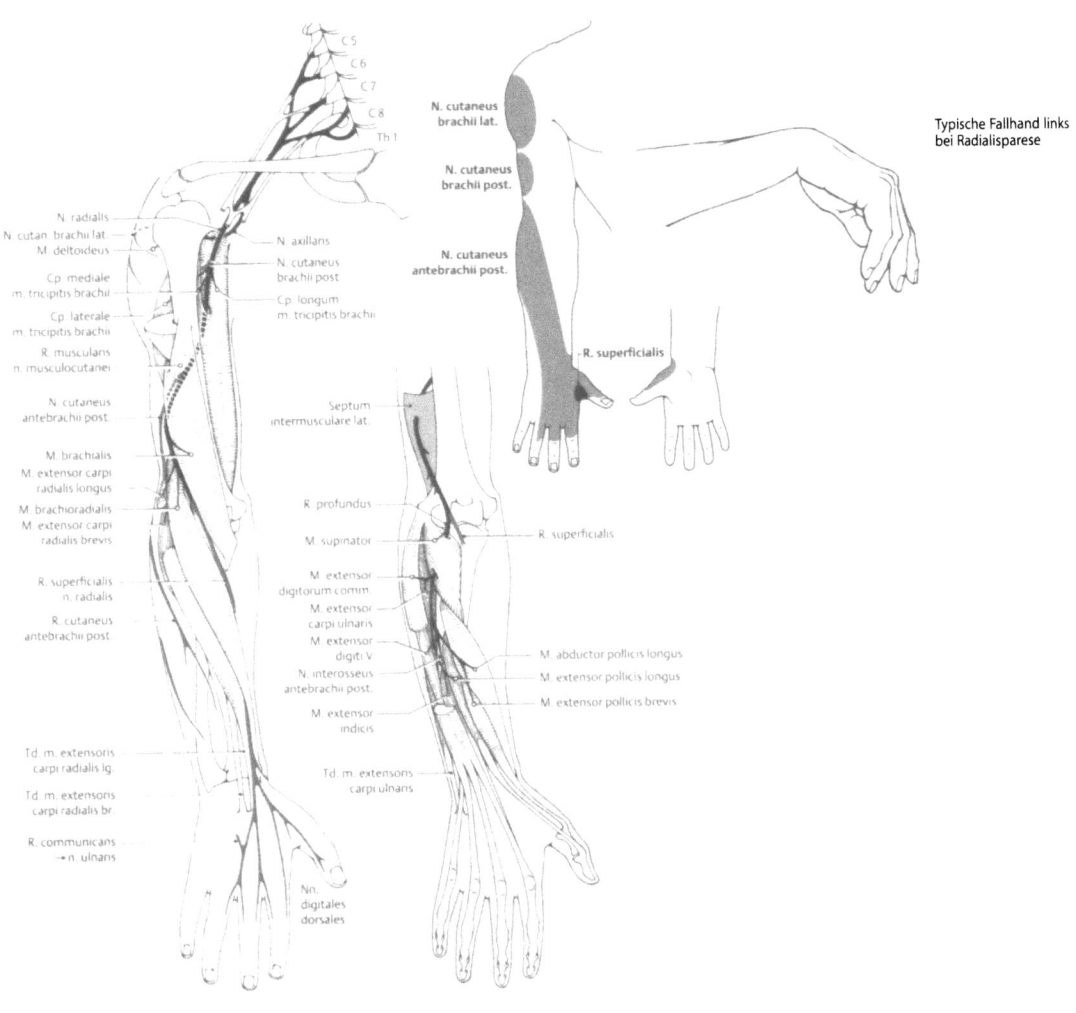

Abb. 13.1

Mit den Armgefäßen gelangt der **N. medianus** (Abb. 13.2) am Oberarm in den Sulcus bicipitalis medialis und rückt im weiteren Verlauf gegen die Ellbeuge zu an die mediale Seite der A. brachialis. Dorsal liegt er dem Septum intermusculare brachii mediale und dem davon entspringenden M. brachialis auf. In seltenen Fällen enthält das Septum intermusculare brachii mediale einen Knochensporn, den Processus supracondylaris humeri (s. Abb. 13.2). In der Ellbeuge verstärkt ein von der Bizepssehne nach medial abzweigender Faserzug die Faszie (Aponeurosis musculi bicipitis brachii oder Lacertus fibrosus). Diese Sehnenschlaufe fixiert bei stark gebeugtem Ellogen die Gefäße und Nerven gegen die Unterlage. Unter dem Lacertus fibrosus gibt der N. medianus Äste zu einer Reihe von Vorderarmmuskeln ab (M. pronator teres, M. flexor carpi radialis, M. palmaris longus, M. flexor digitorum superficialis). Der Stamm des Nervs verläßt die Ellbeuge, indem er zwischen den beiden Köpfen des M. pronator teres in die Tiefe tritt (s. Abb. 13.2). Diese entspringen am Epicondylus medialis humeri (Caput humerale) und am Processus coronoideus der Ulna (Caput ulnare). Das Caput ulnare ist oft schmächtig, trennt aber den Nerv von der lateralen und etwas tiefergelegenen A. ulnaris. Der N. medianus und die Gefäße werden durch den M. brachialis gegen das Ellbogengelenk abgepolstert. Dies verhindert in den meisten Fällen eine direkte Nervenverletzung bei Frakturen des Ellbogens.

Durch den M. pronator teres gelangt der N. medianus unter die Ursprungssehne des M. flexor digitorum superficialis. An der Unterseite des oberflächlichen Fingerbeugers, aber in dessen Faszienhülle eingeschlossen, zieht er in der Medianlinie des Vorderarmes distalwärts. Distal vom M. pronator teres gibt er den N. interosseus anterior ab, der auf der Membrana interossea eingebettet zwischen dem M. flexor pollicis longus und dem M. flexor digitorum profundus bis zum M. pronator quadratus reicht. Er innerviert die genannten Muskeln mit Ausnahme der beiden ulnaren Bäuche des M. flexor digitorum profundus für die Finger IV und V, die vom N. ulnaris versorgt werden. Feine Äste gehen auch an die Unterarmknochen und an das Handgelenk.

Abb. 13.2. N. medianus (C5–Th1) [10, 13]

1 R. articularis,
2 R. zum M. pronator teres,
3 R. zum M. flexor pollicis longus,
4 R. zum M. flexor digitorum profundus,
5 Processus supracondylaris humeri,
6 M. pronator teres,
7 R. zum M. flexor carpi radialis,
8 R. zum M. palmaris longus,
9 R. zum M. flexor digitorum superficialis,
10 N. ulnaris,
11 R. zum M. flexor digitorum profundus,
12 N. interosseus anterior

13 Neurologische Aspekte bei Ellbogenläsionen 247

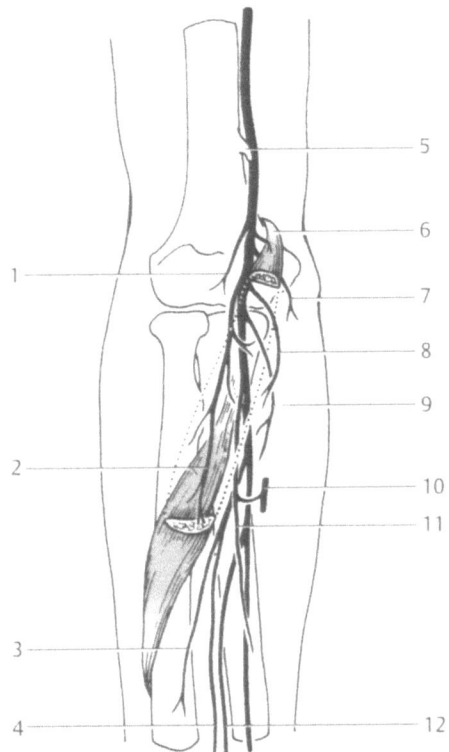

Abb. 13.2

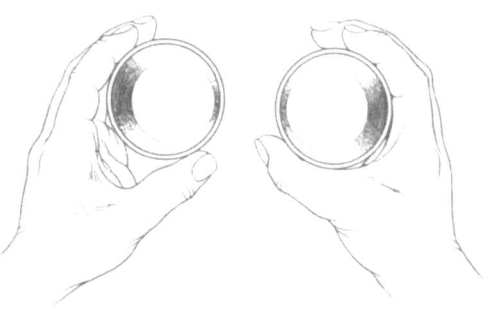

Positives Flaschenzeichen links

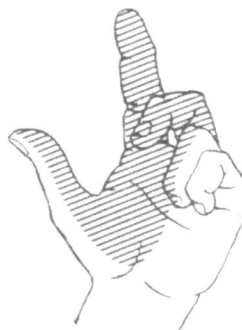

Schwurhand bei hoher Medianusparese
mit Thenaratrophie

Der **N. ulnaris** (Abb. 13.3) folgt der A. axillaris an ihrer medialen Fläche in den Sulcus bicipitalis medialis. Bereits in der Mitte des Oberarmes tritt er durch das Septum intermusculare mediale auf die Streckseite über. Zwischen dem Septum und dem medialen Trizepskopf erreicht er den auf der Dorsalseite des Epicondylus medialis humeri gelegenen Sulcus nervi ulnaris.

Der relativ exponierte Verlauf auf der Streckseite des Ellbogengelenkes ist mit einer Reihe von Hilfs- und Führungseinrichtungen versehen. Eine sehnige Verstärkung der Faszie verbindet den Epicondylus medialis humeri mit dem Olekranon (Lig. collaterale ulnare) [9]. Proximal steht dieser Bindegewebsstreifen insbesondere mit der Faszie des M. triceps in Beziehung und kann den N. ulnaris ein Stück weit nach proximal bedecken. Vom medialen Trizepskopf abgehende Sehnenfasern umfassen oft schlingenartig den Nerv. Gleichzeitig bildet dieses Ligament einen Sehnenbogen, der die beiden Ursprünge des M. flexor carpi ulnaris am Epicondylus medialis und am Olekranon in querer Richtung verbindet. Es entsteht dadurch manchmal ein eigentliches Lig. epicondyloolecranicum, welches selten durch Muskelfasern (M. epicondyloolecranicus) ersetzt wird. Unter dem Sehnenbogen tritt der N. ulnaris auf den Vorderarm über und kehrt, dem Verlauf seines Leitmuskels, dem M. flexor carpi ulnaris folgend, auf die Beugeseite zurück. Unmittelbar distal vom Ellbogengelenk gibt er die Äste zum M. flexor carpi ulnaris und zur ulnaren Portion des M. flexor digitorum profundus ab.

Abb. 13.3. N.ulnaris (C8-Th1) [10, 13]

Läsionen des N. radialis

Eine Läsion des N. radialis im Ellbogenbereich verursacht folgende **typische Lähmungsbilder:** Eine Schädigung im distalen Oberarmbereich am Ellbogen hat das Bild der Fallhand (s. Abb. 13.1) zur Folge. Weder das Handgelenk noch die Fingergrundgelenke können aktiv extendiert werden. Die Parese der Hand- und Fingerextensoren hat aber auch – wegen der ungenügenden Fixation des Handgelenkes – einen ungenügenden Faustschluß zur Folge. Bei längerdauerndem Vorliegen einer Fallhand kommt es am Handrücken oft zu einer teigig-ödematösen Schwellung, die sog. Gubler-Schwellung, deren Ursache allerdings nicht bekannt ist. Die Sensibilität ist über einer kleinen Zone an der Dorsalseite der Hand, über dem Spatium interosseus, zwischen Daumen und Zeigefinger gestört.

In manchen Fällen (s. unten) wird der N. radialis, proximal am Vorderarm an der Stelle lädiert, an der er durch den M. supinator hindurchtritt. Neben dem M. triceps und dem M. brachioradialis bleiben dann der M. extensor carpi radialis longus und der M. extensor carpi radialis brevis verschont. Da der sensible R. superficialis den Radialisstamm hier ebenfalls schon verlassen hat, tritt eine rein motorische Lähmung auf. Sie ist einerseits durch eine partielle Fallhand gekennzeichnet, andererseits durch ein leichtes Radialabweichen der Hand, da die intakten M. extensor carpi radialis brevis und M. extensor carpi radialis longus gegenüber dem paretischen M. extensor carpi ulnaris überwiegen. Die Finger können nicht gestreckt werden. Die Sensibilität ist wie gesagt intakt. Es handelt sich also um das Supinatorsyndrom.

Ursächlich führen Frakturen im Ellbogenbereich selten zu einer Radialisläsion, da der Nerv hier durch Muskeln gegenüber dem knöchernen Skelett gut gepolstert ist. Das oben beschriebene Supinatorsyndrom allerdings hat nicht selten traumatische Ursachen. In Frage

13 Neurologische Aspekte bei Ellbogenläsionen

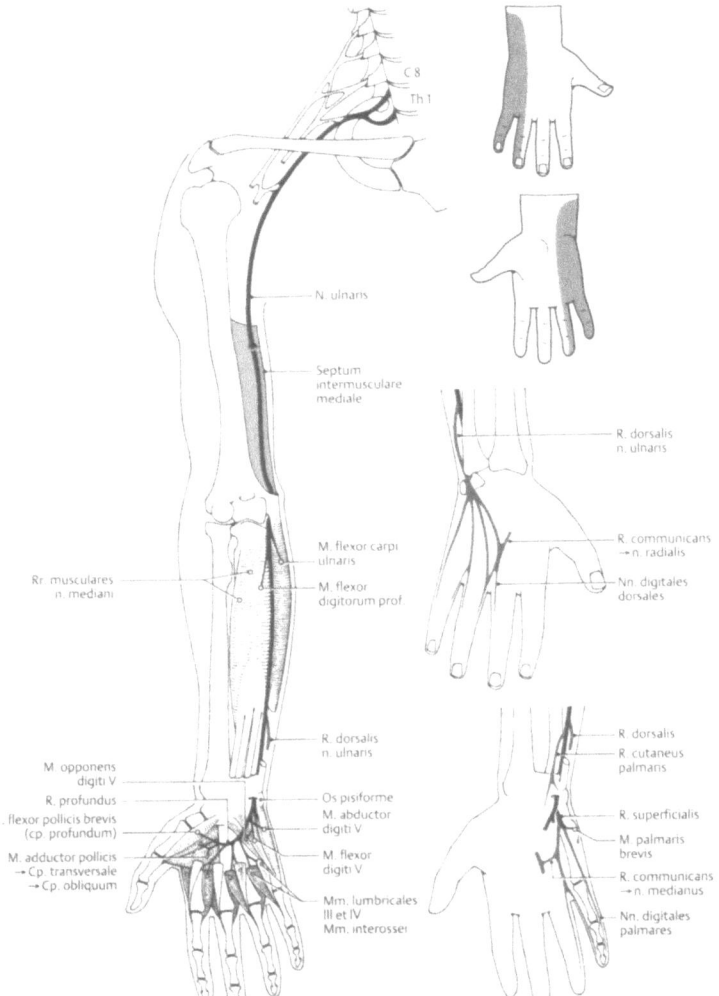

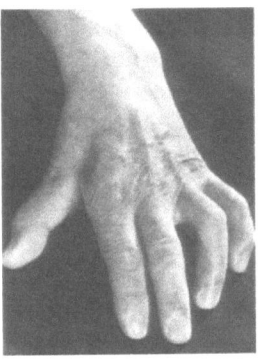

Krallenhand bei Ulnarisparese. Atrophie der Interossei, Hyperextension in den Grundgelenken und Flexion in den Interphalangealgelenken besonders von Ring- und Kleinfinger

Abb. 13.3

kommen Schnitt- oder Stichverletzungen an der Vorderarmrückseite, unsachgemäße intramuskuläre Injektion in den Vorderarm, ausnahmsweise eine Luxation des Radiusköpfchens mit starker Dislokation, gelegentlich eine Monteggia-Fraktur mit Fraktur der Ulna und Dislokation des Radiusköpfchens. Bei den traumatischen Fällen ist diese Lähmung sofort nachweisbar und kann mit einer Ulnarisparese kombiniert sein. Eine operative Revision ist berechtigt, obwohl auch spontane Erholung beschrieben wurde.

Läsionen des N. medianus

Das **typische Lähmungsbild** bei einer Medianusläsion im Ellbogenbereich ist die Schwurhand (s. Abb. 13.2). Wegen des Ausfalls der langen Beuger von Daumen, Zeigefinger und Mittelfinger bei intakt gebliebenen (ulnarisinnervierten) Flexoren von Ring- und Zeigefinger bleiben beim Versuch des Faustschlusses die radialen Finger weitgehend gestreckt. An den Handmuskeln selbst findet sich außerdem das typische Bild des Medianusausfalls. Motorisch findet sich am Thenar eine Parese des M. abductor pollicis brevis. Der M. abductor pollicis longus genügt nicht, um ihn zu ersetzen. Die Schwäche kann durch Testung der Abduktion senkrecht zur Handebene demonstriert werden. Eindrucksvoll ist das ungenügende Abspreizen des Daumens beim Versuch, einen runden Gegenstand, z. B. eine Flasche, zu umgreifen, so daß von einem „Flaschenzeichen" (s. Abb. 13.2) gesprochen wird. Die Parese des M. opponens pollicis äußert sich dadurch, daß die Berührung der Volarfläche von Daumen und Kleinfinger bei flach auf einer Unterlage aufliegendem Handrücken erschwert ist. Vor allem aber ist die pronatorische Kreiselung des Daumens ungenügend. Dadurch sieht man bei Betrachtung von oben (Vergleich mit der Gegenseite!) nicht den ganzen Daumennagel, sondern lediglich sein Profil von der radialen Seite her (s. Abb. 13.2). Die Parese des medianusinnervierten oberflächlichen Kopfes des M. flexor pollicis brevis und der Mm. lumbricales I-II fällt praktisch kaum je ins Gewicht. In fortgeschrittenen Fällen zeigt sich die isolierte Abduktor-Opponens-Atrophie des Daumenballens als deutliche Vertiefung der lateralen Thenarpartie und erlaubt schon auf den ersten Blick die Diagnose einer Medianusläsion, die allerdings differentialdiagnostisch gegen eine radikuläre Läsion C7-C8 abgegrenzt werden muß.

Es sei darauf hingewiesen, daß bewiesenermaßen in seltenen Fällen die ganze Daumenballenmuskulatur vom N. ulnaris versorgt oder zu einem wesentlichen Teil mitversorgt wird. Hierbei hat dann eine vollständige Medianusdurchtrennung wider Erwarten keine Daumenballenparese zur Folge. Dasselbe gilt auch in einzelnen Fällen für die Ulnarismuskeln an der Hand, die ganz vom N. medianus versorgt sein können [9].

Bei einer peripheren Medianusparese ist die Sensibilitätsstörung so charakteristisch, daß sie oft ein wesentliches Element in der Diagnose darstellt. Ganz besonders muß auf die Ausfälle dorsal an den 2 Endgliedern der Finger II-III geachtet werden (s. Abb. 13.2).

Ursächlich kommen u.a. Frakturen im Ellbogenbereich in Frage. Nur 21 von 93 Nervenverletzungen bei Fraktur des Oberarmes im Kindesalter betrafen den N. medianus [3]. Bei Frakturen des distalen Humerus, insbesondere bei suprakondylären Überstreckungsbrüchen mit starker Dislokation in p.-a.-Richtung, kann es zu einer umschriebenen Läsion des N. medianus kommen. Diese soll bei Kindern bei etwa 5% der suprakondylären Frakturen vorkommen und muß gezielt gesucht werden [6]. Eine eigentliche Zerreißung liegt kaum jemals vor, vielmehr meist eine Kontusion des Nervs und ein perineurales Hämatom. Die Prognose ist in der Regel gut, und nur beim Ausbleiben von Regenerationszeichen über mehr als 5–6 Monate oder beim Vorliegen besonderer Verhältnisse sollte revidiert werden. Der Nervenstamm kann selten einmal nach Reposition einer Ellbogenluxation zwischen Humerus und Ulna eingeklemmt sein. Immer ist in solchen Fällen auch auf das eventuelle Vorliegen einer Volkmann-Kontraktur (s. unten) zu achten. Selten kann Jahre nach einer Ellbogenfraktur eine Spätparese des N. medianus auftreten.

Vorderarmfrakturen, insbesondere Grünholzfrakturen beim Kind, führen nur ausnahmsweise zu einer Medianusschädigung, weil der Nervenstamm hier zwischen Muskelbäuchen gut geschützt liegt. Nur 24% der Nervenlähmungen im Rahmen von Vorderarmbrüchen sind Medianusläsionen. Bei einer Fraktur am Übergang vom mittleren zum distalen Drittel sahen wir eine isolierte Läsion des Medianushauptstammes unter Aussparung des N. interosseus anterior. Es kann bei ausgedehnten Hämatomen sekundär zu einer bindegewebigen Einmauerung des Nervs kommen, so daß in derartigen Fällen eine Neurolyse notwendig wird. Auch eine isolierte Läsion des N. interosseus anterior (s. unten) kann im Rahmen einer Vorderarmfraktur vorkommen.

Beim Punktieren in der Kubitalregion mit dicker Nadel oder Kanüle (Injektionen, Infusionen, intraarterielle Injektionen, Blutspenden) fanden wir partielle Medianusläsionen, z.T. auch verzögert auftretend. Eine operative Revision im Hinblick auf eine Nervennaht ist bei sofort aufgetretenen Ausfällen und wahrscheinlicher direkter Punktionsverletzung in der Regel angezeigt. Wenn die Möglichkeit einer Schädigung durch eine injizierte Flüssigkeit besteht [4], sollte aber zunächst abgewartet werden. Die Häufigkeit von Nervenverletzungen bei Venenpunktionen in der Ellbeuge wird mit 1:25 000 angegeben [1]. Neben dem N. medianus können der N. ulnaris sowie die Nn. cutanei antebrachii medialis und lateralis betroffen sein.

Interosseus-anterior-Syndrom

Der oben schon erwähnte rein motorische Ast des N. medianus, der N. interosseus anterior, verläuft volar auf der Membrana interossea und versorgt die Mm. flexores pollicis longus und digitorum profundus zum Zeige- und Mittelfinger sowie den M. pronator quadratus. Eine isolierte Läsion dieses Medianusastes wird nach den Erstbeschreibern auch als Kiloh-Nevin-Syndrom bezeichnet [7].

Das klinische Bild ist v.a. durch die Unfähigkeit, das Endglied des Daumens sowie den Zeige- und Mittelfinger zu beugen, gekennzeichnet.

Von 53 Fällen, z.T. aus der Literatur und z.T. eigene, konnten 49 in bezug auf die Ursache näher beurteilt werden [5]. Nur 10 Fälle waren nach Vorderarmfraktur aufgetreten. 17mal waren verschiedene faßbare Ursachen vorhanden, bei 22 aber war die Lähmung spontan aufgetreten. Selten ist das Syndrom nach suprakondylärer Fraktur aufgetreten [8]. Wenn nach Vorderarmfrakturen eine eigentliche Zerreißung des Nervs vorliegt, kann Heilung durch ein freies Transplantat erreicht werden [2]. Es können auch nur einzelne der oben aufgeführten Muskeln betroffen sein, so z.B. lediglich der M. flexor pollicis longus.

Läsionen des N. ulnaris

Zum **typischen Lähmungsbild** gehört neben der typischen Krallenhand (s. Abb. 13.3) auch ein Befall des M. flexor carpi ulnaris und des ulnaren Anteiles des M. flexor digitorum profundus. Die Sensibilität ist an der Hand sowohl im Bereichs des volaren wie auch des dorsalen sensiblen Astes befallen (s. oben). Liegt keine mechanische Durchtrennung, sondern lediglich eine chronische Druckschädigung oder eine anatomische Veränderung des Sulkus vor, dann ist der motorische Ausfall der ulnaren Beuger am Vorderarm oft sehr geringfügig und die Sensibilitätsstörung am Kleinfinger am deutlichsten.

Ursächlich sind neben den Fällen nach direktem stumpfem Trauma bei Schlag auf die Innenseite des Ellbogens und bei Schnittverletzungen auch die primären Ulnarisschädigungen bei Frakturen des Condylus medialis oder der Trochlea zu nennen, seltener bei suprakondylären Frakturen. Man findet solche primären Ulnarisläsionen bei fast 4% der Frakturen des unteren Humerusendes [9] und sogar bei 15–17% der suprakondylären Humerusfrakturen im Kindesalter. Dennoch sind solche primären Ulnarisschädigungen bei Frakturen wesentlich seltener als Läsionen anderer Nerven. Die Prognose der unmittelbar bei einer Fraktur auftretenden Ulnarislähmungen ist im ganzen gut, und es ist nur ausnahmsweise nötig, operativ zu revidieren.

Sekundäre Paresen nennt man jene Fälle, bei welchen die Lähmung einige Wochen bis einige Monate nach der Fraktur aufgetreten ist. Sekundäre Nervenlähmungen betreffen selten den N. ulnaris. In solchen Fällen ist die chirurgische Intervention und die Volarverlagerung des Nervs in die Ellenbeuge angebracht. Posttraumatische Veränderungen im Sulcusbereich können aber oft noch nach vielen Jahren zum Bild der sog. Spätparese führen [9, 11]. Hierbei spielen narbige Veränderungen im Sulcus sowie bei alten Frakturen des Condylus lateralis die posttraumatische Valgusstellung eine Rolle. Die operative Volarverlagerung des Nerven ist indiziert.

Läsionen von Hautästen in der Ellenbeuge

Diese sind durch Sensibilitätsausfälle, nicht selten aber auch durch hartnäckige neuralgische Schmerzen charakterisiert. **Ursächlich** kommen sie selten bei Frakturen, häufiger bei Schnittverletzungen und bei lokaler (paravenöser) Injektion und bei Infusionen vor [4].

Volkmann-Kontraktur

Sie wurde erstmals 1872 von Volkmann als Komplikation suprakondylärer Humerusfrakturen beschrieben [12].

Pathomechanismus. Im Vordergrund steht eine akute Durchblutungsstörung, die in erster Linie durch eine direkte Beeinträchtigung der Zirkulation in der A. ulnaris (A. cubitalis) ausgelöst wird. Dadurch werden die in der volaren Vorderarmloge gelegenen Flexoren von Finger- und Handgelenk ischämisch und dadurch zunächst paretisch. Später kommt aufgrund des fibrösen Umbaus der Muskulatur jedoch eine Kontraktur hinzu, welche selbst ein passives Strecken von Fingern und Handgelenk mehr oder weniger weitgehend unmöglich macht. Im Prinzip gehört die Volkmann-Kontraktur zu den Kompartmentsyndromen, ebenso wie z. B. das A.-tibialis-anterior-Syndrom.

Klinik. Da in der erwähnten Flexorenloge aber auch die Nn. medianus und ulnaris verlaufen, werden auch diese von der Ischämie betroffen, besonders der erstgenannte. Die dadurch entstehenden Funktionsausfälle im distalen Ausbreitungsgebiet des Nerven werden oft zu Unrecht als Ausdruck einer primären Nervenverletzung, z. B. durch die zugrundeliegende suprakondyläre Fraktur angesehen. Bei rechtzeitigem Erkennen der Läsion sollte therapeutisch innerhalb der ersten Stunden die Muskelfaszie gespalten werden. Bei nur leichter ischämischer Schädigung der Nerven können sich diese erholen, vielfach aber finden sich Dauerausfälle im Ausbreitungsgebiet der betroffenen Nervenstämme.

Selten ist eine **inverse Volkmann-Kontraktur** die eine ischämische Kontraktur der tiefen Vorderarmstrecker ist. Daumen und Zeigefinger können nur dann gebeugt werden, wenn das Handgelenk stark extendiert wird.

Literatur

1. Berry PR, Wallis WE (1977) Venepuncture nerve injuries. *Lancet* 1: 1236–1237
2. Collins DN, Weber ER (1983) Anterior interosseus nerven avulsion. *Clin Orthop* 181: 175–178
3. Engert J, Wilhelm K, Simon G (1980) Nervenläsionen nach Verletzungen oberer Extremitäten im Kindesalter. *Z Kinderchir* 30 (Suppl) 1: 117–121
4. Fischer W (1986) Peripher-venöse Punktion: Risiken und Komplikationen. *Dtsch Ärtzebl* 83(c): 317–319
5. Huffmann G, Leven B (1976) N interosseus-anterior-Syndrom. Bericht über 4 eigene und 49 Fälle aus der Literatur. *J Neurol* 213: 317–326
6. Jones ET, Louis DS (1980) Median nerve injuries associated wit supracondylar fractures of the humerus in children. *Clin Orthop* 150: 181–186
7. Kiloh L, Nervin S (1952) Isolated neuritis of the anterior interosseous nerve. *Brit Med J* 1: 850–851
8. Meya U, Hacke W (1983) Anterior interosseous nerve syndrome following supracondylar lesions of the median nerve: clinical findings and electrophysiological investigations. *J Neurol* 229: 91–96
9. Mumenthaler M (1961) Die Ulnarisparesen. Thieme, Stuttgart
10. Mumenthaler M, Schliack H, Stöhr M (1998) Läsionen peripherer Nerven. Diagnostik und Therapie 7. Aufl. Thieme, Stuttgart
11. Paul U (1984) Zur Entstehung, Erkennung und Behandlung der Spätlähmung des N. ulnaris. *Beitr Orthop Trauma* 31: 84–88
12. Volkmann R (1881) Die ischämischen Muskellähmungen und Kontrakturen. *Zentralbl Chir* 8: 801–803
13. Mumenthaler M, Schliack H (1993) Läsionen peripherer Nerven. Diagnostik und Therapie 6. Aufl. Thieme, Stuttgart

14 Nichtoperative Behandlung der lateralen Epikondylodynie

B. Dejung

Einleitung

Die weitaus häufigste Erkrankung im Ellbogenbereich ist die laterale Epikondylodynie. Der Epicondylus radialis humeri wird schmerzhaft bei bestimmten Bewegungen und Belastungen, auf Druck und auf unbeabsichtigtes Anschlagen. Bisher hat man den Epikondylusschmerz als eine Überlastungsfolge der Extensorenansätze betrachtet und, da die Extensoren beim „Backhand-Schlag" besonders belastet werden, als Tennisellbogen bezeichnet. Neben der Verordnung von allerhand Schienen, Spangen, Salben und Elektroapplikationen verabreichen die meisten Ärzte eine Mischinjektion mit einem Steroid und einem Lokalanästhetikum an der schmerzhaften Stelle. Wenn einige Injektionen den lästigen Schmerz nicht nachhaltig beseitigt haben, überweist der Praktiker den Patienten für eine Hohmann-Operation zum Chirurgen.

Nun gibt es aber eine beträchtliche Anzahl von Patienten, deren Epikondylusschmerz allen Behandlungsversuchen trotzt. Rezidive sind trotz Denervation des Epikondylus, Ablösen gespannter Extensorenanteile und Dekompression des N. radialis möglich. Die Verunsicherung wächst, wenn man nochmals eine genaue Anamnese erhebt. Zwar berichten sozusagen alle Patienten von einer einmaligen oder repetierten Überlastung des Armes. Aber nur bei einer Minderzahl betrifft diese die Hand- oder die Fingerextensoren. Oft ist der M. brachioradialis überlastet worden, sehr häufig aber auch Finger-, Hand- und Ellbogenflexoren und manchmal liegen anamnestisch Überlastungen beim Hantieren mit schraubenzieherartigen Werkzeugen vor. Zu allem Überfluß führt die genaue Untersuchung noch zur Erkenntnis, daß nicht immer dieselbe Stelle im lateralen Ellbogenbereich druckdolent wird. Bei frischen Fällen findet man manchmal überhaupt keine Druckdolenz. Dies alles zwingt dazu, die Frage nach der Genese der lateralen Epikondylodynie neu zu überdenken.

Das Konzept des myofaszialen Schmerzes, das für Schmerzsyndrome wie den lateralen Ellbogenschmerz sowohl pathogenetisch wie auch therapeutisch neue Perspektiven eröffnet, ist seit der Publikation des gleichnamigen epochalen Werkes von Travell u. Simons [8] weltweit bekannt, in der chirurgischen Literatur wird allerdings noch kaum darauf verwiesen.

In diesem neuen Bereich der Wissenschaft vom Schmerz wird erstens von evidenten palpablen Befunden ausgegangen: An einer Stelle höchster Empfindlichkeit in einem Muskelhartspannstrang entsteht bei mechanischer Reizung eine Zuckung, ein ausstrahlender Schmerz tritt auf und der Schmerz wird reproduziert, der den Patienten ärztliche Hilfe suchen läßt.

Zweitens liegt eine molekularbiologische Hypothese vor, welche die bisher bekannten Phänomene primär muskulärer Schmerzen zusammenfaßt: Eine Traumatisierung eines Muskels, eine Überlastung oder Überdehnung, erzeugt an einer oder mehreren Stellen eine Verletzung und damit ein lokales Ödem. Durch eine venöse Stase entsteht eine Ischämiezone und damit eine Verarmung an Energieträgern und in der Folge ein Zusammenbruch der Ca^{++}-Pumpe. Die dadurch entstehende Dekontraktionsunfähigkeit der Aktin- und Myosinfilamente einer Gruppe von Sarkomeren perpetuiert die Ischämie und verursacht einen Hartspannstrang. Bei O^2-Mangel erfolgt die Energiegewinnung über den Milchsäurestoffwechsel. Die dadurch entstehende Azidose reizt die lokalen Nozizeptoren und steht am Anfang der enormen Empfindlichkeit der betreffenden Muskelstelle, des Triggerpunktes (TP).

Drittens gibt es eine ganze Reihe von Forschungsresultaten, welche die Plausibilität der erwähnten Hypothesen steigert. Reitinger et al. [7] konnten die Dekontraktionsunfähigkeit gewisser Muskelzonen histologisch sichtbar machen. Brückle et al. [1] zeigten daß die O^2-Konzentration im Zentrum eines TP gegen Null absinkt. Hubbard u. Berkoff [5] konnten im ruhenden Muskel aus einem TP ein hohes elektrisches Potential ableiten. Gerwin u. Duranleau [3] konnten den TP und seine Zuckung bei lokaler Reizung sonographisch sichtbar machen. Mense [6] belegte im Tierversuch die Entstehung von fortgeleiteten Schmerzen („referred pain") durch Wanderung von Neurotransmittern im Hinterhorn. Die Wissenschaft des myofaszialen Schmerzes ist in rascher Evolution begriffen.

Viertens konnte gezeigt werden, daß die manuelle Kompression eines TP oder seine Perforation mit einer Akupunkturnadel die Spannung eines Hartspannstranges sogleich zu reduzieren vermag, und daß der aus dem TP ausstrahlende Schmerz des Patienten sofort und in der Regel nachhaltig vermindert oder beseitigt werden kann.

Es war naheliegend, das Konzept des myofazialen Schmerzes auf das häufige Krankheitsbild der lateralen Epikondylodynie anzuwenden. Es hat sich dabei gezeigt, daß die TP recht vieler Muskeln Schmerzausstrahlungen in die laterale Ellbogenregion erzeugen können. Man hat dies vorläufig als nicht weiter erklärbares Naturphänomen zu betrachten. Letztlich liegen ihm die architektonischen Verhältnisse des Rückenmarkhinterhorns zugrunde. Nach unseren ärztlichen und physiotherapeutischen Erfahrungen der letzten 15 Jahre gibt es in folgenden Muskeln häufig TP, deren Schmerz in die laterale Epikondylusregion ausstrahlen kann: M. anconaeus, M. extensor carpi radialis longus und brevis, M. brachioradialis, M. supinator, M. brachialis, M. triceps, Caput laterale. Auch aus der Gruppe der Hand- und Fingerflexoren gibt es Schmerzausstrahlungen nach lateral, neben dem M. flexor carpi radialis sind wahrscheinlich auch Ausstrahlungen aus anderen Flexoren möglich. Aus proximalen Regionen haben der M. subscapularis und der M. infraspinatus öfter ähnliche Ausstrahlungen. Man muß immer darauf gefaßt sein, daß in seltenen Fällen TP am Zustandekommen einer Epikondylodynie beteiligt sind, die in diesem Zusammenhang bisher nicht beachtet wurden. Vor einiger Zeit haben wir eine derartige Ausstrahlung aus dem M. coracobrachialis beobachtet.

Die Behandlung einer Epikondylodynie erfolgt an den schmerzverursachenden TP und den zugehörigen Hartspannsträngen (Abb. 14.1). Mit Handgriffen versucht man, die Ischämie in den erkrankten Muskelpartien zu reduzieren und insbesondere Bindegewebsneubildungen, welche die Dekontraktionsunfähigkeit perpetuieren, bei chronischen Fällen aufzudehnen. Zur Behandlung von TP haben sich auch kurze Akupunkturnadeln gut bewährt (Abb. 14.2). Die Behandlung erfolgt an den Orten des stärksten Schmerzes und man ist daher auf die gute Mitarbeit des Patienten angewiesen. Lokalanästhetika und Kryotherapie können den therapeutischen Schmerz vermindern. Zur Therapie gehört immer ein Stretching und ein Heimstretching des behandelten Muskels und bei chronischen Fällen muß der lange schmerzhaft und schmerzerzeugend gewesene Muskel mit etwas Training wieder

Abb. 14.1. Manuelle Behandlung eines Triggerpunktes im M. supinator

Abb. 14.2. „Dry needling" eines Triggerpunktes im M. extensor carpi radialis brevis

14 Nichtoperative Behandlung der lateralen Epikondylodynie 257

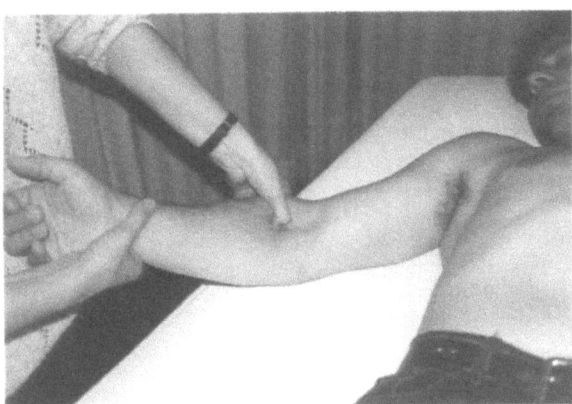

Abb. 14.1

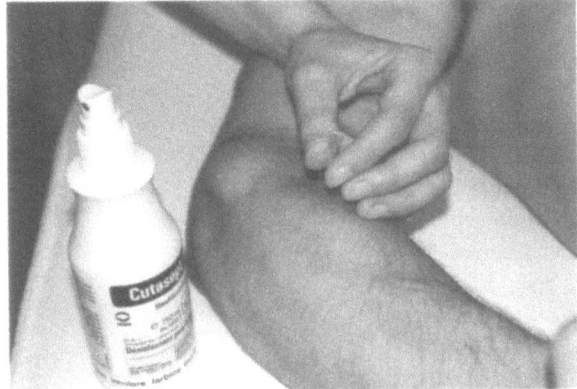

Abb. 14.2

an die Alltagsbelastung herangeführt werden. Manchmal bleibt der Epikondylus auch nach erfolgreicher Behandlung der schmerzverursachenden TP gereizt und druckdolent. Dieser Restschmerz läßt sich durch eine Steroid-/Lokalanästhetikuminjektion bleibend beseitigen. Ein Rezidiv tritt nach erfolgter Behandlung der Muskulatur nicht mehr auf.

Mit dem beschriebenen Verfahren sind auch chronische, d. h. mehr als 6 oder 12 Monate andauernde Epikondylusschmerzen meistens zu beseitigen. Nun gibt es allerdings Fälle, bei denen wir erfolglos bleiben. Es sind dies in der Regel Fälle, bei denen sich der Schmerz nicht mehr nur am lateralen Epikondylus manifestiert, sondern sich über weitere Bereiche des Armes ausgebreitet hat. Manchmal liegt einem solchen Schmerz ein Entrapement eines Nervenstammes zugrunde, am häufigsten eine Kompression des N. medianus im Karpalkanal oder unter dem M. pronator teres oder des N. radialis im M. supinator. In den 2 letzteren Fällen empfiehlt es sich, die komprimierenden Muskeln nochmals gründlich manuell zu behandeln. Liegt bei einer therapieresistenten lateralen Epikondylodynie ein Karpaltunnelsyndrom vor, so sollte man mit der dekomprimierenden Operation nicht zu lange warten.

Bei einer Reihe von Fällen entwickelt sich aus einer lateralen Epikondylodynie eine eigentliche Schmerzkrankheit. Wird das Hinterhorn eines Patienten allzu lange mit Schmerzafferenzen bombardiert, so sollen sich gemäß den Ansichten der neueren Schmerzforschung [4] im Rückenmark neuroplastische Veränderungen etablieren. In der Peripherie kann eine Allodynie auftreten, d. h. jede kleinste Berührung löst stärkste Schmerzen aus. Eine manuelle Behandlung wird nicht mehr ertragen. Eine Operation verschlimmert den Zustand des betreffenden Armes. Jede Bewegung löst starke Schmerzen aus. An eine Wiederaufnahme der Arbeit ist nicht zu denken. Eine Berentung läßt sich in solchen Fällen oft nicht umgehen.

Nicht jeder lange anhaltende Schmerz am lateralen Epikondylus ist aber schon eine Schmerzkrankheit. Vorerst ist die Schmerzchronifizierung ein peripheres Problem. Sie ist in den Triggerpunkten, in den ischämischen Bezirken dekontraktionsunfähig gewordener Muskelstellen lokalisiert, von Muskelstellen, die eine Schmerzprojektion in die laterale Epikondylusregion entwickeln können. Wenn man nicht zu lange abwartet, kann eine manuelle Behandlung und/oder ein „dry needling" dieser Muskelstellen eine laterale Epikondylodynie meist definitiv beseitigen.

Fall 1: Triggerpunktbehandlung eines Tennisellbogens

Anamnese
44jährige Ärztin, Mutter von 2 Kindern, mit lateralen Ellbogenschmerzen seit 1,5 Jahren. Ursache war Schaufeln beim Umbau eines Ferienhauses. Die Patientin hat in Ruhe wenig Schmerzen, am wenigsten am Morgen nach dem Aufstehen. Jede manuelle Belastung und das Tragen von Gewichten lösen starke Schmerzen aus. Golfspielen ist unmöglich geworden.

Klinik
Die Beweglichkeit des rechten Ellbogens ist unbehindert, diejenige der Nachbargelenke ebenfalls. Die gezielte Dehnung des M. brachialis und der Hand- und Fingerflexoren sowie auch der Extensoren löst den lateralen Ellbogenschmerz aus. Der laterale Epikondylus ist druckdolent. Druckdolente TP findet man im medialen M. brachialis, in allen Flexoren von Fingern und Hand, im M. brachioradialis und im M. extensor carpi radialis longus. Die neurologischen Verhältnisse sind unauffällig.

Therapie
16 Therapiesitzungen mit manueller TP-Therapie unter Kälteapplikation (3 durch den Arzt, der Rest durch einen Physiotherapeuten) beseitigen die Schmerzen zu 90%. Der Rest verschwindet nach einer Injektion an den lateralen Epikondylus (1 Amp. Diprophos und 4 ml Xylocain 0,5%).

Katamnese
Nach Therapieabschluß ist die Patientin beschwerdefrei und uneingeschränkt sportfähig. Ein Jahr nach Therapieende wird von einer vollständigen Beschwerdefreiheit berichtet.

Anmerkung
Wenn das schmerzverursachende Potential der muskulären TP beseitigt ist, läßt sich eine Restempfindlichkeit am lateralen Epikondylus durch eine Steroidinjektion definitiv aus dem Weg räumen.

Fall 2: Sekundäre Triggerpunktbehandlung nach erfolgloser Hohmann-Intervention

Anamnese
38jähriger Gerüstbauer und Bergführer mit lateralen Ellbogenschmerzen rechts seit 2 Jahren. Ursache waren repetierte Flexionsbewegungen des rechten Ellbogens mit großer Kraft, ein langer Schraubenschlüssel wurde mehr als 100mal betätigt. 9 Monate vor Erstkonsultation Hohmann-Operation. Anfänglich Besserung, nach 3–4 Wochen jedoch rezidivierende Schmerzen. Schmerzhaft sind Griffbewegungen von Fingern und Hand und das Heben von Gewichten. Gerüstbau ist unmöglich geworden.

Klinik
Streckausfall des rechten Ellbogens von 10°, Extension des Handgelenkes aufgehoben. Dehnschmerz von Finger-, Hand- und Ellbogenflexoren am lateralen Epikondylus. Die Dehnung der Handextensoren schmerzt am dorsalen Vorderarm. Hartspann- und Triggerpunktphänomene in den Flexoren von Fingern und Hand, im lateralen M. brachialis, im M. brachioradialis, im M. supinator und im M. extensor carpi radialis brevis. Die Narbe ist reizlos. Der laterale Epikondylus ist nicht mehr druckdolent. Die peripheren Nervenstämme sind nicht gereizt.

Therapie
28 Sitzungen Physiotherapie bei einer auswärtigen Therapeutin, 2 Behandlungen durch den Arzt. Unter Kälteapplikation werden dabei die erwähnten Triggerpunkte manuell komprimiert und auseinandergedehnt, die Muskulatur wird so detonisiert.

Katamnese
4 Wochen nach Therapieende sind die Schmerzen verschwunden. Arbeiten im Gerüstbau sind ohne Schmerzen möglich. Nach 6 Monaten hat sich die Besserung konsolidiert.

Anmerkung
Die Hohmann-Operation hat zwar die lokale Druckdolenz am lateralen Epikondylus beseitigt, nicht aber die muskuläre Ursache des Schmerzsyndroms. Dies ist erst der manuellen Triggerpunkttherapie gelungen.

Fall 3: Erfolglose Triggerpunktbehandlung bei anoperiertem Tennisellbogen

Anamnese
39jähriger Maurer mit lateralem Ellbogenschmerz seit 4 Jahren. Vor 2,5 Jahren Hohmann-Operation. Bei Rezidiv vor 1,5 Jahren 4 Wochen lang in Rehabilitationsklinik. Erneutes Rezidiv und seit 3 Monaten (vor Erstkonsultation) arbeitsunfähig. Ruheschmerzen und starke Schmerzen bei geringen manuellen Belastungen.

Klinik
Rechter Ellbogen in Flexion und in Extension schmerzhaft und leicht eingeschränkt. Schmerzhafte Dehnung praktisch aller Hand- und Fingerflexoren und -extensoren. Beide Muskelgruppen sind diffus druckdolent, einzelne TP sind identifizierbar. Die Schultergelenksbeweglichkeit ist seitendifferent ebenfalls etwas eingeschränkt. Die Neurologie ist normal. Die Radiologie ist unauffällig.

Therapie
11 Physiotherapiesitzungen, mehrere manuelle Behandlungen durch den Arzt und verschiedene Injektionen mit einem Steroid und einem Lokalanästhetikum haben den Zustand des Patienten nicht verändert. Eine manuelle Behandlung der TP ist praktisch nicht möglich, da schon eine mäßig starke Berührung des Ellbogenbereichs und des Vorderarms stark schmerzhaft geworden ist.

Katamnese
Der Patient hat seine Arbeitsstelle verloren. Er hat sich bei der Invalidenversicherung angemeldet.

Anmerkung
Die Schmerzhaftigkeit von Berührungen (Allodynie) weist auf Umstrukturierungsvorgänge im Nervensystem hin. Es liegt eine Schmerzkrankheit vor, die einer Behandlung nicht mehr zugänglich ist.

Literatur

1. Brückle W, Sückfull M, Fleckenstein W, Weiss C, Müller W (1990) Gewebe-pO2-Messung in der verspannten Rückenmuskulatur. *Z Rheumatol* 49: 208–216
2. Dejung B, Strub M (1994) Die Behandlung der lateralen Epicondylodynie. *Physiotherapie* 2/94: 4–7
3. Gerwin R, Duranleau D (1997) Ultrasound identification of the myofascial trigger point. *Muscle Nerve* 20: 767–768
4. Hoheisel U, Sander B, Mense S (1997) Myositis-induced functional reorganization of the rat dorsal horn. *Pain* (in press)
5. Hubbard D, Berkoff G (1993) Myofascial trigger points show spontaneous needle EMG activity. *Spine* 18: 1803–1807
6. Mense S (1993) Neurobiologische Mechanismen der Übertragung von Muskelschmerz. *Schmerz* 7: 241–249
7. Reitinger A, Radner H, Tilscher H, Hanna M, Windisch A, Feigl W (1996) Morphologische Untersuchungen an Triggerpunkten. *Man Med* 34: 256–262
8. Travell J, Simons D (1983) Myofascial pain and dysfunction. Williams & Wilkins, London

15 Überlastungsschäden und Verletzungen im Ellbogenbereich bei Sportlern

W. O. Frey, H. K. Schwyzer

Einleitung

Bei Wurfsportarten oder Sportarten, bei denen dem Einsatz der Arme entscheidende Bedeutung zukommt, sind sportspezifische Probleme im Ellbogenbereich allgemein bekannt. Weit weniger denkt man an eine Ellbogenproblematik bei einer Sportart wie dem Eiskunstlaufen. Wettkampfentscheidend ist hier sicherlich die Sprungkraft in den Beinen, bereits als zweitwichtigste Muskelgruppe folgt der Schultergürtel zur Sprungverstärkung und Stabilisierung in der Luft. Der Schultergürtel kann aber nur optimal eingesetzt werden bei intakter Ellbogenfunktion. Die genaue Kenntnis der Sportart mit ihren spezifischen funktionellen Abläufen ist für die Diagnostik im Bereich „Sportmedizin" von großer Bedeutung.

Bei einem Tennisspieler mit typischen Ellbogenschmerzen auf der dominanten Seite wird sicherlich beinahe blind die Diagnose eines Tennisellbogens gestellt. Der typische Sportlerschmerz bei typischer sportartspezifischer Erkrankung ist aber nicht zwingend diagnostisch. Er verführt aber oft und teils über Jahre zu einer „therapieresistenten" Fehldiagnose.

Trotz der schnellen Entwicklung der bildgebenden Verfahren in den letzten Jahren sind diese auch heute nicht vor Fehlinterpretationen/ -diagnosen gefeit. Entscheidend bleibt neben der genauen klinischen Untersuchung eine gezielte sportartspezifische Anamnese. Diese ist aber häufig nur korrekt zu erheben, wenn man die Technik, die Spielregeln und den gesamten Wettkampfablauf genauestens kennt.

Durch die intensive Sportausübung kann in einer Art Mimikry ein Krankheitsbild, z. B. ein Tumor, nachgeahmt werden, dabei handelt es sich in Wirklichkeit nur um eine physiologische sportbedingte Normvariante, wie z. B. eine muskuläre Hypertrophie.

Die „minimal invasive chirurgie" (MIC) ist auch am Ellbogen möglich. Sie gehört in die Hände des subspezialisierten Fachmannes. Gerade für den Sportler ist sie aber dann von entscheidender Bedeutung: nach nur kürzester Rekonvaleszenz ist die volle Sportfähigkeit wieder erreicht.

Mit diesem Querschnitt an sportmedizinischen Problemen aus dem Ellbogenbereich möchten wir die Schnittstellen Sport und Medizin dem Leser vertrauter machen.

Fall 1: Intramuskuläres Hämangiom der Extensoren am Epicondylus radialis humeri

Problemstellung
Konservativ therapieresistente Tennisellbogensymptomatik.

Anamnese
25jährige Sportlerin mit lateralen, belastungsabhängigen Ellbogenbeschwerden seit mehreren Jahren. Diagnose einer Tennisellbogensymptomatik. Erfolglose konservative Therapie über 2 Jahre hinweg.

Klinik
Weitgehend unauffällige Ellbogenkonturen. Palpatorisch jedoch druckdolente Schwellung der Extensorenmuskulatur 4 cm distal des Epicondylus radialis humeri. Provokationsschmerz bei Extension des Handgelenkes gegen Widerstand. Keine Druckdolenz direkt über dem Epikondylus. Intakte Sensomotorik.

Bildgebung
MRI des Ellbogens mit T1 und T2 gewichteten Tomogrammen koronar und transversal. Heterogene Signalstörung im aufgetriebenen Muskelbauch des Extensor carpi radialis longus und brevis sowie des angrenzenden Extensor digitorum (Abb. 15.1a, b).

Therapie
Exstirpation des Hämangioms über einen lateralen Zugang (Abb. 15.1c–e).

Ergebnis
Nach 2 Monaten ist die Patientin beschwerdefrei.

Abb. 15.1.a, b Koronares MRI des linken Ellbogens: Hämangiom mit intramuskulärer Signalstörung lateral (Pfeile). Resektion des Hämangioms über einen lateralen Zugang c vor d nach Resektion. e Reseziertes Hämangiom, histologisch verifiziert

15 Überlastungsschäden und Verletzungen im Ellbogenbereich bei Sportlern 265

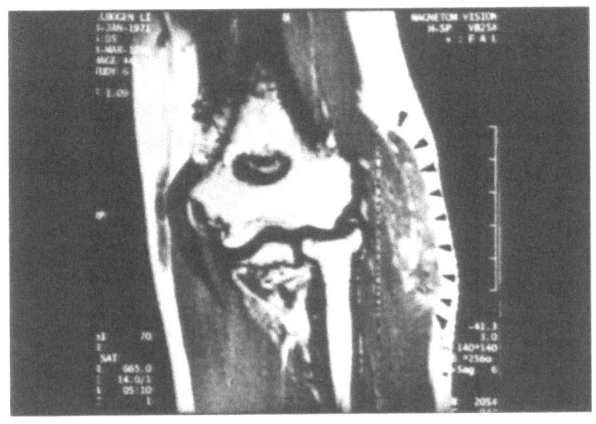

Abb. 15.1 a

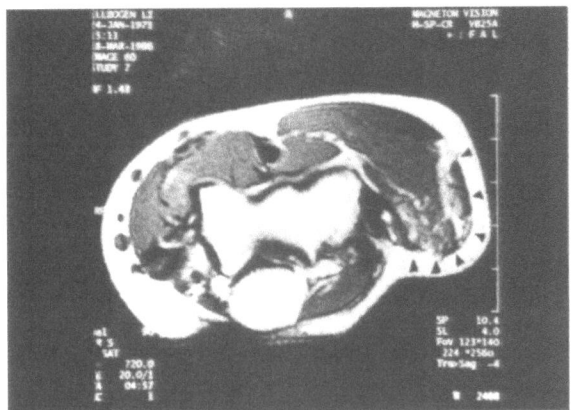

Abb. 15.1 b

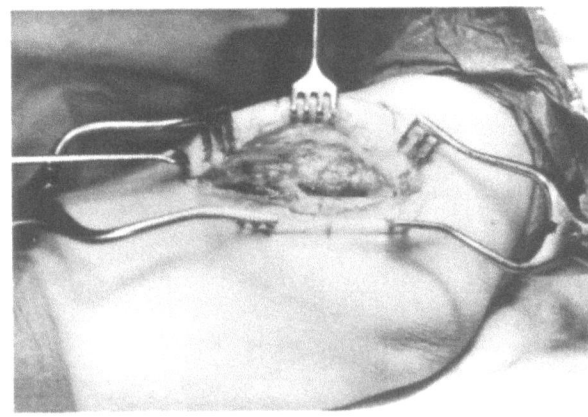

Abb. 15.1 c

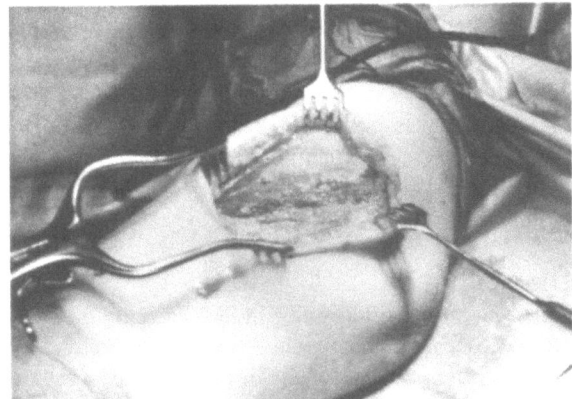

Abb. 15.1 d

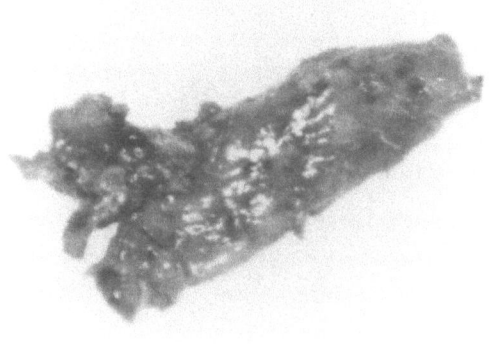

Abb. 15.1 e

Fall 2: Dorsoradiales Impingement durch hypertrophe Plica synovialis, arthroskopisch operiert

Problemstellung
Spontan aufgetretene, bewegungsabhängig einschießende Schmerzen am lateralen Ellbogen.

Anamnese
19jährige „High-level Eiskunstläuferin". Seit 1 Woche spontan aufgetretene einschießende Schmerzen im lateralen Ellbogen jeweils beim „Anziehen des Armes" bei den Sprüngen. Wegen der Schmerzen sind keine Sprünge mehr möglich.

Klinik
Unauffällige Ellbogenkonturen. Stabiles Ellbogengelenk mit freier Beweglichkeit. Umschriebene Druckdolenz über dem dorsalen Gelenkspalt radial des Olekranons. Sensomotorik intakt.

Bildgebung
Konventionelles Röntgenbild in 2 Ebenen mit normalem Befund. MRI des Ellbogens mit lediglich geringfügigem Reizerguß. Ansonsten unauffällig, kein freier Gelenkkörper, keine Hinweise für hypertrophe Plica synovialis.

Therapie
Trotz negativer Bildgebung Indikation zur Ellbogenarthroskopie. Vordere Gelenkkompartimente mit unauffälligem arthroskopischem Befund. Im dorsalen Gelenkkompartiment findet sich die klinisch vermutete hypertrophe Plica synovialis, welche von radial zwischen die humeroradialen Gelenkflächen hineinragt. Die Plica zeigt eine typische Auffaserung der freien Berandung im Sinne einer mechanischen Schädigung durch Interposition zwischen die Gelenkflächen (Abb. 15.2b, c). Mit dem Synovektomieshaver wird die Plica arthroskopisch reseziert (Abb. 15.2d, e). Frühfunktionelle postoperative Nachbehandlung ohne Einschränkungen.

Ergebnis
Nach 1 Monat ist die Patientin völlig beschwerdefrei. Eiskunstlauftraining uneingeschränkt nach 2 Wochen möglich.

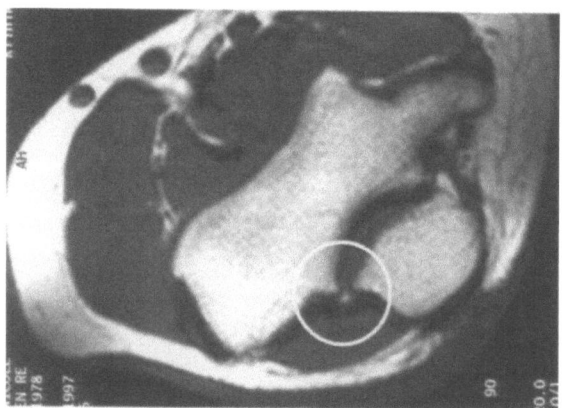

Abb. 15.2 a

Abb. 15.2. a MRI des Ellbogens. Kreis: Lokalisation der hypertrophen Plica im dorsoradialen Gelenkkompartiment. b–g Arthroskopischer Aspekt des dorsolateralen Gelenkkompartimentes mit hypertropher Plica synovialis b, c vor d, e während f, g nach Resektion

15 Überlastungsschäden und Verletzungen im Ellbogenbereich bei Sportlern   267

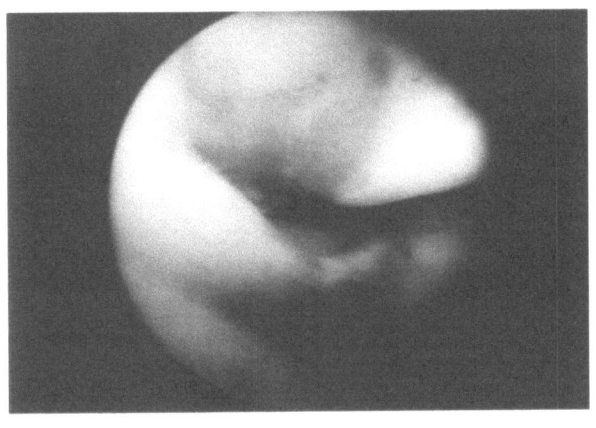

Abb. 15.2 b

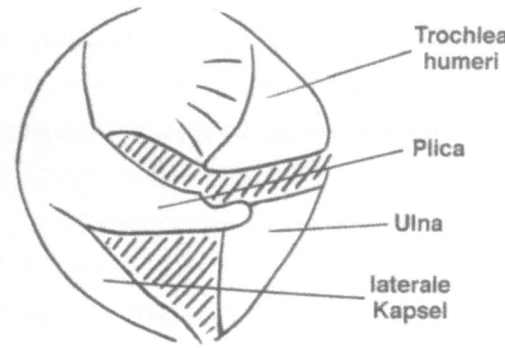

Abb. 15.2 c

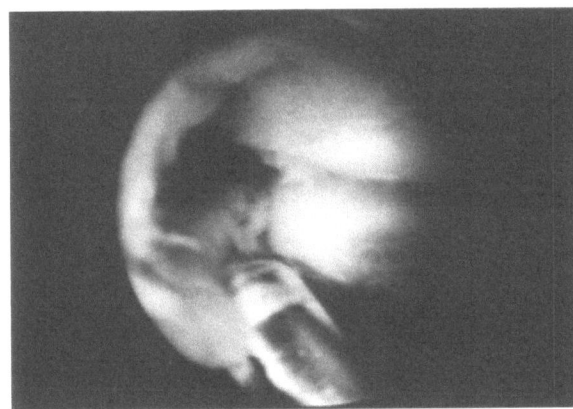

Abb. 15.2 d

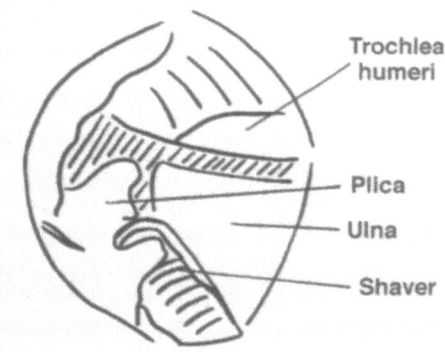

Abb. 15.2 e

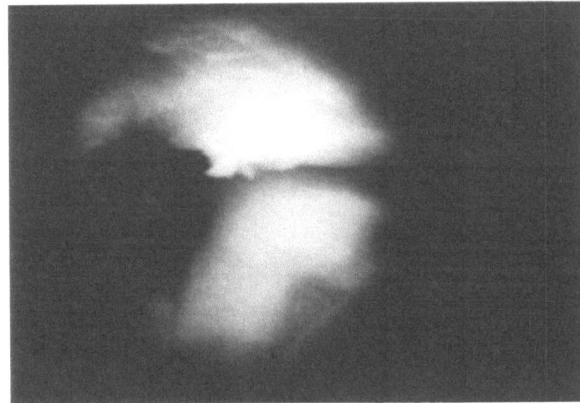

Abb. 15.2 f

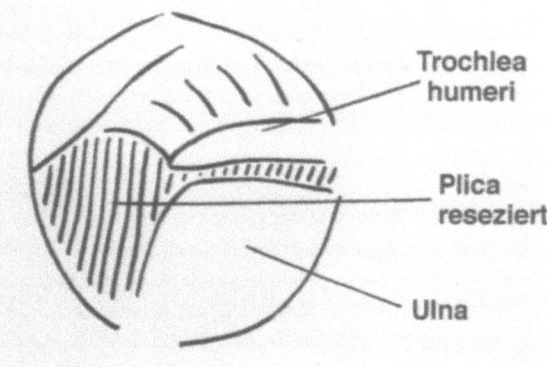

Abb. 15.2 g

Fall 3: Osteochondrosis dissecans des Ellbogens, arthroskopisch operiert

Problemstellung
Junger Tennisspieler mit spontan aufgetretenen belastungsabhängigen Schmerzen und rezidivierenden Ergußbildungen des dominantseitigen Ellbogengelenkes.

Anamnese
15jähriger „High-level Tennisspieler". Seit 1 Jahr dominantseitiger Belastungsschmerz mit rezidivierendem, jeweils über mehrere Tage andauerndem Gelenkerguß, insbesondere nach Tennisturnieren. Keine Gelenkblockaden.

Klinik
Generalisierte Hypermobilität. Ellbogen mit geringgradigem Reizerguß, freier Mobilität und zur Gegenseite symmetrischer Stabilität. Keine umschriebenen Druckdolenzen, kein Krepitus. Sensomotorik intakt.

Bildgebung
Konventionelle Röntgenbilder in 2 Ebenen: typischer Befund einer Osteochondrosis dissecans des Capitulum humeri mit großem, leicht ventral gelegenem osteonekrotischen Herd und deutlicher Inkongruenz der Gelenkflächen (Abb. 15.3a, b). MRI des Ellbogens: Osteochondrosis dissecans des Capitulum humeri mit Defektzone (Durchmesser: 1 cm), zottige Synovitis mit Reizerguß und mehreren kleineren freien knorpeligen Gelenkkörpern (Abb. 15.3c).

Therapie
Arthroskopie des Ellbogengelenkes mit Identifikation des Osteochondrosisherdes am Capitulum humeri (Abb. 15.3d). Arthroskopische Synovektomie und Entfernung der freien Gelenkkörper aus dem vorderen und hinteren Gelenkkompartiment. Arthroskopisches Débridement des Nekroseherdes mit gleichzeitiger Herdanbohrung am Capitulum humeri (Abb. 15.3e-g). Rein funktionelle Nachbehandlung.

Ergebnis
Beginn mit Tennistraining nach 3 Monaten. Nach 6 Monaten spielt der Patient völlig beschwerdefrei Tennis, auch Turniere sind problemlos ohne konsekutive Gelenkergüsse wieder möglich. Der Patient wurde allerdings auf die längerfristig verminderte Belastbarkeit des Ellbogengelenkes hingewiesen.

Abb. 15.3. a, b Röntgenaufnahmen des Ellbogens in 2 Ebenen mit osteonekrotischem Herd am Capitulum humeri. c Entsprechender Befund im MRI. d-g Arthroskopischer Befund; d zottiger Knorpeldefekt am ventralen Capitulum humeri, e gleicher Befund nach reinem Knorpeldébridement, f während „Herdanbohrung" mit gewinkeltem Pfriem und g nach beendeter arthroskopischer Operation: Knorpel débridiert und Sklerosezone multipel perforiert

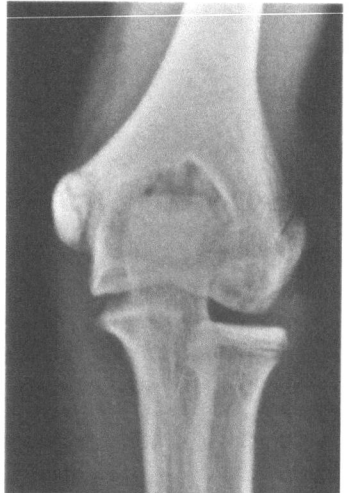

Abb. 15.3 a

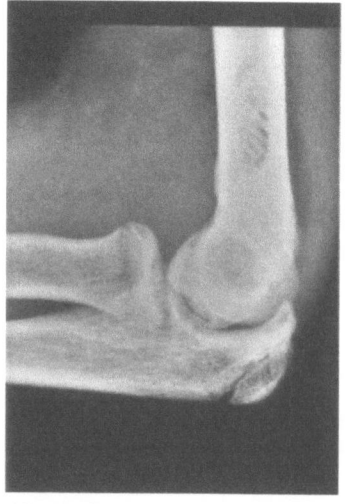

Abb. 15.3 b

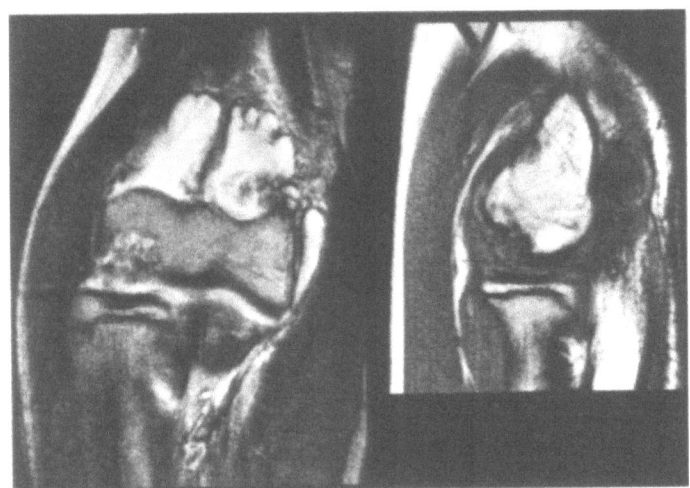

Abb. 15.3 c

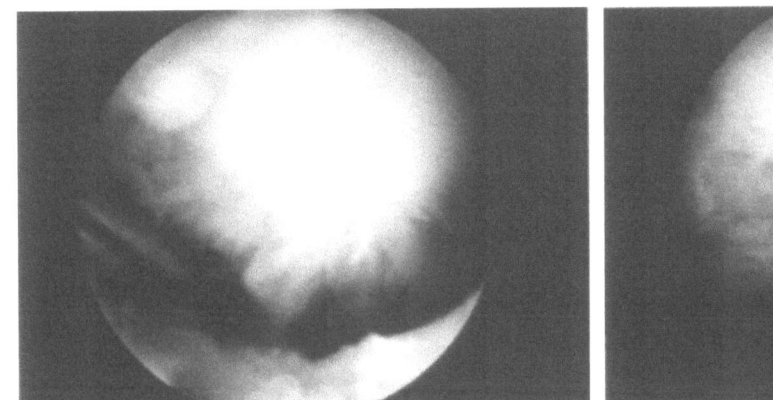

Abb. 15.3 d   Abb. 15.3 e

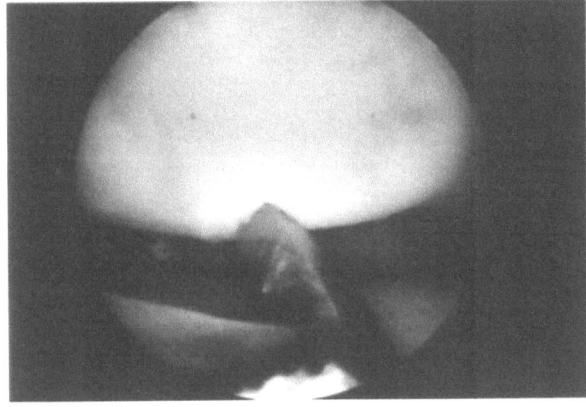   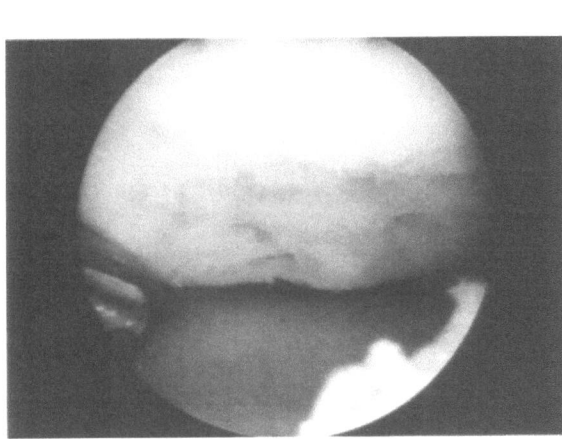

Abb. 15.3 f   Abb. 15.3 g

Fall 4: Muskelhyperplasie als Mimikry eines Weichteiltumors

Problemstellung
Schwimmer mit spontan aufgetretenen, adominant linksseitigen Ellbogenschmerzen und Weichteiltumor.

Anamnese
14jähriger Mittelschüler mit im letzten Jahr auf 10 h Schwimmen pro Woche gesteigertem Trainingspensum. Seit mehreren Monaten ist am adominanten linken Ellbogen eine Weichteilschwellung als Tumor imponierend bemerkt worden. Bei längeren Trainingseinheiten kommt es zu belastungsabhängigen Schmerzen.

Klinik
Generalisierte Hypermobilität. Linker Ellbogen ohne Reizerguß, freie Mobilität und zur Gegenseite geringgradig vermehrte Instabilität. Bei forcierter Pronation am linken Ellbogen kommt es zu einem indolenten Knacken mit Schnappen des Gelenkes in der Endstellung. Keine umschriebenen Druckdolenzen. Ausgeprägter Weichteiltumor dem Verlauf des M. anconeus entsprechend mit heftiger Druckschmerzhaftigkeit entlang dem Ansatz an der Ulna.

Bildgebung
Konventionelle Röntgenbilder in 2 Ebenen ohne pathologischen Befund. Im MRI des Ellbogens: leichtgradiger Gelenkerguß, massive Hyperplasie des M. anconeus (Abb. 15.4).

Beurteilung
Kompensatorisch zur Stabilisierung des laxen Ellbogengelenkes hyperplastischer M. anconeus links, als Weichteiltumor imponierend.

Therapie
Verbesserung der Crawltechnik, spezifisches Trainingsprogramm zur muskulären Stabilisierung des laxen Ellbogengelenkes, physikalische Therapie und Weichteiltechniken im Bereich der Insertionstendinose an der Ulna.

Ergebnis
Persistierende, jedoch schmerzfreie Hyperplasie des M. anconeus links, deutliche Verbesserung der persönlichen Bestzeiten.

Abb. 15.4 Hyperplastischer M anconeus im MRI

15 Überlastungsschäden und Verletzungen im Ellbogenbereich bei Sportlern 271

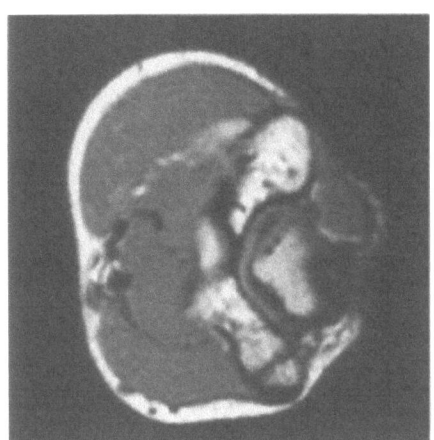

Abb. 15.4

Springer und Umwelt

Als **i**nternationaler wissenschaftlicher **Verlag** sind wir uns unserer besonderen **Verp**flichtung der Umwelt gegenüber **bewu**ßt und beziehen umweltorientierte Grundsätze in Unternehmensentscheidungen mit ein. Von unseren Geschäftspartnern (Druckereien, Papierfabriken, Verpackungsherstellern usw.) verlangen wir, daß sie sowohl beim Herstellungsprozess selbst als auch beim Einsatz der zur Verwendung kommenden Materialien ökologische Gesichtspunkte berücksichtigen.
Das für dieses Buch verwendete Papier ist aus chlorfrei bzw. chlorarm hergestelltem Zellstoff gefertigt und im pH-Wert neutral.

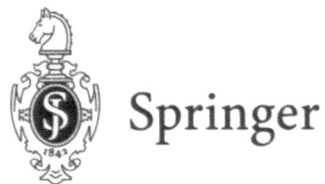

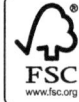

MIX
Papier aus verantwortungsvollen Quellen
Paper from responsible sources
FSC® C105338

If you have any concerns about our products,
you can contact us on
ProductSafety@springernature.com

In case Publisher is established outside the EU,
the EU authorized representative is:
**Springer Nature Customer Service Center GmbH
Europaplatz 3, 69115 Heidelberg, Germany**

Printed by Libri Plureos GmbH
in Hamburg, Germany